放射性颌骨坏死
临床诊断与治疗

OSTEORADIONECROSIS OF JAWS

CLINICAL DIAGNOSIS AND TREATMENT

主 编

何 悦

副主编

侯劲松 王松灵 李劲松 蒋灿华

上海科学技术出版社

图书在版编目（CIP）数据

放射性颌骨坏死：临床诊断与治疗 / 何悦主编 . —
上海：上海科学技术出版社，2020.1
　　ISBN 978-7-5478-4594-3

　　Ⅰ . ①放…　Ⅱ . ①何…　Ⅲ . ①颌骨疾病－肿瘤－诊疗
Ⅳ . ① R739.82

　　中国版本图书馆 CIP 数据核字（2019）第 204194 号

- -

放射性颌骨坏死：临床诊断与治疗
主　编　何　悦
副主编　侯劲松　王松灵　李劲松　蒋灿华

- -

上海世纪出版（集团）有限公司
　　　　　　　　　　　　　　　　　　出版、发行
上 海 科 学 技 术 出 版 社

（上海钦州南路 71 号　邮政编码 200235　www.sstp.cn）
浙江新华印刷技术有限公司印刷
开本 889×1194　1/16　印张 13.75　插页 4
字数 370 千字
2020 年 1 月第 1 版　2020 年 1 月第 1 次印刷
ISBN 978-7-5478-4594-3/R · 1928
定价：148.00 元

本书如有缺页、错装或坏损等严重质量问题，
请向承印厂联系调换

内容提要

本书是由国内长期研究放射性颌骨坏死的专家结合自身临床经验及国内外研究进展撰写而成，不仅涵盖了放射性颌骨坏死的最新研究进展，对手术方法及并发症的处理也进行了系统分析。本书共分为十三章，内容主要包括放射性颌骨坏死的流行病学、病因学和生物学研究进展、诊断和鉴别诊断、分类与分期、非手术治疗和手术治疗、功能康复和疗效评价、预防以及放射性颌骨坏死的动物模型研究等。

本书从临床问题出发，结合解剖、病理、影像等辅助研究，详述了放射性颌骨坏死临床诊疗的最新进展与前沿；内容翔实，图文并茂，可供口腔颌面外科、耳鼻咽喉－头颈外科、放疗科、肿瘤科等领域医护人员参考学习。

编委会名单

主　编

何　悦

副主编

侯劲松　王松灵　李劲松　蒋灿华

主编助理

李晓光

编　委（按姓氏汉语拼音排序）

戴晓庆　上海交通大学医学院附属第九人民医院

丁继平　上海交通大学医学院附属第九人民医院

韩　煜　上海交通大学医学院附属第九人民医院

何　悦　上海交通大学医学院附属第九人民医院

何三纲　武汉大学口腔医院

侯劲松　中山大学光华口腔医学院附属口腔医院

黄秋雨　中山大学光华口腔医学院附属口腔医院

蒋灿华　中南大学湘雅医院

李劲松　中山大学孙逸仙纪念医院

李晓光　上海交通大学医学院附属第九人民医院

刘　冰　武汉大学口腔医院

刘　敏　都江堰市人民医院

刘习强　中山大学光华口腔医学院附属口腔医院

刘正武　广西医科大学第三附属医院

刘忠龙　上海交通大学医学院附属第九人民医院

庞　湃　中国医科大学附属口腔医院

孙长伏　中国医科大学附属口腔医院

唐　晓　上海交通大学医学院附属第九人民医院

田　臻　上海交通大学医学院附属第九人民医院

王　成　中山大学光华口腔医学院附属口腔医院

王松灵　首都医科大学附属北京口腔医院

王友元　中山大学孙逸仙纪念医院

吴添福　武汉大学口腔医院

姚　原　上海交通大学医学院附属第九人民医院

朱　凌　上海交通大学医学院附属第九人民医院

朱　钊　首都医科大学附属北京口腔医院

祝奉硕　上海交通大学医学院附属第九人民医院

主编简介

口腔颌面－头颈肿瘤领域医学专家，上海交通大学医学院附属第九人民医院口腔颌面－头颈肿瘤科副主任，主任医师，上海交通大学教授，博士研究生导师。上海市"五一劳动奖章"获得者，上海市优秀学科带头人，"邱蔚六"口腔颌面外科曙光奖获得者，上海市教育委员会曙光学者，上海市科学技术委员会启明星，上海交通大学晨星学者。

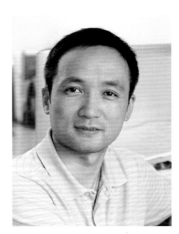

何　悦

在口腔颌面－头颈肿瘤的诊治特别是颌骨坏死及穿支皮瓣的基础和临床研究方面潜心钻研、建树颇丰，相关研究获得"国家高技术研究发展计划""国家自然科学基金"等 16 个项目的资助。于国际上首次提出此类疾病的"BS"新分类和干细胞治疗模式，并牵头制订、发表了《下颌骨放射性骨坏死临床诊疗专家共识》，达到国际先进水平。主要研究成果获得上海市科学技术进步奖一等奖、华夏医学科技奖二等奖、上海市抗癌协会科技奖二等奖、美国口腔颌面外科医师协会 Outstanding Award 和国际牙医协会 Travel Award；多次被邀请在国际会议专题或大会发言，例如 International Conference of Oral and Maxillofacial Surgeons，International Conference of Oral Cancer，Congress of World Society for Reconstructive Microsurgery 和 International Course on Perforator Flaps；多篇文章刊登在本领域国际权威学术期刊上，例如 *Int J Oral Maxillofac Surg*，*J Oral Maxillofac Surg*，*J Cranio-maxillofac Surg* 和 *J Plast Recontr Aes*。

现担任国际牙医学院院士，亚洲口腔颌面外科医师协会执委，中华口腔医学会口腔颌面外科专委会学术秘书及常委，《中国口腔颌面外科》杂志编委，SORG 中国区执委，国际颅颌面医师协会委员，国际穿支皮瓣医师协会委员，中国医师协会显微外科医师分会委员等。

序

放射性颌骨坏死是口腔颌面头颈恶性肿瘤放射治疗后严重并发症之一。其发生与放射源种类、放射剂量、放射部位的控制及是否存在慢性病灶等因素有关。

由于放射性颌骨坏死经常反复地急性炎症发作，慢性期又常伴瘘管、长期溢脓、张口受限、进食不便，故患者的全身营养状况常常很差。不但影响到患者的生存质量，也影响到患者的社交和回归社会的功能。

放射性骨坏死的治疗历来以手术为主，但若手术不彻底又极易复发。所以，多年来一直是口腔颌面头颈肿瘤临床治疗中的一个棘手的问题。

近年来，何悦教授及其团队联合国内有关的知名学者对放射性颌骨坏死进行了系列的、系统的临床和基础研究，并有数项科研获得国家自然科学基金的支持，提出了新的"BS"分类、分期，在国内外发表了《下颌骨放射性骨坏死临床诊疗专家共识》，充分体现了"4P"医学中"个体化"治疗的理念，并可以作为放射性颌骨坏死患者临床诊治的基点。本书是在总结科研成果及临床经验的基础上完成的，目前在国内外尚未能查见同类书，因而可视为有创新价值。

笔者所在科室，20 世纪 80 年代即已开展坏死骨（及软组织）大块切除后用血管化游离组织瓣修复，获得成功，为晚期严重放射性颌骨坏死的治疗开辟了一条有效的途径。然而，这种手术也不能轻易施行，因为它不但技术水平要求很高，同时也存在着失败的风险；大型的根治术使得本就全身健康状态低下的患者无法承受。因而本书提出的以"预防"为主的论点，也是符合"4P"医学理念的，是值得赞赏的。

本书还介绍了对早期或局限性病损进行的非手术治疗，对此部分内容的探索也应该是十分有益的。

　　临床上放射治疗科医师已经做了不少努力来预防放射性骨坏死的发生，或即使发生也尽量缩小其损伤范围。新放射源（包括中子、质子）及放射范围的三维调强等先进技术的应用都达到了一定的目的。然而放射源和放疗技术的进步，终究还未能达到完全消灭颌骨坏死的程度。对所谓根治性放疗的大剂量受照射患者，还不可能完全避免放射性粒子的伤害。为此，对放疗前患者的口腔准备应该更加重视和强调，千万不能忽略。

　　本书的出版，可供口腔颌面头颈外科、头颈肿瘤放射治疗科、耳鼻咽喉科等有关临床医师、研究人员以及实习医师学习和参考，有利于进一步提高临床诊治水平。

　　本书的出版也是一个新起点，有利于进一步推动放射性颌骨坏死临床及基础研究，因为，还有不少的临床和基础问题尚不完全清楚。

　　学习一辈子，钻研一辈子。这就是医学科研对我们的要求。

　　再一次向以何悦教授为首的参与《放射性颌骨坏死：临床诊断与治疗》一书的作者同道致以诚挚的谢意！

2019 年 8 月于上海

前　言

放射性颌骨坏死是口腔颌面头颈肿瘤放疗后最为严重的并发症之一，给患者带来极大的痛苦，严重者甚至威胁生命，是口腔颌面外科、耳鼻咽喉—头颈外科、放疗科、肿瘤科等不同学科所面临的共同难题。

自 1922 年 Regaud 等报道了首例放射性颌骨坏死以来，国内外诸多学者对放射性颌骨坏死的定义、临床表现、影像学、病理学、危险因素、分类分期、病因学、诊疗及预防等方面开展了深入的研究，并提出了相关的理论及见解。近年来，有关放射性颌骨坏死的基础与临床研究取得显著成果，抗纤维化治疗、生物因子治疗、组织工程治疗、干细胞治疗等方式也显示出了广阔的前景，临床手术治疗方案日益标准并精准化，但迄今国内外尚无专著对放射性颌骨坏死做一系统性阐述。笔者所在的口腔颌面－头颈肿瘤团队长期致力于放射性颌骨坏死的临床及基础研究，放射性颌骨诊治水平处于国际领先水平。2015 年，笔者团队将影像学检查和临床检查中的软、硬组织情况相结合，提出了"BS"分类、分期，相对准确、客观地描述患者下颌骨放射性骨坏死的临床特征及严重程度，为治疗方案的制订提供更准确的指导。2017 年，笔者所在单位作为牵头机构，联合国内众多该领域的专家，制订了《下颌骨放射性骨坏死临床诊疗专家共识》，同时成立了放射性颌骨坏死临床诊疗国内专家联盟，搭建了多中心研究平台。在此基础上，我们编写《放射性颌骨坏死：临床诊断与治疗》这本书，以供口腔颌面外科、耳鼻咽喉科－头颈外科、放疗科、肿瘤科等相关同道借鉴与交流，共同促进放射性颌骨坏死的临床诊疗，加快该疾病的病因学及基础研究。

本书共分为十三章。前五章结合上、下颌骨的解剖学特点，详细地介绍了放射性颌骨坏死的发展历史、流行病学、病因学及生物学研究进展；第六章从影像学及病理学方面重点阐述了放射性颌骨坏死的诊断及鉴别诊断；第七至九章基于放射性颌骨坏死的分类分期提出相应的诊疗策略，系统而翔实地介绍了放射性颌骨坏死的非手术治疗及手术治疗的最新研究进展及方法；第十、十一章则着重介绍了放射性颌骨坏死术后的功能康复及疗效评价；第十二章对放射性颌骨坏死的临床及病因学预防做了详细阐述；第十三章详细阐述了基于预防为目的而开展的放射性颌骨坏死的动物模型研究。本书从临床问题出发，结合解剖、病理、影像学等辅助研究，详述了放射性颌骨坏死临床诊疗的最新进展与前沿；在"临床－基础研究－预防治疗"的倡导模式下，旨在为放射性颌骨坏死的基础与临床转化研究提供一定的思路与借鉴。

　　本书是国内外首部介绍放射性颌骨坏死的专著，希望能给广大从事放射性颌骨坏死研究的同道提供可借鉴的经验，本书肯定存在不足甚至疏漏谬误之处，敬请读者海涵并不吝赐教，以备再版时补充修订。

　　在本书编写过程中，有幸得到了上海交通大学口腔医学院名誉院长、上海交通大学医学院附属第九人民医院终身教授、中国工程院院士邱蔚六教授的指导和帮助，并作序推荐，同时获得了教育部国家重点学科带头人、中国工程院院士、笔者的恩师张志愿教授的鼓励和支持，在此对两位口腔颌面外科领域的大师致以最诚挚的敬意及衷心的感谢！

2019 年 8 月于上海

目　录

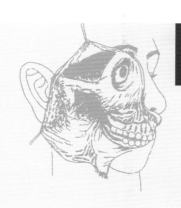

第一章

放射性颌骨坏死概述

第一节　研究概况

放射性颌骨坏死（osteoradionecrosis of the jaws, ORNJ）是口腔颌面 – 头颈部恶性肿瘤放疗后常见的并发症，常以慢性坏死及感染为主要特征，临床常表现为局部红肿、疼痛、张口受限、吞咽困难、语言障碍、面部软组织瘘管溢脓不愈、死骨暴露，严重者甚至发生病理性骨折。临床发病率约8%，给患者带来极大的痛苦，随着放疗技术的不断提高，放射性颌骨坏死的发生率近年来有所下降，但由于其发病机制尚不明确，迄今尚无统一有效的治疗和预防方法，对于口腔颌面外科医师及头颈外科医师而言是较为严峻的挑战，也是现今医学界亟待解决的难题。

一、定义

1922年，Regaud等首次报道了与放射治疗相关的颌骨骨髓炎，并将其定义为一种由放射治疗引起的颌骨组织活力丧失、血运障碍导致的慢性进展性疾病；1926年，Ewing等以"放射性骨炎"为名进一步描述了其病理学表现；1970年，Meyer将"放射性骨炎"归类为一种特殊类型的骨髓炎；Titterington在1971年将放射性颌骨坏死与骨髓炎联系起来并提出了放射性颌骨坏死的早期定义；1983年，Marx等将放射性颌骨坏死定义为"在受放射区域暴露的骨皮质直径＞1 cm，其持续时间至少6个月以上，且没有任何愈合的倾向"；1997年，Wong等将放射性颌骨坏死的定义进一步完善为"在没有局部原发性肿瘤坏死、复发或转移性疾病的情况下，一种缓慢进展的辐射诱导的骨缺血坏死、骨暴露并伴有不同程度的相关软组织坏死"。Chranovic等建议在此基础上增加至少3个月的骨暴露时间，Store等则认为应以影像学检查为主，在排除肿瘤复发的情况下发现放射野内骨坏死的影像学证据即可诊断为放射性颌骨坏死。

目前，虽然有关ORNJ的定义仍尚未统一，但是绝大多数学者认可的定义为，ORNJ为受辐射区域内颌骨组织以炎症和坏死为基础的骨质病变伴随软组织的损伤，病程达3个月以上且不能自行愈合，同时排除原发肿瘤复发、药物相关性骨病变以及放射线诱导的颌骨组织新生肿瘤。也有学者认为，应将时间缩短至1个月，另有学者建议将影像学检查结果作为ORNJ的主要诊断依据，而不必等待3~6个月来证实ORNJ的诊断，以免错过了早期干预和控制的机会。在对ORNJ进行诊断之前，应特别注意排除肿瘤复发或转移、药物相关的颌骨坏死和感染性骨髓炎，这些疾病的临床表现常与ORNJ相似，并且可能与ORNJ同步发生。

二、病因学说及高危因素

迄今，放射性颌骨坏死的发病机制仍未完全阐明，1970年，Meyer提出了"放疗、创伤、感染"的"三要素"序列学说，假定"放射性骨炎"的原因是放疗、创伤和感染，放疗引起的软组织创伤为口腔内细菌进入颌骨创造了通道，由于经辐射后的颌骨缺乏抵抗力最终导致骨感染发生，此学说是抗生素治疗放射性颌骨坏死的理论基础，然而由于未能在病变骨组织中明确查见细菌，使得该理论受到了很大质疑。1983年，Marx提出了著名的"低氧 – 低细胞 – 低血管"学说，认为放射性颌骨坏死的主要病理过程不是炎症，而是骨组织代谢和骨再生障碍导致的颌骨病变，即由动脉内膜炎引起的低氧、低细胞和低血管密度导致组织再生微环境失衡和损伤持续不愈，基于此理论的高压氧（high pressure oxygen, HBO）治疗长期被用作放射性颌骨坏死的保守治疗方式，然而近年来HBO

治疗放射性颌骨坏死的临床实际价值受到了质疑，"低氧－低细胞－低血管"学说同样受到了挑战。2004年，Delanian等提出了放射诱导组织纤维萎缩（radiation induced fibrosis，RIF）的新理论，认为放疗导致局部组织和内皮细胞损伤，释放大量的氧自由基（reactive oxygen species，ROS），诱发血管内皮急性炎症性反应，引起局部微血管栓塞、组织细胞缺血缺氧坏死；血管内皮细胞通透性增加，导致大量细胞因子如转化生长因子 -β_1、肿瘤坏死因子 -α、成纤维细胞生长因子 -β、结缔组织生长因子、白细胞介素 -1、白细胞介素 -4、白细胞介素 -6等释放，这些细胞因子引起成纤维细胞过度增殖与异常分化，并分泌大量细胞外基质成分，这些细胞外基质过度沉积吞噬周围组织，最终导致颌骨坏死的发生。基于该理论，Delanian等又提出了己酮可可碱联合生育酚的抗纤维化治疗方案，并在一项Ⅱ期临床试验中进行了初步验证，为ORNJ的临床治疗提供了新的方向。2011年，何悦等提出放射诱导的纤维萎缩机制在ORNJ的发生发展过程中起重要作用的观点，进一步补充完善了RIF理论。2012年，王松灵等认为放疗引起血管内皮细胞损伤，导致局部血流的减少在ORNJ的发生发展过程中起关键作用。尽管对ORNJ的发病机制研究从组织病理学、细胞生物学深入到分子生物学、蛋白组学甚至基因水平，但其发病机制目前仍未完全明确。

放射性颌骨坏死的危险因素主要涵盖以下3个方面：①原发肿瘤（肿瘤位置、肿瘤分期等）对颌骨的侵犯程度。②原发肿瘤治疗相关因素（放疗技术、放疗次数、放疗剂量、放疗分割方案、手术治疗方式、放疗期间或放疗后拔牙等）。③患者相关情况（全身情况、吸烟、饮酒、口腔保健、不良修复体、牙体牙周疾病等）。其中，高放疗剂量、放疗后拔牙及手术创伤等是公认的ORNJ发生的高危风险因素，放疗剂量越高，发生颌骨坏死的风险就越大，放疗后拔牙、颌骨手术会显著增加颌骨坏死的风险。研究这些危险因素，并进行干预，对于预防ORNJ的发生起着重要作用。

三、诊断及分类分期

ORNJ具有典型的临床表现和影像学表现，临床主要根据患者主诉及放疗病史、体格检查及影像学检查即可明确诊断。但ORNJ的表现虽典型，却并不具有特异性，尤其是当放射性颌骨坏死合并药物相关性颌骨坏死时，给诊断带来极大挑战。因此诊断本病时还应与药物相关性颌骨坏死、慢性化脓性骨髓炎、颌骨结核、癌瘤复发、放射性骨肉瘤、转移瘤等相鉴别。

既往研究表明，ORNJ尚无一个十分完善的处理规范。手术往往是首选的治疗手段，但何时、采用何种手术方式则莫衷一是，各有所好。因此，不少学者提出过各种临床分类法，各具优缺点。在治疗上，高压氧治疗曾经风行一时，然而其疗效如何，尚未能得到公认。因此，迄今对口腔颌面骨放射性坏死的治疗尚无标准的规范，即无现在流行的所谓常规、路径或指南可循。因此，提出具有一定的创新性和临床实用价值的分类分期方法，不仅有客观的量化指标，也有临床症状的定性指标，从而指导临床的诊疗，是目前亟须解决的问题。

放射性颌骨坏死的分类分期系统对于临床治疗方案的制订具有重要指导意义，不少学者回顾性归纳总结提出了相应的分类分期标准，但是目前仍未有分类分期方法在全球范围达成共识。1972年，Daly等提出需要对ORNJ进行分期，但未提出具体的分期方法；1983年，Marx提出了第一个ORNJ分期系统，基于对HBO的反应和随后外科手术干预的需要，将ORNJ分为Ⅰ~Ⅲ期，然而这种分期系统不适用于未接受HBO的患者，尤其对于外科治疗的指导意义有限；1995年，Glanzmann和Gratz根据死骨暴露长度将ORNJ分为1~5期，但死骨暴露长度并不能客观代表颌骨破坏的严重程度，分期的可靠性欠佳；1997年，Clayman将ORNJ分为推荐保守治疗的Ⅰ型和推荐手术治疗的Ⅱ型，但缺乏明确的量化指标；2000年，Store和Boysen根据黏膜缺损、骨暴露及骨坏死的影像学证据将ORNJ分为0~Ⅲ期，但将临床表现与影像学表现相分离进行分期的判断难以真实体现病情的严重程度；2002 年，Schwartz 和 Kagan 根据下颌骨坏死深度及颌骨周围软组织破坏程度将下颌骨放射性骨坏死分为Ⅰ~Ⅲ期，相对科学合理但仅可用于下颌骨放射性骨坏死；2003 年，Notani 等根据骨质破坏累及下颌骨的范围将 ORNJ 分为Ⅰ~Ⅲ期，但未涉及临床症状，且未明确判断骨破坏范围的具体方法；2014 年，Karagozoglu 等依据临床及影像学表现将下颌骨放射性骨坏死分为 0~Ⅲ期，具有较好的临床指导价值；同年 Lyons 等综合考虑下颌骨骨质破坏面积、临床表现和抗纤维化药物己酮可可碱的疗效将下颌骨放射性骨坏死分为 1~4 期，以此指导治疗方案的选择，但不适用于未接受抗纤维化药物治疗的患者，且与 Karagozoglu 等的分期系统同样仅适用于下颌骨；2015 年何悦等提出了"BS"分类分期，将影像学检查和临床检查中的软、硬组织情况相结合，能够相对准确、客观地描述患者下颌骨放射性颌骨坏死的临床特征及严重程度，并为治疗方案的制订提供指导；2016 年，刘习强、侯劲松等提出基于软组织（T）和骨组织（B）破坏程度的上、下颌骨"TB"临床新分期，能较为合理地判断病损程度，具有较强的临床可操作性和应用价值。

四、治疗

针对下颌骨放射性骨坏死的治疗，笔者作为牵头单位的一员于 2017 年发表了《下颌骨放射性骨坏死临床诊疗专家共识》，规范了下颌骨放射性骨坏死的诊疗。对于 ORNJ 早期病变，可采用保守治疗。常用的保守治疗方法有：HBO 治疗、药物治疗、超声治疗以及营养支持治疗等。既往研究表明，25%~44% 的 ORNJ 患者保守治疗获得一定疗效。但是，保守治疗方法效果不确切，对放疗不同总剂量及不同部位的 ORNJ 患者疗效也差异显著。当放疗总剂量达到 60 Gy 以上时保守治疗疗效较差。但对于上颌骨放射性骨坏死，保守治疗具有较好的治疗效果。因此，对于严重的 ORNJ 患者，建议直接进行手术治疗，而不建议使用保守治疗方法。

保守治疗主要包括：HBO 治疗、药物治疗、超声波治疗以及营养支持治疗等。

（1）1973 年，Mainous EG 首次报道 HBO 作为一种辅助治疗方法在放射性骨坏死的治疗中取得较好的疗效。HBO 治疗的机制基于创面愈合过程中需要氧的参与，HBO 可提高氧的渗透性，增加组织的有效含氧量，刺激成纤维细胞的增殖和胶原蛋白的合成，促进局部新生血管形成，加速侧支循环的建立，从而改善放射损伤组织"低氧、低细胞、低血管"的"三低"状态，创造有利于创面愈合的环境。另外，氧浓度的提高，还抑制了厌氧菌的生长繁殖，也对伤口感染控制起到一定的作用。但 HBO 在放射性骨坏死中的治疗作用逐渐存在争议，Marx 研究报道单纯应用 HBO 治疗并不能治愈放射性骨坏死。HBO 治疗基础是靶组织必须具有生物活性从而需要氧分子参与代谢，因放射性骨坏死局部为坏死的骨组织或软组织，HBO 只能作为一种辅助治疗方法，不能作为一种独立治疗手段。多数学者认为，对于严重的放射性骨坏死，HBO 治疗是有限的，但保守治疗效果不确切，对放疗不同总剂量及不同部位的 ORNJ 患者疗效也存在显著差异。

（2）药物治疗包括抗炎药物、止痛药物、抗菌药物、中医中药以及抗纤维化药物等。抗炎药物主要为类固醇药物，可在 ORNJ 早期应用，起到抗炎消肿等作用，但由于类固醇药物副作用较大，不宜长时间应用。止痛药物针对 ORNJ 患者伴有剧烈疼痛症状时，给予对症支持治疗，暂时缓解患者的疼痛。抗菌药物主要针对 ORNJ 继发感染的患者。中医中药主要起到凉血止痛、清热解毒、活血化瘀改善放射性骨坏死区的微循环的作用，促进局部新生血管的形成。近些年研究表明，抗纤维化药物如己酮可可碱、生育酚等对于 ORNJ 具有显著的治疗效果。己酮可可碱可通过抑制 TNF-α 的作用，抑制炎症反应并提供胶原酶的活性，而生育酚（维生素 E）能清除氧自由基。这两种药物协同具有抗纤维化的作用。Delanian S 等在一项Ⅱ期临床试验中，使用己酮可可碱和维生素 E 治疗 ORNJ，在严重病例中再联合氯膦酸治疗，89% 的患者治疗有效。氯膦酸作为一种双膦酸盐类化合物能够减轻慢性炎症反应，抑制破骨细胞活性，抑制成纤维细胞的增殖并缩短破骨细胞的寿命。在另外一项Ⅱ期临床试验中，54 名难治性 ORNJ 患者使用 PENTOCLO（pentoxifylline，tocopherol and clodronate），即己酮可可碱（800 mg/d）+ 维生素 E（1 000 U/d）+ 氯膦酸（1 600 mg/d）药物联合治疗（周一至周五服用），经过平均 9 个月的治疗后，所有患者均显示较好的疗效。甚至有报道应用 PENTOCLO 治愈了放射性骨坏死病理性骨折伴口内外瘘的患者。因此，笔者建议对于早期 ORNJ 患者可尽早服用抗纤维药物治疗，以期达到延缓甚至治愈 ORNJ 的目的。

（3）超声波治疗：Harris 等于 1992 年首次介绍了超声波在放射性骨坏死（osteoradionecrosis，ORN）治疗中的应用，并证实超声在下颌骨 ORN 的新生血管形成过程中起着非常重要的作用。超声波为一种使用低频率（1~3 MHz）和强度较低（强度可低至 30 mW/cm^2）的超声波。它通过脉冲的形式将机械波传递到局部组织细胞上，从而提高组织细胞的生物学活性。超声波可通过诱导新生血管形成，改善局部肌肉的血流速度从而治愈缺血性静脉曲张引起的溃疡。Harris 等应用超声波（频率为 3 MHz，强度为 1 W/cm^2，15 min/d）治疗 21 例下颌骨 ORN 患者，其中 10 例患者仅通过超声波及局部清创治愈，其余患者均需截骨手术治愈。迄今，超声波治疗 ORNJ 的临床资料大多是病例报告，并非可靠的随机对照双盲试验，因此尚需更多有效的临床证据证明超声对下颌骨 ORN 的疗效。

（4）生物因子及组织工程治疗：外源性细胞因子主要通过促进 ORN 骨的生成及新生血管的形成，还可以诱导间叶细胞向成骨细胞分化。Uchida K 等研究发现，碱性成纤维细胞生长因子具有诱导骨生成的作用，而且能显著促进新生血管的形成并增加肌皮瓣的存活率。近年来，多重作用的细胞因子日益受到重视，这些细胞因子具有诱导新生血管的生成和成骨的双重作用，如低氧诱导因子 -1α、鞘氨醇 1- 磷酸等。也有学者在生物医学工程方向寻找治疗 ORNJ 的方法。Mendonça J J 等抽取了一例 ORN 伴病理性骨折患者髂骨骨髓，并在体外进行培养扩增大量的内皮细胞、前体间充质细胞和造血干细胞等，随后接种至下颌骨骨折处、皮下、肌肉和面神经，并观察到局部骨组织形成、皮肤再生、下牙槽神经和面神经损伤修复等。首都医科大学附属北京口腔医院王松灵团队应用骨髓间充质干细胞在放射性骨坏死模型上获得显著效果。但这些都是个案研究，后期尚需大量基础及临床研究。

（5）全身营养支持治疗：ORNJ 患者因张口重度受限、口腔皮肤瘘管、饱受疼痛折磨等因素导致进食困难，食欲下降往往伴有营养不良、贫血、低蛋白血症。患者的营养状况常与 ORNJ 的发生发展密切相关。Goldwaser B R 等认为，提高患者的身体质量指数水平会显著降低 ORNJ 的发生，但是患者位于肥胖的标准后，身体质量指数的提高与 ORNJ 的发病风险不再具有相关性。因此，对于 ORNJ 患者提倡早期发现、早期干预。对于每周体重下降超过 1%~2% 或者 1 个月内体重下降超过 5% 的患者需详细评估其营养状态，给予营养建议和干预。专业的个体化饮食咨询及指导被认为是首选的方法，能明显改善 ORNJ 患者的营养状况，减少不良反应，提高患者的生存质量。营养支持的方式包括：经口营养补充、通过鼻胃管或鼻肠管补充以及经皮胃造瘘置管术。

手术治疗目前仍是治疗晚期放射性颌骨坏死的唯一选择，主要包括病灶刮除术、下颌骨边缘性切除术、下颌骨节段性切除术、上颌骨部分切除术、上颌骨次全切除术、游离血管化软（骨）组织瓣修复术等，其中血管化的游离骨组织瓣移植为最有效的治疗方法，骨组织瓣的供区可选择髂骨、腓骨、桡骨、肩胛骨等，其中又以腓骨肌皮瓣最为常用。游离骨移植用于 ORN 病变区域存活率低，并发症的发生率高达 80%，不建议使用。对于软组织缺损较大不适宜应用骨组织瓣修复的患者，可行软组织瓣修复，首选胸大肌皮瓣、股前外侧穿支皮瓣，其次为腹直肌皮瓣、背阔肌皮瓣等。对于中期放射性颌骨坏死难以确定推荐的治疗方式，其中一部分患者应用保守治疗可取得良好的效果，另一部分则保守治疗无效，最终需要进行手术切除和重建修复。由于 ORNJ 患者局部软组织炎症和纤维化显著，且常伴感染，行血管化骨组织瓣或软组织瓣修复术后常会出现不同程度的感染、坏死、钛板外露，甚至皮瓣或骨瓣坏死，往往需要再次行局部换药、清创，去除钛板等措施来促进创面愈合。有研究报道，行游离组织瓣移植的失败率达到9.8%，术后出现并发症发生率达到39.7%，最常见的并发症为窦道形成（8.4%）、钛板外露（7.1%）、术区感染（6.5%）。因此，对于ORNJ患者进行修复重建手术时，应与患者及家属进行充分的沟通，使其意识到手术有较高风险，避免产生医疗纠纷。

第二节　研究展望

目前，放射性颌骨坏死在临床上仍存在着诸多没有解决的问题，例如，放射性颌骨坏死准确的定义、明确的危险因素、合理的分类分期系统等，特别是其发病机制仍未阐明，使临床上难以根据其发病机制建立有效的预防和治疗方法，继续深入开展对放射性颌骨坏死发病机制和高危因素的基础和临床研究具有重要意义。

近年来逐渐发展的三维适形放疗、调强放射治疗、容积调强放射治疗、立体定向放射治疗、质子放疗等精准放疗技术，实现了提高靶区的放疗剂量的同时有效减少对靶区周围正常组织的影响，可明显降低头颈部恶性肿瘤放疗时正常颌骨的受照剂量，避免高剂量区形成，通过精确定位、精确勾画靶区和正常组织器官并对其剂量进行限定，有望有效预防放射性颌骨坏死的发生。长期以来，放疗前的牙齿健康状况不佳和大剂量放疗后的牙齿拔除被认为是ORNJ的最高危险因素，然而近年来学者们对放疗前预防性拔牙的意义已出现争议，尚没有随机对照试验证实放疗前拔牙是否比放疗后拔牙更安全，对于放疗前拔牙与放疗的间隔尚无意见一致的安全时间节点，尚需大量的临床研究确认。ORNJ大多数发生在外科手术切除区的附近，放射治疗前的颌骨手术损伤已被证明是ORNJ最重要的危险因素，特别是手术中对下颌骨血供的破坏将显著增加ORNJ的风险，由学者提出在进行口底、舌癌等外科手术时必须对下颌骨血供的保护给予高度重视，术中应尽可能保护下牙槽血管神经束，在行下颌骨边缘性切除时应尽量避免掀起唇颊瓣以保护颊侧的骨膜血供，如有可能，在行颈淋巴清扫术时尽量避免结扎面动、静脉。

同时，如何准确鉴别放射性颌骨坏死与肿瘤复发也是临床上亟须解决的难题，目前临床常用的影像学检查方法，例如CT、MRI、PET-CT，存在较高的假阴性率和假阳性率，其他方法，例如正电子发射断层扫描/磁共振成像（PET-MRI）、单光子发射计算机断层成像术（SPECT），因其技术要求较高、费用较为昂贵，未能在临床上得到广泛推广，明确放射性颌骨坏死诊断成为医师们面临的挑战。此外，进行ORNJ手术治疗应根据骨坏死病变区范围，通过清创术或颌骨外科切除术移除无活力的骨骼，术前CT、MRI等影像学检查无法明确手术切除的边缘，切除范围只能通过术中发现健康、出血的骨质确定，这无疑是一种非常粗疏的技术，约25%的患者因切除不完全出现复发性ORNJ，但目前尚缺乏其他科学的措施进行评估，更客观地评估骨骼活力的方法仍待进一步的研究。

何悦等于2015年提出了"BS"分类分期，该分类分期根据影像学检查和临床检查中的软、硬组织情况进行ORNJ的分类分期，能够准确、客观地描述患者下颌骨放射性骨坏死的临床特征及严重程度，但仍未与病理检查结果相关联，如何将病理检查结果纳入ORNJ的分类分期中，以期为ORNJ治疗方案的制订提供更准确、可靠的指导，仍是亟待解决的难题。

近年来，随着放射诱导的纤维萎缩机制的提出与完善，为使用抗氧化和抗纤维药物治疗ORNJ提供了理论依据，由己酮可可碱和生育酚组成的抗纤维化治疗方案被提出并已在一些早期临床试验证明了该治疗方案的疗效，有望为放射性颌骨坏死的治疗带来新的突破。随着计算机辅助导航、数字化模拟和辅助设计等的发展，使得术者能够精确地绘制手术路线图，并通过它帮助我们准确、安全、快捷地进行手术操作，为患者提供更好的外形及功能重建效果以及更低的术后复发率。骨髓间充质干细胞（bone marrow mesenchymal stem cell，BMMSC）具有多向分化潜能，学者们普遍认为，利用 BMMSC 治疗 ORNJ 具有广阔的前景，2010 年，Mendonça 和 Juiz-Lopez 利用骨髓来源的混合干细胞系治疗晚期 ORNJ 患者并观察到 3 名患者的神经、骨骼、皮肤和血管的再生修复；2012 年，Junji Xu 等将骨髓间充质干细胞移植到构建的下颌骨 ORN 猪模型并成功诱导骨和血管的再生，初步验证了 ORNJ 干细胞治疗的可行性。我们有理由相信，假以时日，放射性颌骨坏死的预防和治疗将会实现巨大的飞跃。

（何悦　韩煜）

参 考 文 献

[1] CHRCANOVIC B R, REHER P, SOUSA A A, et al. Osteoradionecrosis of the jaws--a current overview--part 1: physiopathology and risk and predisposing factors[J]. Oral and maxillofacial surgery, 2010, 14(1): 3-16.

[2] J E. Radiation osteitis AU - Eiving, James[J]. Acta radiologica, 1926, 6(1-6): 399-412.

[3] MEYER I. Infectious diseases of the jaws[J]. Journal of oral surgery, 1970, 28(1): 17-26.

[4] TITTERINGTON W P. Osteomyelitis and osteoradionecrosis of the jaws[J]. Journal of oral medicine, 1971, 26(1): 7-16.

[5] MARX R E. A new concept in the treatment of osteoradionecrosis[J]. Journal of oral and maxillofacial surgery: official journal of the American Association of Oral and Maxillofacial Surgeons, 1983, 41(6): 351-357.

[6] WONG J K, WOOD R E, MCLEAN M. Conservative management of osteoradionecrosis[J]. Oral surgery, oral medicine, oral pathology, oral radiology, and endodontics, 1997, 84(1): 16-21.

[7] STORE G, BOYSEN M. Mandibular osteoradionecrosis: clinical behaviour and diagnostic aspects[J]. Clinical otolaryngology and allied sciences, 2000, 25(5): 378-384.

[8] 何悦, 侯劲松, 李晓光, 等. 下颌骨放射性骨坏死临床诊疗专家共识 [J]. 中国口腔颌面外科杂志, 2017, 15(05): 445-456.

[9] NABIL S. Redefining osteoradionecrosis[J]. Oral surgery, oral medicine, oral pathology and oral radiology, 2012, 114(3): 403-404.

[10] O'DELL K, SINHA U. Osteoradionecrosis[J]. Oral and maxillofacial surgery clinics of North America, 2011, 23(3): 455-464.

[11] SATHASIVAM H P, DAVIES G R, BOYD N M. Predictive factors for osteoradionecrosis of the jaws: a retrospective study[J]. Head & neck, 2018, 40(1): 46-54.

[12] DELANIAN S, LEFAIX J L. The radiation-induced fibroatrophic process: therapeutic perspective via the antioxidant pathway[J]. Radiotherapy and oncology: journal of the European Society for Therapeutic Radiology and Oncology, 2004, 73(2): 119-131.

[13] DELANIAN S, DEPONDT J, LEFAIX J L. Major healing of refractory mandible osteoradionecrosis after treatment combining pentoxifylline and tocopherol: a phase II trial[J]. Head & neck, 2005, 27(2): 114-123.

[14] ZHUANG Q, ZHANG Z, FU H, et al. Does radiation-induced fibrosis have an important role in pathophysiology of the osteoradionecrosis of jaw?[J]. Medical hypotheses, 2011, 77(1): 63-65.

[15] XU J, ZHENG Z, FANG D, et al. Early-stage pathogenic sequence of jaw osteoradionecrosis in vivo[J]. Journal of dental research, 2012, 91(7): 702-708.

[16] DALY T E, DRANE J B, MACCOMB W S. Management of problems of the teeth and jaw in patients undergoing irradiation[J]. American journal of surgery, 1972, 124(4): 539-542.

[17] MARX R E. Osteoradionecrosis: a new concept of its pathophysiology[J]. Journal of oral and maxillofacial surgery: official journal of the American Association of Oral and Maxillofacial Surgeons, 1983, 41(5): 283-288.

[18] GLANZMANN C, GRATZ K W. Radionecrosis of the mandibula: a retrospective analysis of the incidence and risk factors[J]. Radiotherapy and oncology: journal of the European Society for Therapeutic Radiology and Oncology, 1995, 36(2): 94-100.

[19] SCHWARTZ H C, KAGAN A R. Osteoradionecrosis of the mandible: scientific basis for clinical staging[J]. American journal of clinical oncology, 2002, 25(2): 168-171.

[20] NOTANI K, YAMAZAKI Y, KITADA H, et al. Management of mandibular osteoradionecrosis corresponding to the severity of osteoradionecrosis and the method of radiotherapy[J]. Head & neck, 2003, 25(3): 181-186.

[21] KARAGOZOGLU K H, DEKKER H A, RIETVELD D, et al. Proposal for a new staging system for osteoradionecrosis of the mandible[J]. Medicina oral, patologia oral y cirugia bucal, 2014, 19(5): e433-e437.

[22] LYONS A, OSHER J, WARNER E, et al. Osteoradionecrosis--a review of current concepts in defining the extent of the disease and a new classification proposal[J]. The British journal of oral & maxillofacial surgery, 2014, 52(5): 392-395.

[23] HE Y, LIU Z, TIAN Z, et al. Retrospective analysis of osteoradionecrosis of the mandible: proposing a novel clinical classification and staging system[J]. International journal of oral and maxillofacial surgery, 2015, 44(12): 1547-1557.

[24] 刘舒畅, 胡静, 侯劲松, 等 . 507 例放射性颌骨坏死回顾性分析及临床新分期的建立：单一中心 20 年经验 [J]. 中华口腔医学研究杂志（电子版), 2016, 10(5): 337-342.

[25] BUGLIONE M, CAVAGNINI R, DI ROSARIO F, et al. Oral toxicity management in head and neck cancer patients treated with chemotherapy and radiation: dental pathologies and osteoradionecrosis (Part 1) literature review and consensus statement[J]. Critical reviews in oncology/hematology, 2016, 97: 131-142.

[26] MONNIER Y, BROOME M, BETZ M, et al. Mandibular osteoradionecrosis in squamous cell carcinoma of the oral cavity and oropharynx: incidence and risk factors[J]. Otolaryngology--head and neck surgery: official journal of American Academy of Otolaryngology-Head and Neck Surgery, 2011, 144(5): 726-732.

[27] LEE I J, KOOM W S, LEE C G, et al. Risk factors and dose-effect relationship for mandibular osteoradionecrosis in oral and oropharyngeal cancer patients[J]. International journal of radiation oncology, biology, physics, 2009, 75(4): 1084-1091.

[28] HUNG G U, TSAI S C, LIN W Y. Extraordinarily high F-18 FDG uptake caused by radiation necrosis in a patient with nasopharyngeal carcinoma[J]. Clinical nuclear medicine, 2005, 30(8): 558-559.

[29] WANG C H, LIANG J A, DING H J, et al. Utility of TL-201 SPECT in clarifying false-positive FDG-PET findings due to osteoradionecrosis in head and neck cancer[J]. Head & neck, 2010, 32(12): 1648-1654.

[30] ANG E, BLACK C, IRISH J, et al. Reconstructive options in the treatment of osteoradionecrosis of the craniomaxillofacial skeleton[J]. British journal of plastic surgery, 2003, 56(2): 92-99.

[31] SUH J D, BLACKWELL K E, SERCARZ J A, et al. Disease relapse after segmental resection and free flap reconstruction for mandibular osteoradionecrosis[J]. Otolaryngology--head and neck surgery: official journal of American Academy of Otolaryngology-Head and Neck Surgery, 2010, 142(4): 586-591.

[32] KOLOKYTHAS A, RASMUSSEN J T, REARDON J, et al. Management of osteoradionecrosis of the jaws with pentoxifylline-tocopherol: a systematic review of the literature and meta-analysis[J]. International journal of oral and maxillofacial surgery, 2019, 48(2): 173-180.

[33] MENDONCA J J, JUIZ-LOPEZ P. Regenerative facial reconstruction of terminal stage osteoradionecrosis and other advanced craniofacial diseases with adult cultured stem and progenitor cells[J]. Plastic and reconstructive surgery, 2010, 126(5): 1699-1709.

[34] XU J, ZHENG Z, FANG D, et al. Mesenchymal stromal cell-based treatment of jaw osteoradionecrosis in Swine[J]. Cell transplantation, 2012, 21(8): 1679-1686.

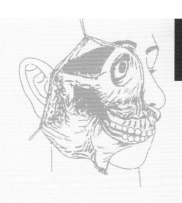

第二章

放射性颌骨坏死的流行病学

放射性颌骨坏死（ORNJ）的流行病学特征受多种因素影响，包括放射治疗设备和技术、原发肿瘤的生长部位、患者的局部口腔卫生状况、全身营养状态，以及是否伴发系统性疾病等。口腔颌面和头颈部辐射区域内的所有骨骼都有发生放射性骨坏死的风险，但总体而言，发生在下颌骨的 ORNJ 最为常见。

一、发病率与患病率

由于原发肿瘤构成比、患者接受的放射治疗方式、患者自身情况以及放疗后骨损伤评分方法和分类系统的差异，不同文献报道的 ORNJ 发病率及患病率各不相同，一般在 0.4%~56%，其中报道最多的发病率为 5%~15%。在一项针对 ORNJ 调查人数最多、调查时间最长的临床研究中，Reuther 等对 830 例接受放射治疗的患者进行了长达 30 年的追踪随访，结果发现该组患者的 ORNJ 发病率为 8.2%。

近年来，随着放射治疗前后口腔健康状况评估的逐步施行、放疗后口腔卫生维护的加强、放疗设备和放疗技术的发展，特别是三维适形放疗和适形调强放疗的应用以及疾病诊断、治疗和预防技术的进步，ORNJ 发病率和患病率均呈下降趋势。20 世纪 60 年代，Clayman 等发现随着新型放疗技术的应用，ORNJ 患病率由此前的 11.8% 快速下降到了 5.4%。2012 年，Nabil 等发表的一篇关于头颈恶性肿瘤放疗后 ORNJ 发病率的系统评价显示，纳入病例 ORNJ 发病率已经下降到了 2% 的较低水平。

二、好发部位与原发肿瘤

（一）好发部位

与上颌骨相比，下颌骨更易发生 ORNJ，上颌骨和下颌骨 ORNJ 发病率比值约为 1∶24。这主要与上颌骨和下颌骨血供及骨结构差异有关。此外，在对口腔颌面及头颈部恶性肿瘤实施放疗过程中，下颌骨位于放射野内的机会更多，接受的辐射剂量也更大，因此放射损伤也更严重。

就下颌骨不同部位而言，前磨牙区、磨牙区和磨牙后区更容易发生 ORNJ。这些部位骨质结构致密，容易吸收更多射线能量，而且骨质中血管结构少，受到辐射损伤后的自我修复能力相对较弱，因此，发生放射性骨坏死的风险更高。

（二）原发肿瘤

1. 原发肿瘤的位置　　原发肿瘤位置直接影响颌骨暴露在照射野的范围。位于舌、口底、磨牙后区和扁桃体的原发肿瘤接受放射治疗时，因下颌骨完全位于照射野内，ORNJ 的发生率相对较高。同时，切除该区域肿瘤、实施下颌骨截骨或部分切除时，不仅可能破坏下颌骨周围软组织来源血供，还可能截断下颌骨的主要供血动脉——下牙槽动脉，进一步减少了局部血供，也相应增加了 ORNJ 风险。对于上颌骨而言，原发于鼻窦及鼻咽部肿瘤的 ORNJ 发生率较高。对鼻窦肿瘤行放疗时，整个上颌骨均位于照射野内。对鼻咽部肿瘤进行放疗时，上颌骨后部和下颌骨位于照射野内。但由于上颌骨骨质疏松，血运丰富，对辐射损伤的抵抗力更强，因此，上述部位放疗后 ORNJ 发生率仍低于口腔癌及口咽癌。此外，原发肿瘤与颌骨距离也与 ORNJ 发生率有关，肿瘤与颌骨越近，接受的辐射量越大，ORNJ 发生率越高。

2. 原发肿瘤的大小及分期　　肿瘤分期与 ORNJ 发病风险具有相关性。一般认为，晚期肿瘤，尤其是当肿瘤侵犯颌骨时，更易发生 ORNJ。研究表明，晚期恶性肿瘤患者（Ⅲ、Ⅳ 期或复发肿瘤）发生 ORNJ 的概率是早期肿瘤的 4.7 倍。主要原因是高分期肿瘤需要接受更高剂量的放射治疗，必然会带来更高的 ORNJ 发病风险。

三、放疗方式及技术种类

1. 放疗剂量　　多项研究表明，放疗剂量与 ORNJ 发生风险显著相关，放射总剂量越大，ORNJ 发生率越高。目前还没找到能够被广为认可的最大安全剂量，一般认为放射量低于 60 Gy 时 ORNJ 发病率很低，当放射剂量高于 65 Gy 时 ORNJ 发病风险就会显著增加。虽然超分割放疗总剂量更高，常规治疗可超过 72~80 Gy，但由于单次剂量较低，ORNJ 发病风险仍可保持在较低水平。

2. 联合放化疗 联合放化疗（chemoradiotherapy，CRT）具有更高的局部控制率和总体生存率，但是否会增加 ORNJ 发病风险，各学者结论并不一致。Glanzmann 等认为 CRT 不会增加 ORNJ 发病率。Reuther 等则认为 CRT 后发生 ORNJ 的时间会明显提前。Nabil 等的系统评价显示，在现有 10 项比较联合放化疗与单纯放疗对于 ORNJ 影响的研究中，5 项研究认为联合放化疗会增加 ORNJ 发生率，2 项研究认为没有差异。因此，联合放化疗是否会增加 ORNJ 风险目前尚无定论。

3. 放疗技术 放疗技术不同，ORNJ 发病风险也存在较大差异。大量研究表明，近距离放疗可增加 ORNJ 风险，因为近距离放疗放射性粒子与颌骨较近，颌骨吸收的射线较多。三维适形放疗和适形调强放疗是近年出现的新型放疗技术，能使高放射剂量精确局限于病变部位，从而减少了周围正常组织的辐射损伤。因此可以显著减少 ORNJ 发病率和减轻病变严重程度。

四、创伤因素

1. 颌骨手术 放射野内任何手术创伤都可增加 ORNJ 发病风险。与手术相关的风险因素包括：①骨膜血供丧失。②切除原发灶或复发病变后剩余组织不能覆盖局部缺损。③截骨后固定不当导致骨不连。Celik 等的回顾性研究发现，行下颌骨节段切除术和边缘切除术的患者比行节段性切除的患者更容易发生 ORNJ，因为节段性骨切除术后的即刻游离组织瓣修复可为术区提供血供，因而降低了 ORNJ 的发病风险。

2. 拔牙 长期以来拔牙被认为是 ORNJ 发生的主要风险因素。因此多提倡在放疗前对患者进行全面口腔筛查并拔除无法修复的患牙，避免放疗后拔牙。然而 Eliyas 等的系统分析认为，至今并无随机对照试验可以证明放疗前拔牙可降低 ORNJ 风险。Beech 等的临床回顾性研究还发现，放疗前拔牙不

仅不能起到保护作用，甚至还会增加 ORNJ 发病风险。因此，放疗前拔牙是否会影响 ORNJ，目前仍未达成共识。另有研究认为，放疗后拔牙与 ORNJ 关系密切。Nabil 等的系统评价显示，放疗后拔牙 ORNJ 发生率约为 7%。对于接受 60 Gy 以上辐射剂量的患者，放射野内拔除下颌牙时发生 ORNJ 的风险最高。放疗后拔牙时间也与 ORNJ 发病风险相关。多项研究表明，随着放疗时间增加，拔牙后 ORNJ 风险相应增加，其中放疗后 2~5 年内拔牙发生 ORNJ 的风险最高。

五、自身因素

1. 性别与年龄 研究发现，男性 ORNJ 发病率是女性的 3 倍，这可能与口腔颌面及头颈部恶性肿瘤好发于男性有关。而且男性人群吸烟、饮酒习惯更为常见，以上两者均被认为是 ORNJ 发病的危险因素。由于 ORNJ 是恶性肿瘤放疗并发症，与口腔颌面和头颈部恶性肿瘤好发年龄一样，ORNJ 也多发生于 55 岁以上中老年人群。近年来 ORNJ 患病年龄有增高趋势，可能与整体人群平均寿命延长有关。

2. 牙体和牙周疾病 Niewald 等发现，放疗前牙体疾病与放疗后 ORNJ 呈正相关，因此建议在头颈部肿瘤放疗前对牙体疾患进行彻底治疗。Jennifer 等发现，放疗前存在深牙周袋的患者（＞ 6 mm）ORNJ 发生率更高（约 19%），表明牙周疾病也与 ORNJ 密切相关。放射治疗可以直接影响牙周支持组织，使组织内血管内径变小、数目减少，成骨细胞和成牙骨质细胞减少，纤维结缔组织变性并排列紊乱，从而造成牙周支持组织的持续破坏。放疗还会引起唾液分泌减少，增加了龋病的发生。因此，放疗前口腔评估以及放疗过程中和放疗后口腔维护非常重要。

3. 吸烟与饮酒 放疗过程中或放疗后吸烟、饮酒也是 ORNJ 发生的危险因素。Kluth 等发现，放疗过程中或放疗后吸烟、饮酒者 ORNJ 发生率明显高于不吸烟饮酒者。吸烟和饮酒的作用机制尚不明了，可能与吸烟引起的血管收缩进一步加剧放疗后颌骨"低血管密度"有关。口腔卫生状况也会影响

ORNJ，有研究发现，口腔卫生差的患者出现难治性 ORNJ 的风险是口腔卫生良好患者的 3.06 倍。

4.营养状况　患者的营养状况会影响 ORNJ 的发生发展。Goldwaser 等发现身体质量指数（body mass index，BMI）与 ORNJ 密切相关，ORNJ 患者 BMI 平均值小于非 ORNJ 患者，BMI 每增长 1 个百分点，ORNJ 发病风险就会降低 27%。然而，当 BMI ≥ 30 kg/m² 达到肥胖水平后，BMI 值增高不再降低其发病风险。相反，肥胖相关并发症还会增加 ORNJ 的发生。

5.糖尿病　Sathasivam 等和 Renda 等的回顾性研究均证实，糖尿病是 ORNJ 的独立危险因素。Chronopoulos 等发现，60.1% 的 ORNJ 患者同时存在糖尿病，且糖尿病是 Ⅲ 期 ORNJ 的独立预测因子。糖尿病可引起微循环障碍，导致局部血供不足，伤口愈合迟缓，若与手术创伤相协同，糖尿病患者放疗后的 ORNJ 发病风险会明显升高。

6.用药　放疗前后使用类固醇类激素或抗凝药可以降低 ORNJ 发病风险。Goldwaser 等发现，放疗前后使用类固醇激素可使 ORNJ 发病风险降低 96%。该研究单因素分析还显示，合理使用阿司匹林、华法林等抗凝药也可显著降低 ORNJ 的发病风险，这可能与类固醇激素的抗炎作用及抗凝药的抗凝活性抑制了骨组织炎症反应和微血管血栓形成有关。

六、发病时期

Epstein 等研究发现，接受拔牙或手术的放疗患者发生 ORNJ 的平均时间是放疗后 4.5 个月，在无特别诱因的自发病例中，50% 的 ORNJ 发生在放疗后 6 个月内，但也可以发生在放疗后 13 年。需要指出的是，放疗后发生 ORNJ 的风险将终身存在。Berger 等曾发现有放疗后 38 年和 45 年出现 ORNJ 的病例。因此，ORNJ 可发生在放疗后任何时期，虽然大部分 ORNJ 发生在放疗后 6~24 个月，但并非 2 年内没发生 ORNJ 就代表将来不发生，部分患者可能因为任何时期的任何创伤而继发晚期 ORNJ，对此，临床医师应予以高度重视。

（侯劲松）

参 考 文 献

[1] CHRONOPOULOS A, ZARRA T, EHRENFELD M, et al. Osteoradionecrosis of the jaws: definition, epidemiology, staging and clinical and radiological findings. A concise review[J]. International dental journal, 2018, 68(1): 22-30.

[2] REUTHER T, SCHUSTER T, MENDE U, et al. Osteoradionecrosis of the jaws as a side effect of radiotherapy of head and neck tumour patients--a report of a thirty year retrospective review[J]. International journal of oral and maxillofacial surgery, 2003, 32(3): 289-295.

[3] JERECZEK-FOSSA B A, ORECCHIA R. Radiotherapy-induced mandibular bone complications[J]. Cancer treatment reviews, 2002, 28(1): 65-74.

[4] CLAYMAN L. Clinical controversies in oral and maxillofacial surgery: part two. Management of dental extractions in irradiated jaws: a protocol without hyperbaric oxygen therapy[J]. Journal of oral and maxillofacial surgery: official journal of the American Association of Oral and Maxillofacial Surgeons, 1997, 55(3): 275-281.

[5] NABIL S, SAMMAN N. Risk factors for osteoradionecrosis after head and neck radiation: a systematic review[J]. Oral surgery, oral medicine, oral pathology and oral radiology, 2012, 113(1): 54-69.

[6] PERRIER M, MOELLER P. Osteoradionecrosis. A review of the literature [J]. Schweizer Monatsschrift fur Zahnmedizin = Revue mensuelle suisse d'odonto-stomatologie = Rivista mensile svizzera di odontologia e stomatologia, 1994, 104(3): 271-277.

[7] LAMBADE P N, LAMBADE D, GOEL M. Osteoradionecrosis of the mandible: a review[J]. Oral and maxillofacial surgery, 2013, 17(4): 243-249.

[8] SATHASIVAM H P, DAVIES G R, BOYD N M. Predictive factors for osteoradionecrosis of the jaws: a retrospective study[J]. Head & neck, 2018, 40(1): 46-54.

[9] OH H K, CHAMBERS M S, MARTIN J W, et al. Osteoradionecrosis of the mandible: treatment outcomes and factors influencing the progress of osteoradionecrosis[J]. Journal of oral and maxillofacial surgery: official journal of the American Association of Oral and Maxillofacial Surgeons, 2009, 67(7): 1378-1386.

[10] NABIL S, SAMMAN N. Incidence and prevention of osteoradionecrosis after dental extraction in irradiated patients: a systematic review[J]. International journal of oral and maxillofacial surgery, 2011, 40(3): 229-243.

[11] GLANZMANN C, GRATZ K W. Radionecrosis of the mandibula: a retrospective analysis of the incidence and risk factors[J].

Radiotherapy and oncology: journal of the European Society for Therapeutic Radiology and Oncology, 1995, 36(2): 94-100.

[12] CHRCANOVIC B R, REHER P, SOUSA A A, et al. Osteoradionecrosis of the jaws--a current overview--part 1: physiopathology and risk and predisposing factors[J]. Oral and maxillofacial surgery, 2010, 14(1): 3-16.

[13] CELIK N, WEI F C, CHEN H C, et al. Osteoradionecrosis of the mandible after oromandibular cancer surgery[J]. Plastic and reconstructive surgery, 2002, 109(6): 1875-1881.

[14] ELIYAS S, AL-KHAYATT A, PORTER R W, et al. Dental extractions prior to radiotherapy to the jaws for reducing post-radiotherapy dental complications[J]. The Cochrane database of systematic reviews, 2013, 2: CD008857.

[15] BEECH N M, PORCEDDU S, BATSTONE M D. Radiotherapy-associated dental extractions and osteoradionecrosis[J]. Head & neck, 2017, 39(1): 128-132.

[16] WANG T H, LIU C J, CHAO T F, et al. Risk factors for and the role of dental extractions in osteoradionecrosis of the jaws: a national-based cohort study[J]. Head & neck, 2017, 39(7): 1313-1321.

[17] NIEWALD M, FLECKENSTEIN J, MANG K, et al. Dental status, dental rehabilitation procedures, demographic and oncological data as potential risk factors for infected osteoradionecrosis of the lower jaw after radiotherapy for oral neoplasms: a retrospective evaluation[J]. Radiation oncology (London, England), 2013, 8: 227.

[18] SCHUURHUIS J M, STOKMAN M A, ROODENBURG J L, et al. Efficacy of routine pre-radiation dental screening and dental follow-up in head and neck oncology patients on intermediate and late radiation effects. A retrospective evaluation[J]. Radiotherapy and oncology: journal of the European Society for Therapeutic Radiology and Oncology, 2011, 101(3): 403-409.

[19] KLUTH E V, JAIN P R, STUCHELL R N, et al. A study of factors contributing to the development of osteoradionecrosis of the jaws[J]. The Journal of prosthetic dentistry, 1988, 59(2): 194-201.

[20] GOLDWASER B R, CHUANG S K, KABAN L B, et al. Risk factor assessment for the development of osteoradionecrosis[J]. Journal of oral and maxillofacial surgery: official journal of the American Association of Oral and Maxillofacial Surgeons, 2007, 65(11): 2311-2316.

[21] RENDA L, TSAI T Y, HUANG J J, et al. A nomogram to predict osteoradionecrosis in oral cancer after marginal mandibulectomy and radiotherapy[J]. The laryngoscope, 2019.

[22] CHRONOPOULOS A, ZARRA T, TROLTZSCH M, et al. Osteoradionecrosis of the mandible: A ten year single-center retrospective study[J]. Journal of cranio-maxillo-facial surgery: official publication of the European Association for Cranio-Maxillo-Facial Surgery, 2015, 43(6): 837-846.

[23] EPSTEIN J B, WONG F L, STEVENSON-MOORE P. Osteoradionecrosis: clinical experience and a proposal for classification[J]. Journal of oral and maxillofacial surgery: official journal of the American Association of Oral and Maxillofacial Surgeons, 1987, 45(2): 104-110.

[24] BERGER R P, SYMINGTON J M. Long-term clinical manifestation of osteoradionecrosis of the mandible: report of two cases[J]. Journal of oral and maxillofacial surgery: official journal of the American Association of Oral and Maxillofacial Surgeons, 1990, 48(1): 82-84.

[25] THORN J J, HANSEN H S, SPECHT L, et al. Osteoradionecrosis of the jaws: clinical characteristics and relation to the field of irradiation[J]. Journal of oral and maxillofacial surgery: official journal of the American Association of Oral and Maxillofacial Surgeons, 2000, 58(10): 1088-1093; discussion 93-95.

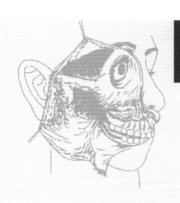

第三章

放射性颌骨坏死的病因与高危因素

第一节　病因学

在头颈部恶性肿瘤，如口腔癌、口咽癌、鼻咽癌等的治疗中，放射治疗已成为重要治疗手段之一，由放射治疗导致的以颌骨坏死过程为特征的疾病称为放射性颌骨坏死，在此基础上通常伴随软组织的损伤。有关放射性颌骨坏死的病因有较多文献报道，而近年来，随着对病因学研究的深入，从组织病理、细胞生物学到分子生物学、蛋白质组学甚至基因水平，其发病机制逐渐被揭示，但仍然未完全明确或达成共识。目前主流的学说包括"三要素"学说、"三低"学说、微血管栓塞学说、组织纤维萎缩学说等。

一、"三要素"学说

放射性颌骨坏死早在 20 世纪二三十年代即有报道，但对于其病因及发病机制的研究在随后近 50 年均无深入的研究和文献报道。直到 1970 年，Meyer 发表了关于颌骨骨髓炎的专题论著，提出了放疗、创伤和感染的"三要素"学说，认为放射性颌骨坏死是由于放疗引起的颌骨组织活力丧失、各种原因导致的组织创伤，造成口腔细菌侵入并引起广泛组织破坏的感染性疾病。该理论强调了创伤的重要性，指出拔牙造成的颌骨损伤以及牙槽嵴切除不充分造成的骨突是创伤的重要来源。该理论也指出，放疗后颌骨对细菌缺乏抵抗力，感染随即导致了放射性骨髓炎的发生以及加速进展，蔓延至整段颌骨，伤口不能愈合。放射性颌骨坏死"三要素"学说首次提出系统的病因学理论，强调了创伤及感染的重要性，但该学说存在一定的局限性，研究者未行颌骨组织微生物培养及颌骨组织切片进行验证，同时未能解释有血运的组织发生的骨破坏以及炎症反应。

二、"三低"学说

针对"三要素"学说的局限性，有研究者认为放射性颌骨坏死损害主要是放射线对辐照区域内组织细胞的直接损伤，而不是由于创伤和感染。当高能射线粒子击中肿瘤组织或正常组织后，细胞内部的 DNA、RNA 或酶类未直接受损，而是胞内水分子转变为自由基，这些自由基转而与 DNA、RNA 或酶分子作用，破坏核酸或氨基酸序列。在细胞水平上，表现为染色体断裂、交联和分解，使细胞损伤或死亡；在组织水平上，则表现为血栓形成、内皮坏死和玻璃样变性等。

1983 年，Marx 等提出著名的"低细胞、低氧、低血管密度"的"三低"学说。针对当时流行的"感染学说"，Marx 对 12 例放射性颌骨坏死进行组织学检测，并对骨组织块进行培养后检测需氧菌、厌氧菌和真菌，研究发现，颌骨表面有轻微感染，但坏死骨深处未见微生物，也无法培养出细菌或真菌。在颌骨表面培养出的微生物变异程度大，包括链球菌、念珠菌种以及革兰阴性菌种。Marx 认为，细菌感染及创伤在放射性颌骨坏死中的作用较小，在放射线的影响下，颌骨内形成低细胞－低氧－低血管密度的环境，细胞死亡和胶原分解超过细胞复制、胶原合成的速度，导致组织崩解，而代谢需求超过机体供给，则导致伤口慢性不愈。

Marx 提出的"三低"学说是放射性颌骨坏死病因研究的一座里程碑，基于该学说提出的高压氧治疗也在很长一段时间内被广为接受和推崇，还根据对高压氧治疗的效果提出了分期系统，为放射性颌骨坏死的研究做出了巨大贡献。其高压氧治疗的价值在于促进低氧区毛细血管生成、促进成纤维细胞和胶原合成，以及杀菌或抑菌作用。

但随着高压氧治疗的广泛应用，反对的声音也越发突出。Annane 等进行随机化双盲临床对照试验，结果显示重度下颌骨放射性骨坏死患者没有从高压氧治疗中获益，甚至因为 HBO 组比安慰剂组效果更差而提前终止；Sultan 等进行文献系统回顾，也不建议使用 HBO 作为放射性颌骨坏死的预防和治疗。"三低"学说的统治地位受到新学说的挑战。

三、组织纤维萎缩学说

随着研究的深入，最新的研究认为组织纤维萎缩是放射性颌骨坏死的重要原因。Delanian 等对放疗引起的损伤提出了放射诱导组织纤维萎缩的新观点，认为放射性颌骨坏死的过程包括自由基形成、血管内皮细胞功能破坏、组织炎症、微血管栓塞、组织纤维化及重建，最后导致骨及软组织坏死。组织纤维萎缩学说认为，放射性颌骨坏死进展中的关键事件是成纤维细胞的激活和活性失调，导致放疗照射区域组织的萎缩。该学说将放射性颌骨坏死的发生分为 3 个阶段：第一阶段为促纤维化阶段，放疗后几个月，血管内皮细胞受到射线的直接损伤和辐射产生的活性氧（ROS）以及自由基的间接损伤，产生趋化因子，引发一系列的急性炎症反应，从而促使多核细胞及其他巨噬细胞产生更多的 ROS，导致血管内皮破坏、血管栓塞、局部缺血，最后组织坏死。第二阶段是纤维化基质累积阶段，一般在放疗后几年内，由于失去血管内皮细胞屏障，各种细胞因子渗入，促使成纤维细胞转化为肌成纤维细胞。另外，ROS 介导的细胞因子释放，如肿瘤坏死因子 -α、血小板源性生长因子、成纤维细胞生长因子 -β、白细胞介素 -1、白细胞介素 -4、转化生长因子 -β$_1$ 和结缔组织生长因子等，同样激活成纤维细胞，使肌成纤维细胞表型持续存在。这些肌成纤维细胞异常增殖、分泌细胞外基质（extracellular matrix，ECM）成分，但降解能力下降，ECM 不断累积吞噬周围组织。第三阶段是纤维化后期，肌成纤维细胞最终也凋亡、消失，形成少细胞、少血管且纤维化的颌骨。

随后，何悦等在 2011 年也提出放射诱导的纤维萎缩机制在放射性颌骨坏死的发生、发展过程中起着重要作用的观点，认为在颌骨及其周围组织中存在上皮细胞、内皮细胞、平滑肌细胞、成纤维细胞、骨髓基质干细胞等肌成纤维细胞（myofibroblast，MFB）的分化来源，而肌成纤维细胞的抗凋亡特性及异常分泌细胞外基质成分的能力可能是放射性颌骨坏死起源的重要原因之一。田磊等认为 MFB 可能是放射性颌骨坏死的关键效应细胞，MFB 长期快速增生，产生大量的细胞外基质蛋白、分泌胶原并造成组织张力升高，使受放射区域组织合成和降解平衡被破坏，骨间质减少而被低活性的纤维组织所替代，最终在各种物理化学刺激影响下发生放射性颌骨坏死，这种影响可能持续至放疗后几十年。这一新理论对放射性颌骨坏死是一个全新的解释，也将为有效的预防和治疗放射性颌骨坏死打开一扇新的大门。抗纤维化的药物如己酮可可碱和生育酚（维生素 E），已被用于治疗放射性颌骨坏死，并取得了比较明显的效果，说明组织纤维化的确参与放射性颌骨坏死的进程中，更进一步证明放射性颌骨坏死组织纤维萎缩学说的机制。

四、微血管栓塞学说

除以上三种主要学说以外，还有其他的学说与之相辅相成。其中，多年来一直有学者主张微血管栓塞学说，认为在骨组织经辐射后受损的同时，血管也因辐射发生一系列形态及功能上的变化。放射治疗后的早期，颌骨内的血管内膜肿胀，血供减少，后期则因血管壁增厚和内皮增生突向管腔，造成血管狭窄和闭塞，导致血供锐减或终止，局部营养缺乏。王松灵等通过构建放射性颌骨坏死动物模型发现放疗对血管内皮细胞的损伤导致局部血流减少在放射性颌骨坏死的发生、发展过程中起关键作用，放疗后 15 天，颌骨内血管的血流降至正常组织的 50% 以下，从而出现低血管密度，导致不平衡的颌骨重建活动，这一结果说明微血管损伤是放射性骨坏死的重要病因之一。

五、细菌感染学说

颌骨尤其是下颌骨主要为密质骨，含钙量高，吸收射线量大，因此在头颈部恶性肿瘤给予根治性放疗是有无菌性坏死的可能，在此基础上，如口腔卫生不佳、牙源性感染以及损伤或施行拔牙手术等，均可导致继发感染，促进放射性颌骨坏死的发生。虽然关于感染在放射性颌骨坏死的发病过程中的作用，有学者早已指出微生物只起表面污染作用，这一观点已为大家接受，但近年来，随着检测手段及技术的进步，这一观点也逐渐受到挑战。

Store 等用 DNA 杂交的方法在 11 例无骨质外露、骨膜完整的放射性下颌骨坏死标本的骨髓内找到多种细菌，细菌种类最多达 15 种，最少 7 种，主要是厌氧菌。由于这些标本骨膜完整，显然不是由下颌骨骨质外露后其表面受到污染后的继发感染所致。作者认为，它们的形成是照射区域的下颌骨丧失了对细菌的抵抗能力，受到感染后，触发了髓内的炎症反应，扩散后形成"放射性骨髓炎"。这一发现，又使放射性颌骨坏死接近其最初的概念，即 Meyer 的"三要素"学说。作者指出，细菌的髓内感染，特别是厌氧菌的感染，是下颌骨放射性骨坏死形成的最根本原因，而不是现在流行的血管损害最终导致放射性颌骨坏死的理论。

第二节　高危因素

虽然放射性颌骨坏死的病因学尚不完全明确，但某些因素如高放疗剂量、放疗前后手术创伤及放疗后拔牙是公认的高危因素。不同原发肿瘤导致的放射性颌骨坏死的高危因素有共同之处，同时，不同的原发肿瘤，其初次治疗方式差异较大，其高危因素也有不相同之处。放射性颌骨坏死的高危因素涉及诸多方面，包括原发肿瘤因素、患者自身相关因素和治疗相关因素（表 3-1）。因此，发现并研究这些高危因素，进行早期干预，对于预防放射性颌骨坏死具有重要作用。

表 3-1　放射性颌骨坏死的高危因素

危险因素	
治疗相关因素	放疗剂量及次数
	放疗方式
	原发肿瘤手术治疗方式及手术创伤
	放疗期间或放疗前后不恰当拔牙
	使用双膦酸盐
原发肿瘤因素	原发肿瘤分期
	原发肿瘤与颌骨的关系
	原发肿瘤部位
患者自身改变相关因素	牙源性感染（牙体牙髓及根尖周病变、阻生牙、牙周病）
	不良修复体
	口腔卫生
	全身情况

一、治疗相关因素

治疗相关因素在放射性颌骨坏死中起重要作用，治疗相关因素包括放疗剂量或累积剂量、放疗方式、原发肿瘤治疗方式、放疗期间或放疗后不恰当拔牙、使用双膦酸盐药物等，患者在治疗过程中或治疗后存在这些因素，无论单一或多种因素均可能导致放射性颌骨坏死的发生。

（一）放疗剂量及次数

目前普遍的观点认为，头颈部肿瘤的放疗剂量大于 60 Gy，将增加发生放射性颌骨坏死的风险。放疗次数越多，放疗剂量或累积剂量越高，发生放射性颌骨坏死的风险就越大。Sanger 等认为，总剂量在 65 Gy 以下发生放射性颌骨坏死的风险性较低，而高于 70 Gy 发生的风险性较高。廖湘凌等研究发现，随着放射总剂量的增加，放射性颌骨坏死患者的数目亦随之增加，在放射剂量高于 68 Gy 后，患者数目形成一个突然升高的峰，虽然照射总剂量并非放射性颌骨坏死发生的唯一因素，该研究认为临床上可将 68 Gy 作为高能 X 线照射的参考阈值。近年来，随着放疗方式的改进，如超分割放疗及加速分割放疗、三维适形及调强放疗的应用，在增加放疗总剂量提高原发肿瘤治疗效果的同时，并没有增加放射性颌骨坏死及软组织损伤等并发症。

（二）放疗方式

放疗方案、放射线种类、不同剂量分割方式、照射野大小、投照技术优劣等与放射性颌骨坏死密切相关。Moon 等对 252 例口腔及口咽癌患者行放疗的回顾性分析表明，放疗设计方案与放射性颌骨坏死密切相关，采用调强放疗较传统三维放疗相比，可降低放射性颌骨坏死的发生率。Parliamen 等采用适形调强技术治疗鼻咽癌和口腔癌，结果发现，与常规放疗相比，下颌骨照射量明显降低，同时该技术还避免了下颌骨内高剂量区的形成。质子治疗近年来开始在欧美、日本等发达国家用于头颈部肿瘤的治疗，其优势是较传统直线加速器等放疗更易于进行放疗调强设计，因此发生放射性颌骨坏

死及正常软组织损伤等副作用的风险更低。此外，^{60}Co 等高能 X 线在放疗过程中产生的康普顿效应对骨的有害效应小，在同一照射剂量下，颌骨的放疗吸收量与软组织较相近，许多临床病例报告亦证实这一理论，随着 ^{60}Co 等高能射线的广泛应用，提高头颈肿瘤疗效的同时，放射性颌骨坏死的发病率逐渐降低。在相同的放疗总剂量前提下，采用超分割放疗及加速分割放疗技术，在提高头颈肿瘤疗效的同时，也可降低放射性颌骨坏死等并发症的发生。大多数文献报道认为，同步放化疗治疗头颈部肿瘤，并不增加放射性颌骨坏死的危险性，但也有报道认为它可使放射性颌骨坏死的发生时间显著提前。近年的研究报道表明，随着放疗设备的更新、放疗方案的改进及放疗理念的更新，头颈部肿瘤放疗后发生放射性颌骨坏死的概率呈降低的趋势。

（三）原发肿瘤手术治疗方式及手术创伤

口腔癌及口咽癌的放疗前手术治疗也是放射性颌骨坏死的高危因素之一。研究表明，约 10% 的放射性颌骨坏死是由放疗前的手术治疗创伤导致的，手术致下颌骨的创伤越大，发生放射性颌骨坏死的时间越早，原因之一是手术创伤影响颌骨血运，包括颌骨骨膜及附着肌群剥离；原发肿瘤与下颌骨关系密切时，行下颌骨节段切除或方块切除。原因之二是软组织量不足，不足以封闭肿瘤切除术后缺损。原因之三是原发肿瘤解剖上的原因，手术治疗行下颌骨切开以及术中不适当的内固定。这些因素造成的手术创伤均可增加放射性颌骨坏死的发生率，并将使颌骨坏死的发生时间提前。CeliK 等在回顾性研究中发现，行下颌骨方块切除以及下颌骨切开的患者较下颌骨节段切除的患者，发生放射性颌骨坏死的时间更早，研究者认为这是由于节段性切除的患者同期行组织瓣修复缺损引起，更有利于恢复术区血运以及组织封闭。

（四）放疗期间或放疗前后不恰当拔牙

放疗期间或放疗前后不恰当拔牙是放射性颌骨坏死的公认的重要诱发因素，但其作用在不同的研究中尚存在争议。围放疗区患者出现不可治疗的

龋齿、严重牙周病、根尖病变以及阻生牙等，可造成颌骨感染，由于放疗区域颌骨血运不足以及组织愈合能力差，促进放射性骨坏死的发生。另一方面，放疗后唾液腺及牙体组织损伤，唾液分泌减少，将加速牙周附着丧失、猛性龋的发生、真菌及细菌感染，同时放疗后软组织纤维化，张口受限，导致口腔护理不佳，这些均是导致拔牙最终放射性骨坏死的原因。Moon 等回顾性分析表明，放疗前拔牙是放射性颌骨坏死的独立诱导因素之一。而 Wang 等在 23 732 例头颈肿瘤放疗患者的回顾性分析表明，放疗前拔牙并非导致放射性颌骨坏死的因素，放疗后拔牙是放射性颌骨坏死的诱因，尤其是放疗后 4~5 年内拔牙，是发生放射性颌骨坏死的高峰。Nabil 等的系统性综述发现，放疗后拔牙导致放射性颌骨坏死的风险并不高，但是在下颌骨放疗野内拔牙并接受大于 60 Gy 的放疗剂量是导致放射性颌骨坏死的高危因素。总之，围放疗期在下颌骨放疗野内拔牙是导致放射性颌骨坏死的高危因素。

（五）双膦酸盐药物的临床应用

双膦酸盐药物是一种强有力的破骨细胞抑制剂，临床上被广泛应用于预防或治疗由破骨细胞活性增强所致的各种骨质降解类疾病，如骨质疏松症、多发性骨髓瘤、恶性肿瘤骨转移等，自 2003 年首次报道使用双膦酸盐药物患者出现颌骨坏死以来，药物性颌骨坏死已逐渐得到认识。双膦酸盐致颌骨坏死的确切发病机制尚未完全阐明，可能的发病机制包括破骨细胞功能障碍、微血管栓塞、细菌感染、牙科疾患及口腔外科手术、直接组织毒性、免疫功能异常等；也可能为多种机制协同作用，共同形成发病的微环境，与放射性颌骨坏死的发病机制相似。目前研究者认为，在头颈部肿瘤放疗前后使用双膦酸盐将大大增加放射性颌骨坏死的风险。Miniello 等回顾性分析了 96 例放射性颌骨坏死的病例，发现使用双膦酸盐患者放射性颌骨坏死更常见，尤其是放射性上颌骨坏死或同时上、下颌骨坏死，此外，使用双膦酸盐的患者更早出现放射性颌骨坏死；使用双膦酸盐后低剂量放疗（低于 50 Gy）

也大大增加放射性骨坏死的风险。然而，另外有研究认为，使用双膦酸盐并未增加放射性颌骨坏死的发病风险。

二、原发肿瘤因素

（一）原发肿瘤分期

原发肿瘤分期与放射性颌骨坏死的发生密切相关。T_1、T_2 期肿瘤放疗后放射性颌骨坏死的发生率较低，但 T_3、T_4 期肿瘤其发生率则显著上升。一方面的原因可能是肿瘤体积越大，颌骨暴露在放射野的范围也越大；另一方面原因是肿瘤体积越大，颌骨周围血供的破坏也越大。

（二）原发肿瘤与颌骨的关系

原发肿瘤与颌骨关系越密切，放射性颌骨坏死的发生率越高。原发肿瘤邻近上、下颌骨，需行颌骨切除而造成手术创伤，另一方面，原发肿瘤与颌骨关系越密切，放疗时颌骨接受放疗剂量越大。原发肿瘤位于扁桃体区、后磨牙区或肿瘤与下颌骨相邻甚至直接侵犯下颌骨时，放射性颌骨坏死的发生率都较高。

（三）原发肿瘤部位

常见的原发头颈肿瘤包括口腔癌、口咽癌、鼻咽癌及涎腺恶性肿瘤等，原发肿瘤的部位与放射性颌骨坏死的发生密切相关。在口腔癌中，舌癌、口底癌、牙龈癌由于与下颌骨关系密切，发生放射性颌骨坏死的概率较高。而 Wang 等回顾性分析发现，颊癌患者出现放射性颌骨坏死的风险最大。鼻窦及鼻咽恶性肿瘤发生放射性上颌骨坏死的概率较高。有研究报道，发生在口腔、鼻咽、口咽之外的原发头颈肿瘤并未观察到放射性颌骨坏死的发生。也有研究证实，口腔癌及口咽癌发生放射性颌骨坏死的概率高于鼻窦及鼻咽恶性肿瘤。Cheng 等在 1 758 例鼻咽癌的研究表明，发生放射性上、下颌骨坏死的病例分别为 48 例及 30 例，发生率约 4.4%，Wang 等在 23 732 例头颈肿瘤放疗患者的回顾性分析表明，共有 1 719 例患者出现放射性颌骨坏死，发生率约 7.2%。

三、患者自身相关因素

（一）牙源性感染

由牙体牙髓及根尖周病变、阻生牙、牙周病等疾病导致的牙源性感染是放射性颌骨坏死主要的患者自身相关因素。放疗前及放疗后的牙源性感染，均可成为放射性颌骨坏死的诱因。虽然关于感染在放射性颌骨坏死的发病过程中的作用，有学者早已指出微生物只起表面污染作用，这一观点已为大家接受。但近年来，有人提出颌骨局部炎症如牙周炎、根尖周炎其本身也是一种创伤因素，可以诱发放射性颌骨坏死；另一方面，严重的牙源性感染，患牙将不能保留，而围放疗期拔牙是导致放射性颌骨坏死的重要诱因。

（二）不良修复体

口腔内的不良修复体也是放射性颌骨坏死发生的相关因素之一。不良修复体可导致咬合创伤以及感染，这是放射性颌骨坏死的重要诱因，另一方面，金属的不良修复体，可导致颌骨局部吸收大量的放射线，加重了颌骨的放疗损伤，进而导致放射性颌骨坏死的发生。

（三）口腔卫生

口腔卫生及患者的全身情况是放射性颌骨坏死的重要患者相关因素。患者在放疗期间及放疗后不重视口腔保健及不良的口腔卫生习惯，口腔卫生差，造成牙体或牙周疾病，将成为放射性颌骨坏死的诱因。

（四）全身情况

患者的全身情况，尤其是营养状态不良，也是放射性颌骨坏死的诱因。但是，有研究报道，糖尿病、高血压、慢性肾衰竭、类风湿疾病等患者发生放射性颌骨坏死的概率并没有升高。

（五）烟酒因素

患者放疗期间及放疗后吸烟、饮酒等不良习惯在放射性颌骨坏死中的作用尚不明确。有研究表明，吸烟、饮酒增加放射性颌骨坏死的发生，Thorn 及 Kluth 等的研究发现，放射性颌骨坏死的患者，大部分患者有长期吸烟史及饮酒史，其促进放射性颌骨坏死的原因可能是促进其他不良因素，如口腔卫生不良，也可能加重血管收缩，导致放疗后颌骨局部血管密度降低，从而诱导放射性颌骨坏死的发生。而另有研究发现，吸烟、饮酒与放射性颌骨坏死的严重程度、发生时间等并无相关性。

（王友元　李劲松）

参 考 文 献

[1] MEYER I. Infectious diseases of the jaws[J]. Journal of oral surgery, 1970, 28(1): 17-26.
[2] MARX R E. Osteoradionecrosis: a new concept of its pathophysiology[J]. Journal of oral and maxillofacial surgery: official journal of the American Association of Oral and Maxillofacial Surgeons, 1983, 41(5): 283-288.
[3] XU J, ZHENG Z, FANG D, et al. Early-stage pathogenic sequence of jaw osteoradionecrosis in vivo[J]. Journal of dental research, 2012, 91(7): 702-708.
[4] 何悦，侯劲松，李晓光，等 . 下颌骨放射性骨坏死临床诊疗专家共识 [J]. 中国口腔颌面外科杂志 , 2017, 15(05): 445-456.
[5] 李国文，王安宇，王绍丰 . 下颌骨放射性骨坏死 [J]. 中华放射肿瘤学杂志 , 2006, 03: 214-216.
[6] THORN J J, HANSEN H S, SPECHT L, et al. Osteoradionecrosis of the jaws: clinical characteristics and relation to the field of irradiation[J]. Journal of oral and maxillofacial surgery: official journal of the American Association of Oral and Maxillofacial Surgeons, 2000, 58(10): 1088-1093; discussion 93-95.
[7] DELANIAN S, LEFAIX J L. The radiation-induced fibroatrophic process: therapeutic perspective via the antioxidant pathway[J]. Radiotherapy and oncology: journal of the European Society for Therapeutic Radiology and Oncology, 2004, 73(2): 119-131.
[8] ZHUANG Q, ZHANG Z, FU H, et al. Does radiation-induced fibrosis have an important role in pathophysiology of the osteoradionecrosis of jaw?[J]. Medical hypotheses, 2011, 77(1): 63-65.

[9] 宗春琳, 李小静, 杨阳, 等. 肌成纤维细胞与放射性颌骨骨坏死 [J]. 中华临床医师杂志（电子版）, 2013, 7(11): 5049-5051.

[10] DELANIAN S, LEFAIX J L. Complete healing of severe osteoradionecrosis with treatment combining pentoxifylline, tocopherol and clodronate[J]. The British journal of radiology, 2002, 75(893): 467-469.

[11] ASSAEL L A. New foundations in understanding osteonecrosis of the jaws[J]. Journal of oral and maxillofacial surgery: official journal of the American Association of Oral and Maxillofacial Surgeons, 2004, 62(2): 125-126.

[12] ANNANE D, DEPONDT J, AUBERT P, et al. Hyperbaric oxygen therapy for radionecrosis of the jaw: a randomized, placebo-controlled, double-blind trial from the ORN96 study group[J]. Journal of clinical oncology: official journal of the American Society of Clinical Oncology, 2004, 22(24): 4893-4900.

[13] 廖湘凌, 潘剑, 张艳, 等. 颌骨放射性骨坏死的危险因素分析 [J]. 临床肿瘤学杂志, 2002, 05: 336-338.

[14] SULTAN A, HANNA G J, MARGALIT D N, et al. The use of hyperbaric oxygen for the prevention and management of osteoradionecrosis of the Jaw: a Dana-Farber/Brigham and Women's Cancer Center Multidisciplinary Guideline[J]. The oncologist, 2017, 22(11): 1413.

[15] STORE G, ERIBE E R, OLSEN I. DNA-DNA hybridization demonstrates multiple bacteria in osteoradionecrosis[J]. International journal of oral and maxillofacial surgery, 2005, 34(2): 193-196.

[16] SANGER J R, MATLOUB H S, YOUSIF N J, et al. Management of osteoradionecrosis of the mandible[J]. Clinics in plastic surgery, 1993, 20(3): 517-530.

[17] NABIL S, SAMMAN N. Risk factors for osteoradionecrosis after head and neck radiation: a systematic review[J]. Oral surgery, oral medicine, oral pathology and oral radiology, 2012, 113(1): 54-69.

[18] MOON D H, MOON S H, WANG K, et al. Incidence of, and risk factors for, mandibular osteoradionecrosis in patients with oral cavity and oropharynx cancers[J]. Oral oncology, 2017, 72: 98-103.

[19] NABIL S, SAMMAN N. Incidence and prevention of osteoradionecrosis after dental extraction in irradiated patients: a systematic review[J]. International journal of oral and maxillofacial surgery, 2011, 40(3): 229-243.

[20] CELIK N, WEI F C, CHEN H C, et al. Osteoradionecrosis of the mandible after oromandibular cancer surgery[J]. Plastic and reconstructive surgery, 2002, 109(6): 1875-1881.

[21] 刘舒畅, 胡静, 侯劲松, 等. 507 例放射性颌骨坏死回顾性分析及临床新分期的建立：单一中心 20 年经验 [J]. 中华口腔医学研究杂志（电子版）, 2016, 10(05): 337-342.

[22] PARLIAMENT M, ALIDRISI M, MUNROE M, et al. Implications of radiation dosimetry of the mandible in patients with carcinomas of the oral cavity and nasopharynx treated with intensity modulated radiation therapy[J]. International journal of oral and maxillofacial surgery, 2005, 34(2): 114-121.

[23] WANG T H, LIU C J, CHAO T F, et al. Risk factors for and the role of dental extractions in osteoradionecrosis of the jaws: a national-based cohort study[J]. Head & neck, 2017, 39(7): 1313-1321.

[24] MINIELLO T G, ARAUJO J P, SILVA M L G, et al. Influence of bisphosphonates on clinical features of osteoradionecrosis of the maxilla and mandible[J]. Oral diseases, 2019, 25(5): 1344-1351.

[25] CHENG S J, LEE J J, TING L L, et al. A clinical staging system and treatment guidelines for maxillary osteoradionecrosis in irradiated nasopharyngeal carcinoma patients[J]. International journal of radiation oncology, biology, physics, 2006, 64(1): 90-97.

[26] KLUTH E V, JAIN P R, STUCHELL R N, et al. A study of factors contributing to the development of osteoradionecrosis of the jaws[J]. The journal of prosthetic dentistry, 1988, 59(2): 194-201.

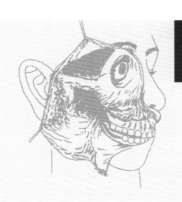

第四章
上颌骨与下颌骨的局部解剖

第一节　上颌骨的局部解剖

上颌骨（maxilla）处于颅面前方中份，左右对称的上颌骨在中线处相连接。上方构成部分眼眶下壁和颞下窝前方的一小部分；中份为整个上颌部；中间则对围成鼻腔外侧壁和底部；后部由上至下构成眶下裂、翼上颌裂及翼腭窝的一部分；下方对接成口腔硬腭的口盖大部；周围分别与额骨、颧骨、鼻骨、泪骨、犁骨、蝶骨、腭骨相连。

一、外形

上颌骨有1个主体和4个突起，外形不规则。

（一）上颌体

外形略呈上小下大的锥状体，拥有上、前、后、内四面，中间空腔为上颌窦所在。

1. 上面　即眶面，略呈水平三角形，构成眶下壁的一部分，三角形的底朝前，其前缘构成眶下缘的一部分，三角形的后外缘则成为眶下裂前缘的一部分；三角形的中部有眶下沟，向前下内通入长约1.5 cm 的眶下管，终以眶下孔。

眶下管的前段和后段各自分出一牙槽管，其内分别有上牙槽前神经和上牙槽中神经，伴行血管向下，分别经上颌窦的前壁和前外侧壁穿行至牙根。

2. 前面　即上颌骨朝向前面的凹面，上起眶下缘，下至牙槽突，内侧到鼻腔外侧壁和底部（鼻切迹），后上从颧突向下到颧牙槽嵴（图4-1）。

距离眶下缘中点下方约0.5 cm 处，有开口朝下内方的椭圆形骨孔，称之为眶下孔，眶下神经及伴行血管由此出孔。从眶下孔往下可见骨面上有一明显的浅窝，此为尖牙窝，对应于前磨牙根尖的上方，此处骨板菲薄，内面即为上颌窦；前磨牙区的炎症易穿破根尖薄层骨板而至眶下间隙，集脓于尖牙窝。提口角肌起始于窝的下方粗糙处。在尖牙窝前方对应于上颌切牙根之上方的浅凹为切牙窝。切牙窝的上方，两侧鼻腔外侧壁和底部向下前方融合于正中，形成尖端的突起，称之为前鼻棘。

3. 后面　即朝向后外的颞下面，构成颞下窝的下面一部分以及翼腭窝的前壁。后面中部的骨壁上有数个小骨孔，称之为牙槽孔，系牙槽管的开口，内有上牙槽后神经和伴行血管向下进入上颌窦后

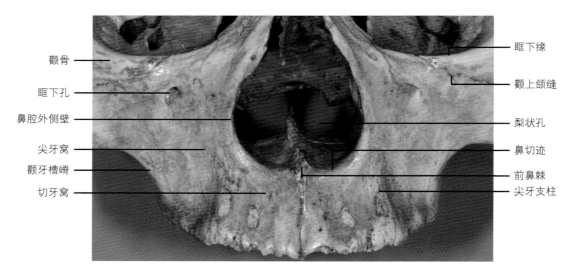

图 4-1　上颌骨前面

壁。后面骨壁也薄，骨膜附着不甚紧密，常为上颌骨受力的缓冲区。

后面下部可见粗糙的圆形隆起，称之为上颌结节，翼内肌的浅头起之于此。上颌体后面与前面的转折处为颧牙槽嵴（图4-2），此处骨壁坚实，为上颌后牙咀嚼力传导的重要支柱。

4. 内面　即为鼻腔面。上颌窦裂孔位于内面后上方，呈三角形，借此与鼻腔相通。在上颌窦裂孔之前方，有一浅沟向上与泪沟相通，参与构成骨性部分的鼻泪管。在上颌窦裂孔之后方，有向前下方的沟，此沟与蝶骨翼突和腭骨垂直部相围而成翼腭管，管长约3 cm，内有腭降动脉及腭神经，经翼腭窝穿行到口腔硬腭表面。

（二）额突、颧突、腭突和牙槽突

1. 额突　从上颌体的内上方突起，其上缘与额骨相连接；在额突的前方与鼻骨相连；在额突的后方与泪骨相连。额突后内有泪沟通过，起支撑鼻泪管的功用。

2. 颧突　上颌体外上连接颧骨的突起，朝下至上颌第一磨牙根尖处内收成弧形的颧牙槽嵴。

3. 腭突　上颌体向内侧横向突出的水平骨板，两侧腭突相连构成硬腭的前3/4，将鼻腔与口腔隔开，腭突对接于中线的缝隙称为腭中缝（图4-3）。

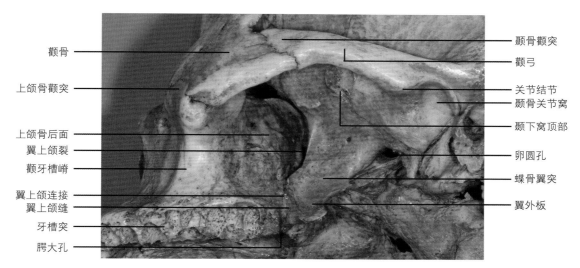

图4-2　上颌骨后面

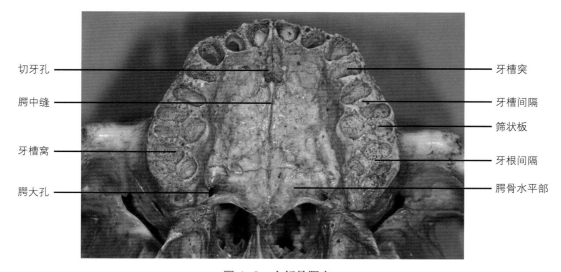

图4-3　上颌骨腭突

腭中缝两侧的腭突在口腔面稍微凹陷而成向下的腭穹窿；该面上可见小孔，为小的营养血管穿出；其中，在上颌中切牙的腭侧的腭中缝上有切牙孔，为切牙管内鼻腭神经及其伴行血管穿行至硬腭的开口；后外侧近磨牙的牙槽突处，可见纵行的沟，腭前神经及腭大血管走行于沟内。腭突后缘再与两侧腭骨水平部相拼接，形成完整的骨性硬腭。

4. 牙槽突　为弧形的牙槽骨，上颌体向下的突起部分，容纳上颌牙根。左右两侧牙槽突对接于中线，呈弓状。

牙槽突虽为骨密质，但其唇颊侧骨板较薄，上有小细孔通向骨松质；腭侧骨板稍微厚实一点，唇颊侧和腭侧骨板间为骨松质。

上颌磨牙区牙槽突与腭骨水平部前外侧合围成腭大孔，一般对应于上颌第三磨牙腭侧牙槽嵴顶到腭中缝连线中点或略偏外侧点上，内有腭前神经及伴行血管穿行。

二、解剖结构特点

（一）上颌窦

上颌窦属鼻旁窦中最大的一对窦腔，被包裹于上颌体中央，其大小有个体差异。锥体形的上颌窦其尖至颧突，底为鼻腔外侧壁，上颌窦裂孔（半月裂孔）开口于其基底的前部，上壁眶底，下壁牙槽突，前后壁分别为上颌骨前面和后面。上颌窦的下壁甚至比鼻腔底还要低 1.5 cm 左右，上颌窦的下壁与上颌第二前磨牙到上颌第三磨牙的根尖仅隔以菲薄骨板，甚或骨板缺如而只覆以窦壁黏膜，其中上颌窦下壁距离上颌第一磨牙根尖最近，其次是上颌第二磨牙，再次是第二前磨牙与第三磨牙。上颌磨牙的牙源性感染或有可能通过根尖途径而累及上颌窦。

（二）牙槽突

牙槽突上有深浅和形态不一的牙槽窝，窝的周边有牙槽嵴，窝内有牙根间隔，窝间有牙槽间隔。牙槽突承载牙根的地方称为牙槽窝，窝的形态与所容纳的牙根相匹配。

牙槽窝的骨壁称之为固有牙槽骨，周壁上有很多小孔，故也被称为筛状板。因牙槽窝骨质接受牙传导的咬合力而显得致密，在侧位 X 线片上呈现于牙周膜周围一重叠的增强的线状影像包绕牙根，或又被称为硬板。通常来讲，上颌牙槽窝的唇颊侧骨板皆比腭侧者稍薄。

牙槽突一生都在不断地进行着改建，影响其改建速度的因素，除了全身情况以外，还包括局部颌骨的发育、乳牙的萌出与恒牙的替换、咀嚼力的刺激、咀嚼肌力量与平衡、关节协调与缓冲、牙列完整与牙缺失、牙的移动与阻生等都可导致牙槽突的变化，使之成为全身骨骼中最为明显可见的骨质改建的地方。

牙槽突骨组织的改建包括破骨与成骨过程，临床所见的情形多为牙槽突的吸收或牙槽高度和厚度的降低，吸收的速度取决于牙槽突受累的程度、缺牙原因、失牙时间和牙槽突骨质的致密程度，同时也取决于其全身状态和骨质代谢状况；其骨吸收速率最快在牙缺失后的伤口愈合期即前 3 个月，约 6 个月后变慢，2 年后趋于稳定。

（三）颌骨质量分类

根据 Lekholm 和 Zarb 对颌骨质量的研究，按骨密质与骨松质的含量比例及骨松质疏密程度进行质量分类，可将颌骨质量分为四类：

（1）Ⅰ类骨：骨质几乎是均质的骨密质。

（2）Ⅱ类骨：骨小梁密集排列的骨松质外包被厚层的骨密质。

（3）Ⅲ类骨：骨小梁密集排列的骨松质外仅包被薄层的骨密质。

（4）Ⅳ类骨：骨小梁疏松排列的骨松质外包被薄层的骨密质。

颌骨质量的分类是基于解剖的角度，Ⅱ类骨和Ⅲ类骨在 X 线上难以区分，临床常被视为一类；其临床意义比如上颌第一磨牙颊侧骨板因有颧牙槽嵴增强，骨密质厚度增加而有利于种植；上颌第三磨牙远中面的牙槽骨骨质则比较疏松，血供充分，有利于抵抗颌骨坏死的发生。

（四）上颌骨支柱及支架结构

上颌骨骨质单薄且内部中空，但在其承受较大咀嚼压力的地方骨质增强增厚，不仅有 3 对纵向支柱可以将咀嚼压力上传至颅底，还有横向支架可以稳定结构、水平向卸力。

（1）3 对纵向支柱：包括尖牙支柱、颧突支柱、翼突支柱。尖牙支柱从上颌尖牙区的牙槽突往上，经梨状孔外缘和眶内缘到达额骨。颧突支柱从上颌第一磨牙区的牙槽突经颧牙槽嵴往上，达颧骨后再沿眶外缘到额骨和经颧弓到颅底。翼突支柱经上颌骨牙槽突后端与蝶骨翼突的连接而至颅底。

（2）横向连接支架：眶上弓、眶下弓、鼻骨弓、牙槽突弓、腭弓等。这些弓形结构不仅可以使上颌骨能够保持与邻骨间连接的稳定性，还可以将咬合压力均匀传导，达到卸力效果。

（五）上颌骨的薄弱部位

上颌骨位于面中部，属中空性骨块，内含上颌窦腔，周边连接的骨缝多，骨质较薄，且为面颅前方的缓冲区，受伤后骨折发生的部位容易出现在下列上颌骨的薄弱部位。

（1）上颌骨 Le Fort Ⅰ型骨折线：从梨状孔下方、牙槽突底部平行向后经上颌结节至蝶骨翼突。

（2）上颌骨 Le Fort Ⅱ型骨折线：经鼻骨、泪骨向下，经颧骨下方至蝶骨翼突。

（3）上颌骨 Le Fort Ⅲ型骨折线：经鼻骨、泪骨、眶底、颧骨上方至蝶骨翼突。

（六）上颌骨的增龄改变

（1）新生儿时期：上颌骨的额突和牙槽突明显，上颌窦小，仅为鼻腔外侧壁的一条发育沟，上颌体亦小，垂直高度小于横径和矢径。

（2）成年时期：上颌窦发育良好，牙槽突和颌弓加大，上颌骨的垂直高度在此时达到最大。

（3）老年无牙时期：牙齿全脱落后，由于唇颊侧骨板较腭侧骨板吸收快而多，上颌骨牙槽向上向内吸收，导致上颌骨的形体逐渐向上缩窄；严重时可见牙槽嵴顶与切牙乳突甚至颧弓下缘的距离逐渐持平。随着上颌骨牙槽突的吸收萎缩，腭穹窿的高度相对变得浅平。

三、上颌骨的血液供应、淋巴回流及神经支配

1. 上颌骨的血液供应　上颌骨接受骨内的上牙槽前、上牙槽中动脉的分支血供，还接受来自眶下动脉、上牙槽后动脉、腭降动脉以及蝶腭动脉等分支血供，还有分布于颊、唇、鼻、腭侧黏骨膜等软组织的血供也为上颌骨提供营养，颈外动脉的分支如面动脉、上颌动脉的其他分支通过血管网也参与上颌骨的营养供应。所以，上颌骨的血液供应极为丰富，抗感染能力强，体现出多源性血供的特点。

2. 上颌骨淋巴回流　淋巴回流的途径较广泛，包括同侧咽后、下颌下及颈深上淋巴结，甚至到达对侧颈深上淋巴结。

3. 上颌骨神经支配　其大部由三叉神经的上颌神经分支支配。

第二节　下颌骨的局部解剖

下颌骨（mandible）位于颅面前方下部，靠其后上方的髁突与颞骨的关节面构成颞下颌关节，使之成为颅面部诸骨中唯一能活动的骨。

一、外形特点

下颌骨分为水平部分和升支部分，水平部即为下颌体，升支部称为下颌支或下颌升支，下颌体

下缘移行至下颌支后缘成钝形转角，此处称为下颌角。

（一）下颌体

下颌体外形呈弓形，上有牙槽突，下为下颌体下缘，有颊侧和舌侧内外两面。

1. 外面　下颌体中线处为正中联合（图4-4），其下方两侧的隆起为颏结节。下颌支前缘增厚的骨嵴从外面经颏孔下方向前下方至颏结节，称为外斜线，降口角肌和降下唇肌在该线上附着，线下还有颈阔肌纤维附着。

颏孔的位置对应于下颌第二前磨牙或者是第一、二前磨牙之间的下方，儿童时期颏孔位于下颌第一乳磨牙的下方，老年人或无牙殆者颏孔位置相对上移。颏孔开口的方向朝向后上外方，内有颏神经和伴行血管通过。

2. 内面　上颏棘和下颏棘是舌侧近中线处的上、下2对突起（图4-5）；颏舌肌起自上颏棘，颏舌骨肌起自下颏棘。下颌支前缘增厚的骨嵴向前下内一直到下颏棘下方，位置几乎与外斜线对应的舌侧骨嵴称为内斜线，下颌舌骨肌起自此处，故亦称下颌舌骨线；线的后端附着增强为翼下颌韧带。

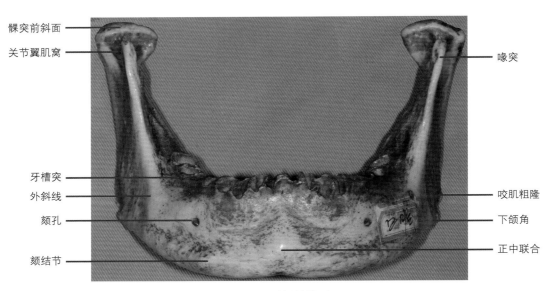

图4-4　下颌骨前面

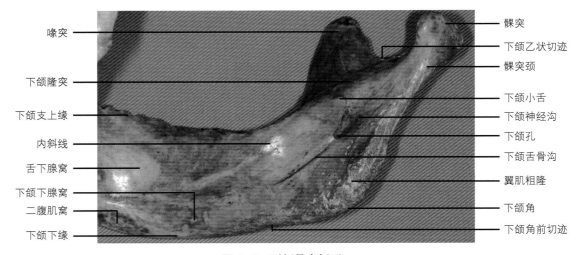

图4-5　下颌骨内侧面

内斜线上方有紧邻舌下腺的舌下腺窝；内斜线下方有卵圆形浅凹为二腹肌窝，二腹肌前腹起自此处。内斜线下后方还有下颌下腺窝，与下颌下腺相贴邻；内斜线后下从下颌支下颌小舌下方往下前延伸的浅沟为下颌舌骨沟。

3. 牙槽突　虽然下颌牙槽突的内、外骨板有增强的骨密质，但在切牙区仍有滋养小孔通向骨松质，所以，下颌骨前牙区抵抗骨坏死的能力比较强。

下颌牙槽窝要比对应的上颌牙槽窝显小；下颌前牙区唇侧牙槽窝骨板比舌侧薄，前磨牙区牙槽窝的颊侧骨板约与舌侧骨板等厚，下颌磨牙区牙槽窝的颊侧骨板则明显比舌侧骨板厚。

4. 下颌下缘　骨密质成分最多，结构最致密，有薄层骨膜包被，内、外侧骨板向下过渡而成圆钝的"U"字形。

（二）下颌支

即下颌升支，左右两侧几近对称，上面前后向的两个突起分别叫喙突和髁突，长方形骨板呈矢状方向位于下颌体两侧后方，分外、内两面。

1. 外面　外面近下颌角处的下方骨面粗糙，是咬肌的附着处，为咬肌粗隆；下颌角下后方骨面有茎突下颌韧带附着，悬吊下颌骨。外面的上中部偏后方骨面稍有突起，为下颌支外侧隆突。

2. 内面　相对于下颌支外侧隆突的内面，中央略偏后下方处有下颌孔，向前下方通入下颌管。孔的前方有起遮挡作用的骨性突起，为下颌小舌，蝶下颌韧带附着于此。下颌孔的开口朝向后上方，接

纳从后上方进入的下牙槽神经和伴行血管；该血管神经束在骨面形成压迹或成浅沟状，称为下颌神经沟（图4-6），神经在此沟进入下颌孔之前的位置相当于下颌磨牙平面上方约1 cm处往上。

喙突尖部的骨质往下后方逐渐增厚，与髁突颈朝下前方增厚的骨质汇合，形成明显的骨嵴，正位于下颌孔的前上方，为下颌隆突。下颌孔内侧下方骨面还有一向前下的浅沟，为下颌舌骨沟，沟内有下颌舌骨神经和伴行血管经过；沟的前方由后向前分别有下牙槽神经、舌神经和颊神经由后上向前下方走行。下颌小舌的后下方近下颌骨后缘的骨面则较粗糙，系翼内肌的附着于此的缘故，称其为翼肌粗隆。

3. 下颌支的边缘　下颌支的上缘为喙突尖往下后与髁突颈相连接的部分，呈近似弧形的凹状，称为下颌切迹或下颌乙状切迹，有咬肌神经和伴行血管通过。下缘与下颌体下缘相延续。从髁突下降到下颌角处的下颌支后缘，中部轻度向前内收，与腮腺相邻。前缘由喙突向下与外斜线延续。

4. 喙突　呈鱼鳍状扁锥形骨性突起。颞肌肌腱止于喙突的内侧面、尖部、前缘和后缘，甚至到达下颌支的前缘；深层的咬肌也止于下颌支上部和喙突。

5. 髁突　又称髁状突。髁突上面是关节面，关节面上有一略带冠状方向的小横嵴，横嵴前为前斜面，横嵴后为后斜面。髁突关节面下部骨质收窄，为髁突颈部。颈部前方的小凹陷，翼外肌下头附着于此，为关节翼肌窝。

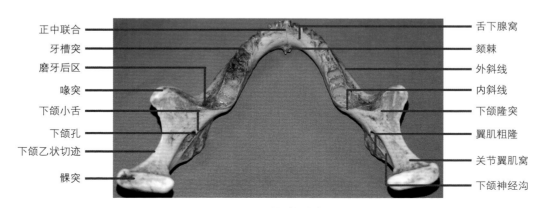

图4-6　下颌骨后前位

二、主要结构的解剖特点

（一）下颌管

下颌管是位于下颌骨内部骨松质间的、下颌孔与颏孔之间的骨密质管道，两侧基本对称。该管起初在下颌支内行向前下，到下颌体部后则与下颌骨下缘平行向前，在经过下颌磨牙和前磨牙牙槽窝下方时，分出一支支小管到各个牙槽窝，下牙槽神经分支及伴行血管穿行其中，最后向前穿颏管出颏孔，变为颏神经及其伴行血管。

下颌管位于下颌磨牙根尖之下，特别是与下颌第三磨牙根尖较近。皮昕等通过对下颌管从下颌孔至下颌第一磨牙的下颌骨进行剖面解剖，观测到如下特点。

（1）下颌管的内壁常由下颌骨内板构成，而其上、下、外壁多与骨松质邻接，下颌管距骨内板近，距外板远。

（2）下颌管距下颌支前缘近，距后缘远。

（3）下颌管距下颌体下缘近，距牙槽缘远。

下颌管走行区段内所处的位置与下颌骨外板厚度及骨松质厚度的关系有以下几点。

（1）下颌角和第三磨牙区骨松质与骨外板厚度相近。

（2）下颌支和下颌第一、二磨牙区的骨松质比该处的骨外板厚。

（3）下颌管行到下颌第一磨牙至下颌第二前磨牙区时，管壁从后内侧斜向前外侧穿过体部骨松质，浅出于颏孔。

（二）肌力轨道与牙力轨道

咀嚼肌附着于下颌骨表层，随咀嚼运动的影响，该处骨密质增厚，咀嚼肌收缩拉动下颌骨，其作用力沿下颌体到下颌支分布，逐渐形成肌力收缩与松弛的规律性往复轨道，称为肌力轨道。两条肌力轨道分别位于从下颌体延至喙突处、下颌角前切迹至下颌支后缘处。

下颌骨表层骨密质包裹着内部的骨松质，骨松质受到骨应力的诱导，改建后按压力的方向排列，在 X 线片上呈"小梁"状密度增高的影像。骨松质包绕下颌骨牙槽窝底部周围，循体部斜向后上，经下颌支达髁突，外侧有内外斜线增厚的骨密质部加强，将咀嚼力由牙列传递至颅底的途径，称为牙力轨道。

（三）薄弱部位

下颌骨因其左右联动、体大面广、位置最为突出，成为颌面诸骨中最易受损的骨。由于其自身存在薄弱部位，加之肌肉附丽于其上，易造成骨折断端移位。

（1）髁突：髁突内侧关节面下方骨质缩窄而支撑面小。

（2）髁突颈部：细小，且其上的髁突稍呈后仰倾斜状。

（3）下颌角：主要是有下颌第三磨牙牙槽窝位于其间，尤其是下颌第三磨牙阻生，其骨质较薄；且位于下颌体与下颌支转角处，为撞击力的应力缓冲区。

（4）颏孔区：因有颏孔，且下颌前磨牙的牙槽窝也深。

（5）正中联合：为两侧下颌突的连接部位，因其位置最为突出，受力最大。

（四）下颌骨毗邻解剖

1. 腺体　下颌支后方、下颌支内侧面翼内肌附着点上方、下颌支后外侧以及下颌支表面的咬肌后份皆与腮腺毗邻；下颌体内侧面的下颌下腺窝及翼内肌下部邻接下颌下腺的浅面和上部，下颌下腺的下部越过下颌骨下缘；舌下腺外侧面与下颌体的舌下腺腺窝相贴邻。

2. 咀嚼肌　下颌支因有咀嚼肌附着从而提供了强大的咬合力，颞肌附着于喙突和下颌支前缘；翼外肌附着于关节翼肌窝；咬肌附着于下颌支外侧面；翼内肌附着于下颌骨后缘内侧面。其中，咬肌间隙就在咬肌与下颌支之间；其间隙感染的来源多为下颌磨牙区病变所引起；翼下颌间隙或称翼颌间隙，则位于下颌支与翼内肌之间，内有舌神经、下牙槽神经及下牙槽动脉和静脉通过，导致该间隙与口腔颌面部多间隙相通。

3. 下颌韧带　茎突下颌韧带起于茎突，向前下止于下颌角和下颌支后缘，介于腮腺与下颌下腺之间。颊咽筋膜在颊肌和咽肌间增厚，形成翼下颌韧带，或称颊咽肌缝，起于翼钩止于下颌骨内斜线后端，可作为翼内肌前缘的标志。蝶下颌韧带上起颞下面后端的蝶骨角棘，向下附着于下颌小舌和下颌孔下缘，有悬吊下颌和防止张口过大的功用。颞下颌韧带为关节囊外壁增厚的部分，起于颧骨关节结节的外侧面，斜向后下，附着于髁突外极和髁突颈的外侧面。

4.**舌神经**　于下颌支内侧面，舌神经穿行在下颌支与翼内肌表面之间的间隙内，从内斜线后端到下颌第三磨牙的远中骨面处时，于其舌侧下方紧贴骨面，弓形斜向前下至颌舌沟处的口底黏膜深面。

5.**面神经下颌缘支**　在颈阔肌深面的浅筋膜内，面神经下颌缘支在下颌角前切迹处多平下颌下缘并越过面静脉及面动脉的浅面，偶尔也有穿行其深面向前，因而，下颌下区的手术切口为避免损伤下颌缘支而常采用低于下颌角及下颌下缘1.5~2.0 cm的安全距离外进行。在制备或结扎动、静脉时，预先分离或保护好面神经下颌缘支。

6.**面动脉**　亦称颌外动脉，在由下向上跨越下颌体时位置表浅，于咬肌附着处的前缘，呈弓形绕过下颌体的下缘上行。面动脉有一颏下动脉分支，为面动脉在下颌体下内方分出的一支，沿下颌舌骨肌浅面前行，分布于颏部，以颏下动脉为蒂可以制备颏下岛状肌皮瓣，修复口腔缺损。面动脉也常被用作受区动脉。

（五）下颌骨的增龄变化

新生儿两侧下颌骨之间以纤维性正中联合连在中央，喙突……高于髁突。下颌体表层骨密质似鸡蛋壳一样……，内部骨松质稀疏，内含拥挤的乳牙牙囊，……管在骨松质下方近下颌体下缘潜行，直接朝前……于第一乳磨牙之下的颏孔。

……岁时的下颌体逐渐加长，髁突生长加快，……而下发育迅速，颏孔内神经血管束被软组织拉……方，颏孔方向由向前逐渐改变为向后上。

青少年时，颏孔开口方向就接近水平向后，以应对颏神经血管束穿出时软组织的张力。此时期髁突是下颌骨的主要生长中心之一，如髁突在发育完成之前受到干涉影响或损伤，或会影响下颌骨整体的生长发育，从而导致颌面部畸形的发生。此后，髁突软骨的生长发育中心由活跃逐渐稳定下来，下颌支垂直骨量和整体长度得以增大，向前和向下的增长极为显著。由于进食刺激和咬合的建立，诱导牙根和牙槽的发育，下颌支的高度和下颌体的深度明显增加。

成年后下颌骨改建虽然很活跃，但仍然为动态平衡，整体处于稳定增强状态。下颌管也在与内斜线平行的下颌体内潜行，开口于下颌体中部水平的颏孔。

老年人只有当牙齿脱落时，才能引发牙槽区骨质吸收，虽然下颌管和颏孔位置并没有改变，但相对于其成年时所处的下颌体位置，则显得离下颌体上缘较近。

三、下颌骨的血液供应、淋巴回流及神经支配

1.**下颌骨的血液供应**　有骨内、骨外和周围软组织3种血供来源，但主要供血动脉系来自双侧的下牙槽动脉；也有来自附着于下颌骨的肌动脉分支血供：翼内肌动脉、翼外肌动脉、颞肌动脉、咬肌动脉；还有周围软组织的分支血供：颞下颌关节囊动脉、舌下动脉和面动脉小分支等。

下颌骨的骨密质成分相对于上颌骨要多一些，而血供则又比上颌骨相对少一些，下颌骨周围附丽着致密而坚实的肌肉组织，而且被坚强的筋膜包绕，故在炎症时渗出液或脓液得不到及时的引流，相比于上颌骨，下颌骨则较容易发生骨髓炎或者颌骨坏死。

2.**下颌骨的淋巴回流**　下颌骨的淋巴回流主要至下颌下淋巴结，以及颈深上淋巴结。

3.**下颌骨的神经支配**　下牙槽神经感受来自该骨相应部位的黏膜、牙、牙周膜及牙槽骨等部位，为下颌骨的主要支配神经；少数还有颊神经和舌神经的辅助感受。

四、颞下颌关节

颞下颌关节（temporomandibular joint，TMJ）由颧骨关节面、髁突、关节盘、关节囊和关节韧带

组成。其主要完成咀嚼和开闭口运动，以及承载咬合负重的功能。颞下颌关节既是颌面部唯一的可动关节，又是双侧联动关节。

（一）颞下颌关节的构成

颞下颌关节由上方的颞骨关节面、下方的下颌骨髁突、居于两者之间的关节盘，以及外侧包绕的关节囊和囊内外韧带等所构成。

1. 颞骨关节面　包括颞骨关节窝和关节结节。颞骨关节窝位于颞骨鳞部下表面，大致呈三角形的窝状光滑面。关节结节为颞骨颧突根部，由冠状位骨嵴将其分为前、后两斜面，后斜面构成关节窝的前壁，向前下倾斜，其上有较厚的关节软骨。

2. 髁突　呈橄榄形，其内外径较长，15~30 mm，两侧髁突长轴的延长线存在向后的夹角。髁突顶的横嵴有时不甚明显，将髁突关节面分为髁突前斜面和髁突后斜面。髁突前斜面为主要的负重部位，与关节结节后斜面相对，其表面也有较厚的纤维软骨覆盖。

3. 关节盘　略呈椭圆形，内外径长于前后径；关节盘位于颞骨关节面与髁突之间，与颞骨和髁突关节面形态相适应，断面呈水平"S"形。颞下颌关节盘具有缓冲咀嚼压力、调节关节内压的作用。

4. 关节囊　由韧性较强的纤维性结缔组织呈护套状被覆整个颞下颌关节，上附于颅底颞骨关节窝和关节结节的周边，下附于髁突颈部。髁突及关节盘的相对运动都位于关节囊所包裹的范围内。关节囊内的骨关节面上皆覆盖着光滑的关节软骨，囊内周边表面衬以可分泌滑液的结缔组织滑膜，为关节面提供营养，起润滑和降低摩擦力作用。

5. 颞下颌关节囊外韧带　每侧各有 3 条主要的囊外韧带，分别是颞下颌韧带、蝶下颌韧带和茎突下颌韧带。主要是悬吊并限制下颌于正常范围内运动。

（二）关节盘附着及关节腔

关节盘四周除被关节囊封闭外，还附着于骨关节面周围的骨组织，于是把关节腔分成上腔和下腔两个互不相通的潜在性腔隙。

1. 关节盘附着　包括颞前附着、下颌前附着、颞后附着和下颌后附着。颞后附着、下颌后附着以及两者之间包含血管神经等疏松组织在内的区域称为双板区，为关节盘的回复、关节的营养、润滑和关节盘保护起到重要的作用。

2. 关节盘内、外侧韧带　关节盘的内、外缘与髁突的内、外侧由致密结缔组织连在一起，分别称为关节盘内、外侧韧带。

3. 关节腔　关节上腔较大，由颞骨关节面、关节盘上表面和关节囊围成，髁突相对于上腔以滑动运动为主。关节下腔相对窄小，由关节盘下表面、髁突关节面和关节囊围成，髁突相对于下腔主要做转动运动。

（三）颞下颌关节的血液供应与神经支配

颞下颌关节的血供主要来自颞浅动脉的颞中动脉和面横动脉以及上颌动脉的颞深后动脉和鼓室前动脉细小的关节分支。髁突骨髓腔内血供也参与供血。

颞下颌关节神经分布比较丰富，有耳颞神经、颞深神经和咬肌神经。

（四）颞下颌关节的运动

颞下颌关节既可做矢状方向和冠状方向上的运动，两侧髁突也可做不对称运动；其运动形式主要归纳为单纯转动运动、单纯滑动运动、滑动兼转动。

（五）颞下颌关节负重与改建

颞下颌关节承担并缓冲咀嚼时由髁突传递来的负荷；其最大受力面位于关节结节后斜面区域、关节盘中带和髁突前斜面，该区域不仅骨关节面上软骨覆盖较厚，而且关节盘此处最薄。

颞下颌关节可随咬合负荷的变化而进行生理性改建，合适的负载可诱导骨关节面下局部骨组织增生或吸收，甚至可以反映出关节为适应牙列的工作面而做出的改建，髁突的改建或可导致双侧不对称，过度的改建或可影响关节盘的功能。

（何三纲）

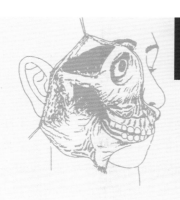

第五章

放射性颌骨坏死的生物学研究进展

放射性颌骨坏死（ORNJ）是口腔颌面－头颈部恶性肿瘤放疗术后严重的并发症，发生率为5%~15%，主要表现为口腔颌面部软、硬组织的纤维化、颌骨坏死、死骨暴露、瘘管形成、溢脓、张口受限，伴有剧烈疼痛和恶臭，严重影响患者的生存质量。迄今，其发病机制仍不十分清楚，尚无很好的预防和治疗手段。随着病理生理学和分子生物学的发展和进步，人们逐渐认识到 ORNJ 是一个多因素参与、多阶段、多步骤的慢性病理过程。本章内容主要介绍 ORNJ 的生物学进展，探讨 ORNJ 发病过程的遗传学背景、关键分子事件及潜在的分子机制。

第一节　细胞和分子生物学研究进展

一、发病机制研究的历史及演进

自 1922 年 Regaud 首次报道 ORNJ 以来，国内外学者就开始致力于 ORNJ 的病理生理学和发病机制研究，但至今尚未完全明确。早在 1960 年，Gowgiel 通过动物实验发现 ORNJ 标本中存在细菌，镜下可见小动脉壁增厚，成骨和破骨细胞减少，骨髓腔充满大量炎性细胞，提示细菌可能在 ORNJ 发病过程中起重要作用。在此基础上，Meyer 提出的放疗－创伤－感染"三要素"学说，该理论认为病原微生物可通过创口进入受到辐射的颌骨，由于受到放射后的颌骨组织愈合能力变差，形成经久不愈的感染性疾病，最后导致 ORNJ 发生。放疗－创伤－感染"三要素"学说提出后受到了诸多学者的认同，奠定了抗生素治疗 ORNJ 的基础。但是，Marx 深入研究 ORNJ 病理标本后发现，在骨坏死病变组织深部并不存在微生物感染迹象，仅在标本表面发现变化多样的微生物污染，无明确的致病菌；基于上述研究，Marx 提出微生物感染并非主要致病机制，仅起到表面污染作用；进一步组织学研究发现：显微镜下 ORNJ 表现为骨细胞及成骨细胞坏死、破骨细胞增多，血管内皮细胞坏死、发生玻璃样变，并伴小血管栓塞、骨髓腔纤维性变、皮肤和黏膜组织也出现纤维性变，结缔组织中血管和细胞成分减少，病变区域组织整体呈现出低血管、低细胞、低氧状态，于是提出了曾长期居于学术界主导地位的低血管－低氧－低细胞为特征的"三低"学说。基于"三低"学说，高压氧治疗开始广泛用于 ORNJ 的治疗。然而，"三低"学说仅建立在病理切片观察和细菌培养基础之上，ORNJ 的具体病变机制仍未阐明。随后，"三低"学说不断受到学者的挑战，不同学者提出动脉栓塞学说和破骨细胞损伤学说用来解释 ORNJ 的发生和发展；同时，微生物在 ORNJ 的作用也被重新重视起来，学者们通过分子生物学技术发现在 ORNJ 病变骨组织深部发现多种细菌微生物。动脉栓塞学说认为动脉栓塞导致的缺血性坏死是 ORNJ 的主要病理生理机制；破骨细胞损伤学说认为射线对破骨细胞的损伤是 ORNJ 的始动因素，但上述两个学说并不能完全解释 ORNJ 的病理生理过程和发病机制，而微生物在 ORNJ 发病过程中的作用亦未完全明确。

随着细胞生物学和分子生物学的发展，2004 年，Delanian 等提出放射诱导纤维萎缩学说（radiation-induced fibroatrophic theory，RIF），该学说认为放疗引起颌骨及周围组织发生病理性纤维化，在 ORNJ 的发生过程中起着重要作用，是 ORNJ 的病理基础。根据 RIF 学说，ORNJ 包括连续进展的 3 个阶段：①纤维化前期：常在放疗后几个月出现，临床上无明显症状，可表现为慢性无菌性炎症；内皮细胞改变为本期主要组织学变化，起初放疗损伤引发组织细胞释放各种趋化因子，吸引白细胞到达损伤部位导致慢性非特异性炎症，毛细血管通透性增强，组织水肿；随后，降解的胶原和纤维连接蛋白吸引结缔组织细胞、上皮细胞和血细胞，内皮细胞破坏并形成血栓，导致局部缺血；内皮细胞天然屏障破坏后，结缔组织直接暴露，激活间质细胞成纤维活性。②纤维化期：常发生在放疗后几年内，局部炎症症状可能消失，表现为组织变厚变硬，伴有不规则扩张的毛细血管；此期组织学检查中可见片状活跃的 RIF 区域，紊乱的细胞外基质中包含大量激活的成纤维细胞或肌成纤维细胞，乏细胞区域可见致密硬化的细胞外基质中包含衰老的纤维细胞；同时，内皮细胞和结缔组织细胞的损伤通过级联反应放大细胞因子的作用，导致组织持续处于 RIF 状态。③纤维萎缩期：可持续至放疗后 5~30 年，组织萎缩，并出现崩解破坏；此期细胞外基质浓缩和改建，组织脆性增加，呈现出低血管和低细胞的纤维萎缩状态。RIF 学说提出后，逐渐得到了学者们的肯定和推崇，成为 ORNJ 发病机制的主流学说。基于 RIF 学说，己酮可可碱、生育酚（维生素 E）被用于 ORNJ 的治疗，并取得了一定的临床效果，在一定程度上也证实了 RIF 学说的科学性。

上述学说从不同层面和角度反映了 ORNJ 的病理生理学过程，代表着不同时期人们对 ORNJ 发病机制的认识，但相互之间并不矛盾，而存在一定的内在联系，也即放射导致被辐照区域组织细胞（血管内皮细胞、成骨/破骨细胞、成纤维细胞等）损伤，释放细胞因子，导致免疫细胞和炎性细胞趋化至损伤区域，通过细胞因子的级联放大反应最终导致内皮损伤、血栓形成、肌成纤维细胞激活，造成局部组织细胞减少、血管密度减低、代谢障碍、血流障碍，形成大量的病理性纤维化组织，进一步加重"三低"症状，形成恶性循环，最终导致组织纤维化萎缩、崩解坏死，形成 ORNJ。

二、放射诱导纤维化的细胞和分子生物学机制

射线可直接导致细胞 DNA 损伤并产生活性氧簇（ROS），研究表明，ROS 与自由基在放射诱导纤维化过程中可能起着主要调控作用，其可触发炎症反应，募集免疫细胞和成纤维细胞，进而导致细胞外基质异常沉积和改建，促进纤维化。根据目前

的研究结果，放射诱导纤维化过程主要为 4 个阶段：①损伤启动期：射线直接导致细胞损伤，引发 DNA 损伤，产生 ROS，触发受损细胞释放炎性细胞因子，同时，内皮细胞损伤可导致血栓形成，进一步放大炎症反应。②炎性细胞和成纤维细胞募集期：上述释放的细胞因子募集中性粒细胞、血小板、单核细胞－巨噬细胞和淋巴细胞到达损伤部位，释放 IL-6、IL-1、TNF-α、PDGF、TGF-β 等细胞因子，招募间质中成纤维细胞及间充质干细胞，诱导巨噬细胞极化。③肌成纤维细胞形成期：成纤维细胞、间充质干细胞和血管内皮细胞及上皮细胞在 TGF-β 等细胞因子的作用下，分化或转分化为肌成纤维细胞。④细胞外基质沉积期：肌成纤维细胞增殖、扩增，分泌大量胶原、纤维连接素和蛋白多糖等细胞外基质；细胞外基质异常沉积抑制组织血管化，导致组织处于低血管－低氧－低细胞"三低"状态，引起组织萎缩或坏死。

在上述过程中，ROS 和 TGF-β 起着核心调控作用，两者之间也存在正反馈效应，放大促纤维化级联信号通路。研究发现：射线诱导组织细胞产生自由基和 ROS，ROS 氧化 LAP 半胱氨酸残基导致其构象改变，TGF-β 被活化释放，活化的 TGF-β 与其受体结合磷酸化 SMAD2/3，激活 TGF-β/SMAD 信号通路，上调 NAPDH 氧化酶，NAPDH 氧化酶可进一步上调 ROS 水平，从而形成 ROS/TGF-β 正反馈信号通路；同时，ROS 可影响 DNA 甲基化状态、组蛋白甲基化和乙酰化状态及非编码 RNA 表达，参与调控 TGF-β 等促纤维化信号通路。

三、发病机制研究进展

成骨细胞和破骨细胞是骨组织中的重要细胞成分，在骨生长、发育、修复和改建中起着关键调控的作用，射线可直接作用于成骨和破骨细胞，影响其增殖、凋亡和活性，参与 ORNJ 的发生和发展；但 RIF 学说提示 ORNJ 的病理学特征是组织纤维化或纤维性萎缩，其发生的细胞学基础主要是血管内皮细胞损伤和成纤维细胞或肌成纤维细胞功能失调及异常活化；此外，有研究提示间充质干细胞

在纤维化过程中起着重要调控作用，提示其可能参与 RIF 过程中。本部分将围绕上述 4 个方面探讨 ORNJ 的细胞和分子生物学发病机制。

（一）成骨和破骨细胞损伤与 ORNJ

成骨细胞是骨形成过程中的主要功能细胞，负责骨基质的合成、分泌与矿化；而破骨细胞是骨吸收的主要功能细胞，来源于单核－巨噬细胞系统。研究表明，射线可影响成骨细胞和破骨细胞的增殖、凋亡和分化，打破成骨和破骨的平衡，影响骨生成和改建，导致骨损伤和坏死。但是，成骨细胞和破骨细胞对射线的敏感性和反应不尽相同。研究表明，破骨细胞相对于成骨细胞对射线的反应更敏感，在低剂量射线的辐射下，破骨细胞的破骨活性增强，形成更多的多核巨细胞，高剂量辐射可抑制破骨细胞的功能和活性；而成骨细胞对射线的辐射相对耐受，低剂量辐射对成骨细胞功能影响有限，高剂量辐射可诱导成骨细胞凋亡、抑制其增殖和成骨能力，下调成骨分化相关基因 *ALP*、*OCN* 和 *COL1* 等表达。低剂量射线辐射情况下，体内、外研究均证实骨表面破骨细胞的数目增多、活性增强，骨质丢失增多。进一步研究提示双膦酸盐类药物可抑制射线诱导的早期骨质疏松，提示破骨细胞活性增强是早期放射性骨损伤的主要原因，但在高剂量辐射下，破骨前体细胞凋亡、破骨细胞活性和数量减少，损伤或衰老的骨细胞及骨质难以清除，骨改建平衡同样被打破，导致骨质坏死。上述系列研究提示在放射诱导的骨损伤过程中，破骨细胞功能失调可能是始动因素之一，并贯穿于整个放射介导的骨损伤过程中。

（二）放射诱导的内皮细胞损伤与 ORNJ

内皮细胞损伤是 RIF 纤维化前期的始动因素，内皮细胞在放射损伤下，可激活 P53 通路和鞘磷脂神经酰胺通路介导的凋亡和衰老，衰老和凋亡的内皮细胞可释放 TNF-α、IL-1、IL-6 和 IL-8，进而招募巨噬细胞；其次，放射损伤可增强内皮细胞表达选择素、整合素、ICAM-1、VCAM-1 和 CD44 等黏附分子，促进白细胞和巨噬细胞的黏附，介导

急性和慢性炎症反应。释放的炎症介质（TNF-α、IL-1 等）和氧化损伤可下调血栓素调节蛋白，增加凝血酶并激活血小板，促进血栓形成。再次，放射损伤增加细胞内 ROS 和自由基，可引发类似缺血－再灌注的损伤，导致内皮细胞功能失调，结构改变；同时，放射损伤还可激活内皮细胞 NF-κB 活性，维持组织处于持续的炎症状态，引发内皮细胞－间质变，促进纤维化。

（三）成纤维细胞和肌成纤维细胞与 ORNJ

成纤维细胞（fibroblast）是结缔组织中最常见的细胞，其活性、分化状态和位置不同，可展现出不同的形态；在成熟的结缔组织中为静止的纤维细胞，而在创伤愈合过程中可转变为激活的肌成纤维细胞（myofibroblast）。成纤维细胞具有分泌和调节功能，而肌成纤维细胞是介于成纤维细胞和平滑肌细胞中间状态的一种细胞，具有收缩、分泌、调节功能和巨噬细胞样特性，是创伤愈合过程中的主要细胞，创伤愈合后肌成纤维细胞发生凋亡或分化为成纤维细胞或平滑肌细胞。肌成纤维细胞和成纤维细胞都是合成细胞外基质（ECM）的主要细胞，但肌成纤维细胞合成 ECM 的能力远强于成纤维细胞，是组织纤维化过程中产生过量 ECM 的主要来源细胞，在肝、肾和肺等各种组织器官的纤维化、动脉粥样硬化等病理过程以及瘢痕组织形成的过程中，扮演着重要角色。放射损伤后，肌成纤维细胞在纤维化前，炎症起始期开始出现，并持续出现在整个纤维化过程中。Tian 等认为肌成纤维细胞在 ORNJ 发病过程中起着关键作用，随后其团队建立兔下颌骨放射性颌骨坏死动物模型，通过免疫组化研究证实 α-SMA 阳性的肌成纤维细胞在 ORNJ 中增多，并包绕在分离的死骨周围，该研究提示肌成纤维细胞在 ORNJ 中可能起着重要作用，但目前尚未见报道明确 ORNJ 中肌成纤维细胞的来源和确切分子调控机制。一般认为：在纤维化过程中，上皮细胞（上皮细胞－间质转化）、内皮细胞（内皮细胞－间质转化）、成纤维细胞、平滑肌细胞、周细胞、肝卫星细胞和骨髓来源的细胞可通过不同机制转化为肌成纤维细胞，参与组织修复和纤维化等病

理生理过程。上述细胞表型转化或转分化的过程是一个复杂、多种细胞因子和信号通路参与的过程，主要包括 TGF-β_1、TNF-α、CTGF、bFGF、IL-1、IL-4、IL-6 和 CTGF 等细胞因子及 TGF-β/Smads、Wnt、P38MAPK 等多条信号通路，其中被广泛认可的是 TGF-β/Smads 信号通路。TGF-β 通过与细胞表面含丝氨酸、苏氨酸激酶的 TβR-II 型受体结合，然后使 TβR-I 型受体 GS 端磷酸化并与之结合，激活胞内 Smad2/3 使之发生磷酸化，与 Smad4 结合，形成复合物转入胞核内，与 DNA 序列结合，影响靶基因的表达，参与调控上皮细胞 – 间质转化、内皮细胞 – 间质转化和成纤维细胞 – 肌成纤维细胞转化，促进纤维化进程；而抑制 TGF-β 可能逆转上述表型转换过程，抑制纤维化。因此，靶向 TGF-β 信号通路可能是 ORNJ 的潜在治疗靶点。在 RIF 过程，早期募集的炎症细胞可释放 TGF-β，激活促纤维化细胞因子的表达，促进组织细胞向肌成纤维细胞转分化，启动纤维化进程，随后肌成纤维细胞分泌 TGF-β，并在其他细胞因子的作用下，激活级联信号通路，维持纤维化进展，并导致不可逆损伤。

但是，目前并无 ORNJ 中内皮细胞、成纤维细胞和血管平滑肌细胞向肌成纤维细胞转变的直接证据。付洪海等发现，在体外培养 F344 大鼠皮肤成纤维细胞，在直线加速器下进行照射处理，发现照射后 TGF-β1 和 α-SMA 蛋白表达上调，提示成纤维细胞在照射后转变为肌成纤维细胞并高表达特异性标志物 α-SMA；有意思的是，Lee 等研究发现，人骨髓间充质干细胞（bone marrow mesenchymal stem/stromal cell，BMSC）在 TGF-β_1 诱导下可向肌成纤维细胞分化，并高表达 α-SMA，提示 BMSC 可以向肌成纤维细胞分化；Yang 等证实 TGF-β_1 可通过上调 S1PR1 和 S1PR3 促进 BMSC 向肌成纤维细胞分化；提示 BMSC 可能是 RIF 过程中肌纤维细胞的重要来源。内皮细胞、成纤维细胞、血管平滑肌细胞和 BMSC 均在颌骨及其周围组织中存在，为 ORNJ 发生过程中肌成纤维细胞的分化来源提供了细胞学基础。

（四）BMSC 与 ORNJ

BMSC 是存在于骨髓基质中具有多项分化潜能的细胞亚群，对维持骨微环境稳态和造血干细胞的功能具有重要作用，有研究证实，BMSC 在纤维化过程中起着关键调控作用，是肌成纤维细胞的主要来源，而应用 BMSC 可预防或治疗放射诱导的损伤，但其在 RIF 中的作用和机制尚不十分清楚。上海交通大学何悦教授课题组研究发现放射损伤可引起 BMSC 细胞凋亡，并抑制其成骨分化；同时发现，射线诱导 BMSC 后，ROS 和 miR-22 表达上调，参与 BMSC 细胞凋亡并抑制成骨分化；进一步深入发现证实 miR-22 靶向抑制 Redd1 调控放射诱导的 ROS，进而促进 BMSC 凋亡，抑制其成骨分化。该系列研究证实，miR-22 调控放射诱导的 BMSC 损伤，可能是 ORNJ 发病的重要机制之一。此外，多项研究证实，BMSC 在纤维化过程中可分化为肌成纤维细胞，参与纤维化过程；但目前尚未见到有体内研究报道，在 RIF 过程中，BMSC 可向肌成纤维细胞分化，值得进一步深入探讨。

四、问题与展望

ORNJ 的确切发病机制仍不清楚，"三低"学说是曾经较为普遍接受的理论，可存在一定局限性。目前，RIF 学说能更好地解释 ORNJ 的病理生理过程，其认为成纤维细胞或肌成纤维细胞功能失调及异常活化，导致组织纤维化或纤维性萎缩是 ORNJ 的病理学基础，相关细胞生物学和分子生物学研究也支持该理论。但是，ORNJ 发病过程中肌成纤维细胞的来源及其分子调控机制研究较少，亟待建立转基因动物模型，利用谱系追踪（lineage tracing）技术研究 ORNJ 中肌成纤维细胞的来源，探讨其确切的分子调控机制。此外，近年来研究提示巨噬细胞极化在放射诱导纤维化过程中可能起着重要作用，可调节病变组织微环境中 TGF-β 及多种炎症因子和趋化因子的生成，提示值得从骨免疫微环境角度探讨 ORNJ 的发病机制。

第二节　遗传学研究进展

　　放射性颌骨坏死一旦发生，其病程较难逆转，缺乏有效的治疗手段，因此，预测 ORNJ 的易患人群对 ORNJ 的预防至关重要。目前，尚无行之有效的方法来预测 ORNJ 的发生，但在临床上，可观察到接受同样放射剂量和方式的患者，仅有部分患者易发生 ORNJ。此外，即使采取了完善的放疗防护和预防措施，仍有部分患者会发生 ORNJ，这提示 ORNJ 具有一定的易感性。目前，已有研究证实 RIF 与患者遗传背景密切相关，包括单核苷酸多态性、DNA 变异和表观遗传学改变，上述遗传和表观遗传的改变主要涉及 DNA 损伤修复相关基因、氧化应激相关基因和纤维化相关基因。在 ORNJ 中，目前仅有研究报道 *TGF-β1* 和 *GSTP1* 基因单核苷酸多态性与 ORNJ 密切相关，本章将针对 *TGF-β1* 和 *GSTP1* 基因单核苷酸多态性简述 ORNJ 的遗传易感性相关研究进展。

一、*TGF-β1* 基因单核苷酸多态性与 ORNJ

　　基于 RIF 学说，TGF-β1 是 ORNJ 发生发展过程中核心细胞因子，对肌成纤维细胞和成纤维细胞的分化、增殖起着重要调控作用，是组织纤维化过程中的主要调控因子。放疗过程中引发的炎症反应和氧化应激可刺激 TGF-β1 持续长期表达，进而激活下游级联反应，促进纤维化进程。有研究证实 *TGF-β1 rs1800469:C-509T* 多态性与放疗诱导的纤维化密切相关；与 CC 野生型相比，CT 基因型发生纤维化的风险增加 3.6 倍，TT 基因型发生纤维化的风险则增加 15 倍。进一步研究该位点位于 *TGF-β1* 的启动子区，该位点单核苷酸变异可促进 *TGF-β1* 转录，上调其表达。在上述研究基础上，Lyons 等基于病例对照研究发现：*TGF-β1 rs1800469:C-509T* 基因多态性与 ORNJ 密切相关，他们发现，在 39

例 ORNJ 患者中，9 例为 CC 野生型，19 例为 CT 杂合子，11 例为 TT 纯合子；而在 101 例对照组患者中，56 例为 CC 野生型，33 例为 CT 杂合子，12 例为 TT 纯合子，两组之间具有显著差异；进一步分析提示，与 CC 野生型相比，TT 纯合子基因型患者的 ORNJ 发病风险增加 5.7 倍，而 CT 杂合子基因型患者的发病风险增加 3.6 倍；但放疗后行牙槽外科手术发生 ORNJ 的风险与 CC 基因型相关。*TGF-β1* 基因多态性研究结果进一步支持 RIF 学说，并提示放射诱导纤维化通路的相关基因多态性可能与 ORNJ 的易感性相关。

二、*GSTP1* 基因单核苷酸多态性与 ORNJ

　　氧化应激广泛参与组织纤维化过程，可能是 ORNJ 发病过程中的重要分子事件。在 RIF 过程中，氧化应激反应可诱导组织细胞产生过多的 ROS，进而引发细胞衰老、凋亡或坏死，导致颌骨发生不可逆的损伤。为探讨氧化应激反应相关基因与 ORNJ 易感性的关系，Danielsson 等检测 ORNJ 患者和对照组患者中 8 个氧化应激反应相关关键基因的单核苷酸多态性，结果发现 *GSTP1 rs1695(A313G)* 多态性与 ORNJ 密切相关，AG 和 GG 基因型的患者 ORNJ 发生的风险是野生型 AA 的 4.36 倍。Falvo 等研究则提示，*GSTP1 rs1695* 单核苷酸多态性可改变氧化应激反应，上调 *TGF-β1* 的表达，从而促进纤维化。

三、展望

　　目前关于 ORNJ 遗传易感性相关研究较少，仅有上述两个基因的单核苷酸多态性被证实与 ORNJ 的易感性相关，*TGF-β1* 是病理性纤维化的关键调控因子，而 GSTP1 通过影响氧化应激反应参与调控 RIF。此外，有研究提示，DNA 修复相关基因、氧化应激反应相关基因和纤维化相关基因的单核苷酸多态性与头颈肿瘤放疗后毒性相关，提示上述相关通路基因的遗传学改变可能与 ORNJ 发生发展相关。但是，目前关于 ORNJ 遗传易感性的研究非常局限，亟待在全基因组水平鉴定 ORNJ 遗传易感相关基因并探讨其相关机制。

第三节　病原微生物研究进展

病原微生物在 ORNJ 发病和进展过程中的作用一直饱受争议，目前临床上也广泛应用抗生素治疗 ORNJ，因此，明确病原微生物在 ORNJ 中的作用对理解 ORNJ 的发病机制和指导临床治疗有重要科学意义和价值。早期 Meyer 的"三要素"学说认为 ORNJ 是一种感染性疾病，为抗生素治疗 ORNJ 奠定了理论基础；随后 Marx 等发现在 ORNJ 骨坏死病变组织深部并不存在微生物感染迹象，仅在标本表面发现微生物污染，且未发现明确的致病菌，认为病原微生物在 ORNJ 发病过程中起次要作用，是继发于颌骨坏死的感染；而 Delanian 等的放射诱导纤维萎缩学说并未对病原微生物感染的问题开展相关研究和探讨。

ORNJ 病变组织深部是否存在细菌感染，国内外学者针对该问题已开展了相关研究。2005 年，Støre 等利用 DNA-DNA 杂交技术，针对 ORNJ 骨髓组织标本中细菌感染情况开展了相关研究，结果证实在 ORNJ 骨髓组织标本中存在大量细菌微生物，多为牙龈卟啉单胞菌、梭杆菌；而所有标本中均可检出放射菌属、普雷沃菌和具核梭杆菌；随后其利用扫描电镜技术再次证实 ORNJ 病变组织深部存在大量细菌微生物；该研究提示微生物感染在 ORNJ 发病过程中可能起着重要作用。在此基础上，Hansen 等也证实在大部分 ORNJ 病变骨组织中可检出放线菌属，对该组患者随访后发现放线菌阳性的 ORNJ 患者预后更差，提示放线菌可能是 ORNJ 进展的驱动因素。Nason 等则发现在放射性颞骨坏死的标本中存在细菌生物膜。Tsai 等同样发现，与无放射性骨坏死的鼻咽癌患者相比，罹患放射性骨坏死的鼻咽癌患者鼻咽部组织标本中发现细菌生物膜形成，细菌培养结果发现在大多数标本中可检出耐甲氧西林金黄色葡萄球菌（methicillin-resistant staphylococcus aureus，MRSA）。细菌生物膜是细菌胞外大分子包裹的高度组织的细菌群体，包含 1 种或多种细菌微生物，具有很强的抵抗抗生素和宿主免疫清除的能力；在 ORNJ 中形成细菌生物膜提示其可能与放射性骨坏死的进展及抗生素治疗耐受密切相关。为进一步探讨 ORNJ 病变组织中细菌菌群分布情况及特征，Aas 等通过 16S rRNA 测序发现在 ORNJ 病变组织深部可检测到多达 59 种细菌，主要包括弯曲杆菌、中间链球菌、消化链球菌、具核梭杆菌和普雷沃菌。张辉等则通过琼脂平板培养法检测了 106 例 ORNJ 患者局部病灶渗出液标本，结果发现，ORNJ 患者局部病灶细菌谱分布广泛，菌群分布多样，包含需氧和厌氧菌；分离的需氧细菌中，以肺炎克雷伯菌和铜绿假单胞菌最为多见，其次为大肠埃希菌、阴沟肠杆菌、奇异变形杆菌、金黄色葡萄球菌、耐甲氧西林金黄色葡萄球菌等；分离的厌氧菌以中间普雷沃菌和韦荣球菌为主；药敏试验结果显示感染的细菌对利奈唑胺、万古霉素、亚胺培南、美罗培南、阿米卡星、哌拉西林＋他唑巴坦最敏感；未发现对替考拉宁、利福平、氧氟沙星、替卡西林、阿米卡星、莫西沙星、替加环素、苯唑西林、头孢哌酮/舒巴坦耐药的病例；但该组病例中分离出的细菌对红霉素、克林霉素、氨苄西林、头孢唑林、阿奇霉素、克拉霉素的耐药比例较高。该研究对临床上经验用药治疗 ORNJ 具有一定参考价值。

上述系列研究均证实在 ORNJ 组织标本深部及局部病灶分泌物中均存在细菌微生物，提示在其发病过程中细菌微生物起着重要作用，但细菌在 ORNJ 发病过程中的确切作用和其促进病程进展的分子机制仍不清楚，亟待深入研究。

（王成）

参 考 文 献

[1] C R. Sur la necrose des os attenté par un processuscancereux et traites par les radiaions[J]. Compt Rend Soc Biol, 1922, 87(2): 629-634.

[2] GOWGIEL J M. Experimental radio-osteonecrosis of the jaws[J]. Journal of dental research, 1960, 39: 176-197.

[3] MEYER I. Infectious diseases of the jaws[J]. Journal of oral surgery, 1970, 28(1): 17-26.

[4] MARX R E. Osteoradionecrosis: a new concept of its pathophysiology[J]. Journal of oral and maxillofacial surgery: official journal of the American Association of Oral and Maxillofacial Surgeons, 1983, 41(5): 283-288.

[5] BRAS J, DE JONGE H K, VAN MERKESTEYN J P. Osteoradionecrosis of the mandible: pathogenesis[J]. American journal of otolaryngology, 1990, 11(4): 244-250.

[6] DELANIAN S, LEFAIX J L. The radiation-induced fibroatrophic process: therapeutic perspective via the antioxidant pathway[J]. Radiotherapy and oncology: journal of the European Society for Therapeutic Radiology and Oncology, 2004, 73(2): 119-131.

[7] STRAUB J M, NEW J, HAMILTON C D, et al. Radiation-induced fibrosis: mechanisms and implications for therapy[J]. Journal of cancer research and clinical oncology, 2015, 141(11): 1985-1994.

[8] SHRISHRIMAL S, KOSMACEK E A, OBERLEY-DEEGAN R E. Reactive oxygen species drive epigenetic changes in radiation-induced fibrosis[J]. Oxidative medicine and cellular longevity, 2019, 2019: 4278658.

[9] ZHANG J, WANG Z, WU A, et al. Differences in responses to X-ray exposure between osteoclast and osteoblast cells[J]. Journal of radiation research, 2017, 58(6): 791-802.

[10] ASSAEL L A. New foundations in understanding osteonecrosis of the jaws[J]. Journal of oral and maxillofacial surgery: official journal of the American Association of Oral and Maxillofacial Surgeons, 2004, 62(2): 125-126.

[11] HE J, QIU W, ZHANG Z, et al. Effects of irradiation on growth and differentiation-related gene expression in osteoblasts[J]. The Journal of craniofacial surgery, 2011, 22(5): 1635-1640.

[12] WILLEY J S, LLOYD S A, ROBBINS M E, et al. Early increase in osteoclast number in mice after whole-body irradiation with 2 Gy X rays[J]. Radiation research, 2008, 170(3): 388-392.

[13] WILLEY J S, LIVINGSTON E W, ROBBINS M E, et al. Risedronate prevents early radiation-induced osteoporosis in mice at multiple skeletal locations[J]. Bone, 2010, 46(1): 101-111.

[14] TIAN L, HE L S, SONI B, et al. Myofibroblasts and their resistance to apoptosis: a possible mechanism of osteoradionecrosis[J]. Clinical, cosmetic and investigational dentistry, 2012, 4: 21-27.

[15] ZONG C, CAI B, WEN X, et al. The role of myofibroblasts in the development of osteoradionecrosis in a newly established rabbit model[J]. Journal of cranio-maxillo-facial surgery: official publication of the European Association for Cranio-Maxillo-Facial Surgery, 2016, 44(6): 725-733.

[16] KOVACS E J. Fibrogenic cytokines: the role of immune mediators in the development of scar tissue[J]. Immunology today, 1991, 12(1): 17-23.

[17] KOVACS E J, DIPIETRO L A. Fibrogenic cytokines and connective tissue production[J]. FASEB journal: official publication of the Federation of American Societies for Experimental Biology, 1994, 8(11): 854-861.

[18] PARDALI E, SANCHEZ-DUFFHUES G, GOMEZ-PUERTO M C, et al. TGF-beta-induced endothelial-mesenchymal transition in fibrotic diseases[J]. International journal of molecular sciences, 2017, 18(10): 2157.

[19] CARTHY J M. TGFbeta signaling and the control of myofibroblast differentiation: implications for chronic inflammatory disorders[J]. Journal of cellular physiology, 2018, 233(1): 98-106.

[20] HU H H, CHEN D Q, WANG Y N, et al. New insights into TGF-beta/Smad signaling in tissue fibrosis[J]. Chemico-biological interactions, 2018, 292: 76-83.

[21] VALLEE A, LECARPENTIER Y, GUILLEVIN R, et al. Interactions between TGF-beta1, canonical WNT/beta-catenin pathway and PPAR gamma in radiation-induced fibrosis[J]. Oncotarget, 2017, 8(52): 90579-90604.

[22] 付洪海，周咏，张志愿，等．TGF-β1 过表达介导的放疗诱导成纤维细胞向肌成纤维细胞分化的体外研究 [J]. 中国口腔颌面外科杂志，2012, 10(04): 266-270.

[23] YANG L, CHANG N, LIU X, et al. Bone marrow-derived mesenchymal stem cells differentiate to hepatic myofibroblasts by transforming growth factor-beta1 via sphingosine kinase/sphingosine 1-phosphate (S1P)/S1P receptor axis[J]. The American journal of pathology, 2012, 181(1): 85-97.

[24] EL AGHA E, KRAMANN R, SCHNEIDER R K, et al. Mesenchymal stem cells in fibrotic disease[J]. Cell stem cell, 2017, 21(2): 166-177.

[25] ZHENG K, WU W, YANG S, et al. Treatment of radiation-induced acute intestinal injury with bone marrow-derived mesenchymal stem cells[J]. Experimental and therapeutic medicine, 2016, 11(6): 2425-2431.

[26] LEE C H, SHAH B, MOIOLI E K, et al. CTGF directs fibroblast differentiation from human mesenchymal stem/stromal cells and defines connective tissue healing in a rodent injury model[J]. The journal of clinical investigation, 2015, 125(10): 3992.

[27] GAO S, ZHAO Z, WU R, et al. Bone marrow mesenchymal stem cell transplantation improves radiation-induced heart injury through DNA damage repair in rat model[J]. Radiation and environmental biophysics, 2017, 56(1): 63-77.

[28] LIU Z, LI T, DENG S, et al. Radiation induces apoptosis and osteogenic impairment through miR-22-mediated intracellular oxidative stress in bone marrow mesenchymal stem cells[J]. Stem cells int, 2018, 2018: 5845402.

[29] LIU Z, LI T, ZHU F, et al. Regulatory roles of miR-22/Redd1-mediated mitochondrial ROS and cellular autophagy in ionizing radiation-induced BMSC injury[J]. Cell death & disease, 2019, 10(3): 227.

[30] ANDREASSEN C N, OVERGAARD J, ALSNER J, et al. ATM sequence variants and risk of radiation-induced subcutaneous fibrosis after postmastectomy radiotherapy[J]. International journal of radiation oncology, biology, physics, 2006, 64(3): 776-783.

[31] GROSSBERG A J, LEI X, XU T, et al. Association of transforming growth factor beta polymorphism C-509T with radiation-induced fibrosis among patients with early-stage breast cancer: a secondary analysis of a randomized clinical trial[J]. JAMA oncology, 2018, 4(12): 1751-1757.

[32] CHEUK I W, YIP S P, KWONG D L, et al. Association of XRCC1 and XRCC3 gene haplotypes with the development of radiation-induced fibrosis in patients with nasopharyngeal carcinoma[J]. Molecular and clinical oncology, 2014, 2(4): 553-558.

[33] EDVARDSEN H, LANDMARK-HOYVIK H, REINERTSEN K V, et al. SNP in TXNRD2 associated with radiation-induced fibrosis: a study of genetic variation in reactive oxygen species metabolism and signaling[J]. International journal of radiation oncology, biology, physics, 2013, 86(4): 791-799.

[34] WEIGEL C, SCHMEZER P, PLASS C, et al. Epigenetics in radiation-induced fibrosis[J]. Oncogene, 2015, 34(17): 2145-2155.

[35] LYONS A J, WEST C M, RISK J M, et al. Osteoradionecrosis in head-and-neck cancer has a distinct genotype-dependent cause[J]. International journal of radiation oncology, biology, physics, 2012, 82(4): 1479-1484.

[36] DANIELSSON D, BREHWENS K, HALLE M, et al. Influence of genetic background and oxidative stress response on risk of mandibular osteoradionecrosis after radiotherapy of head and neck cancer[J]. Head & neck, 2016, 38(3): 387-393.

[37] FALVO E, STRIGARI L, CITRO G, et al. SNPs in DNA repair or oxidative stress genes and late subcutaneous fibrosis in patients following single shot partial breast irradiation[J]. Journal of experimental & clinical cancer research: CR, 2012, 31: 7.

[38] GHAZALI N, SHAW R J, ROGERS S N, et al. Genomic determinants of normal tissue toxicity after radiotherapy for head and neck malignancy: a systematic review[J]. Oral oncology, 2012, 48(11): 1090-1100.

[39] STORE G, ERIBE E R, OLSEN I. DNA-DNA hybridization demonstrates multiple bacteria in osteoradionecrosis[J]. International journal of oral and maxillofacial surgery, 2005, 34(2): 193-196.

[40] STORE G, OLSEN I. Scanning and transmission electron microscopy demonstrates bacteria in osteoradionecrosis[J]. International journal of oral and maxillofacial surgery, 2005, 34(7): 777-781.

[41] HANSEN T, KUNKEL M, KIRKPATRICK C J, et al. Actinomyces in infected osteoradionecrosis--underestimated?[J]. Human pathology, 2006, 37(1): 61-67.

[42] HANSEN T, WAGNER W, KIRKPATRICK C J, et al. Infected osteoradionecrosis of the mandible: follow-up study suggests deterioration in outcome for patients with Actinomyces-positive bone biopsies[J]. International journal of oral and maxillofacial surgery, 2006, 35(11): 1001-1004.

[43] NASON R, CHOLE R A. Bacterial biofilms may explain chronicity in osteoradionecrosis of the temporal bone[J]. Otology & neurotology: official publication of the American Otological Society, American Neurotology Society[and] European Academy of Otology and Neurotology, 2007, 28(8): 1026-1028.

[44] TSAI Y J, LIN Y C, WU W B, et al. Biofilm formations in nasopharyngeal tissues of patients with nasopharyngeal osteoradionecrosis[J]. Otolaryngology--head and neck surgery: official journal of American Academy of Otolaryngology-Head and Neck Surgery, 2013, 148(4): 633-636.

[45] AAS J A, REIME L, PEDERSEN K, et al. Osteoradionecrosis contains a wide variety of cultivable and non-cultivable bacteria[J]. Journal of oral microbiology, 2010, 2.

[46] 张辉, 王成, 翁军权, 等. 放射性颌骨坏死局部病灶菌群分析及药物敏感性研究 [J]. 中华口腔医学研究杂志（电子版）, 2016, 10(03): 198-201.

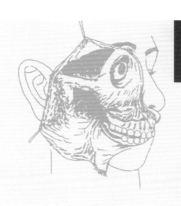

第六章

放射性颌骨坏死的诊断

放射性颌骨坏死（ORNJ）具有典型临床表现和影像学表现，因此诊断并不困难。主要根据患者主诉及放疗病史，并进行详细的体格检查和必要的辅助检查即可明确诊断。但 ORNJ 的表现虽典型，却并不具有特异性，因此诊断本病时应与药物相关性颌骨坏死、慢性化脓性骨髓炎、颌骨结核、癌症复发、放射性骨肉瘤、转移瘤相鉴别。本章将就其临床表现、影像学改变和病例特征进行介绍。

第一节　临床诊断

一、主诉

1. 疼痛　ORNJ 发展缓慢，病程长，起病初期可出现病变部位间歇性钝痛或持续性刺痛，疼痛不具特异性，常被误诊为牙痛，尤其是牙齿松动和疼痛为首发表现的 ORNJ，不应轻易诊断为牙体牙周疾病，应结合病史及影像学检查结果综合诊疗；病程后期由于炎症因子的聚集可导致剧烈的疼痛。

2. 张口受限　放疗后，咀嚼肌萎缩变硬及纤维化，口腔黏膜或放疗区皮肤炎症继而形成瘢痕组织，导致患者可有不同程度的张口受限（图 6-1）。

3. 下唇麻木　当 ORNJ 进展侵及下牙槽神经时，可导致下唇麻木以及其支配的口腔黏膜麻木。

4. 全身情况　由于病程长，长期炎症反复发作，疼痛麻木等极大地影响了患者进食、睡眠，导致体质虚弱、营养不良、消瘦贫血。

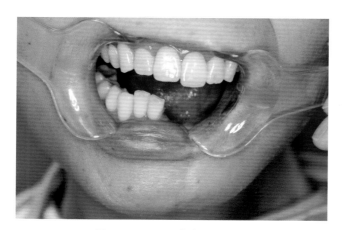

图 6-1　ORNJ 患者张口受限

二、病史

1. 放射治疗史　放射治疗史是放射性颌骨坏死（ORNJ）的必要因素。放疗剂量是 ORNJ 的主要危险因素，辐射剂量 > 60 Gy 的患者发生 ORNJ 的可能性明显升高。

2. 颌骨急性损伤及手术史　多数患者还存在局部急性损伤史，放疗后拔牙可明显增加 ORNJ 发生的概率；此外颌骨手术也是影响 ORNJ 发生的因素之一。

3. 不良口腔治疗史　不良的口腔卫生环境和治疗会造成局部的感染，尤其是厌氧菌的感染造成局部环境缺氧状态，加速 ORNJ 的发生。

4. 个人史　吸烟、酗酒在询问病史中也不应忽视。

三、临床表现

1. 软组织表现

（1）口腔黏膜炎：放疗导致局部口腔黏膜发生炎症，牙龈红肿退缩，严重者可有溃疡、溃烂坏死、感染播散、牙槽骨外漏、口内长期溢出恶臭脓液。

（2）皮肤：局部皮肤可发生红肿、质地变硬、脱屑，感觉灵敏，触之疼痛，严重者溃烂、流脓、经久不愈，形成瘘管（图 6-2），长期流脓，随病程发展加重，导致组织坏死脱落，死骨排出，形成洞穿缺损。

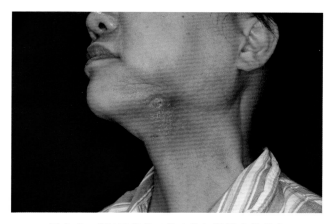

图 6-2　ORNJ 患者口外皮肤红肿伴瘘管形成

2. 硬组织表现

放射线导致局部血管损伤，颌骨血供营养出现障碍，导致颌骨发生坏死，早期表现为骨密度的改变、骨质稀疏，中晚期病灶融合，出现骨量减少、骨质缺损，可从瘘管或是口内黏膜缺损区排出死骨，并有病理性骨折发生的可能。

四、辅助检查

1. X 线片　推荐数字式口腔全景片。X 线片表现为骨质稀疏、缺损、破坏，早期骨质呈不规则疏松或破坏，中晚期疏松区域扩展呈融合性斑片状骨质破坏、缺损及死骨形成或病理性骨折。

2. CT 或 CBCT　早期病变在 CT 上仅表现为局限性骨质密度减低，骨小梁稀疏；当病变进展时，CT 扫描示病灶内可见斑片状、虫蚀样骨质破坏吸收区，有死骨形成，死骨可呈斑点状、斑片状或条片状，呈高密度影，边界清楚。部分病例可见病理性骨折。CBCT 可获得更清晰的图像，可快速重建，获得各向空间的影像，还可清晰分辨颌骨病变和牙列的关系。

3. MRI　建议作为早期下颌骨 ORN 的随访及筛查检查项目。主要因 MRI 在发现下颌骨 ORN 早期病变以及鉴别颌骨周围软组织影成像方面效果更佳。MRI 可以较早发现下颌骨 ORN 骨髓腔里的骨髓水肿改变，T1WI 主要表现为信号减低，而 T2WI 表现为信号增高，而增强后可见强化影。

4. ECT　ECT 检查能够较早发现下颌骨 ORN，

表现为病变区域放射性核素浓聚"热区"。正常情况下，此表现会在 1 年内消失，若持续聚集，最终出现局灶性放射稀疏，出现"冷区"则提示有死骨形成。

5. 组织病理学检查　ORNJ 病变主要是颌骨的变性和坏死。病理诊断标准为：早期表现为层板骨纹理结构粗糙，着色不均匀，部分骨细胞消失，骨凹陷空虚，并可见微裂，成骨和破骨现象均不明显。中晚期表现为颌骨破坏严重，层板骨结构模糊或断裂，骨细胞大部分消失，并形成死骨。骨髓腔里的骨髓组织有不同程度的纤维化和炎症细胞浸润。变性骨周围可见大量破骨细胞和成骨细胞。颌骨照射区内可见小动脉内膜、内弹力层消失，肌层纤维化，外膜增厚。电镜下显示骨细胞皱缩，细胞器消失，细胞核的染色质凝集，骨基质的胶原纤维溶解变性。

五、诊断

临床表现、影像学检查征象、放疗病史对于提示或诊断 ORNJ 具有重要价值，ORNJ 诊断标准：①有放射治疗史。②具有以下典型临床症状和体征：患者常主诉局部流脓、疼痛、伤口长期不愈及开口受限等；临床检查可见照射区域皮肤色泽、质地改变，颌骨外露以及死骨形成；颌面部软组织炎性肿胀、流脓、窦道形成、口内外贯通、创口长期不愈，并常伴有不同程度的开口受限。③排除肿瘤复发。④影像学具有下颌骨 ORN 的典型表现：X 线片表现为骨质稀疏，骨质破坏、缺损及死骨形成或病理性骨折；CT 扫描示病灶内可见斑片状、虫蚀样骨质破坏吸收区，CT 特征性表现为死骨形成，死骨可呈斑点状、斑片状，或显示病理性骨折。⑤组织病理学表现为：在死骨中心区域可见骨细胞空虚陷窝；骨髓腔内的骨髓组织有不同程度的纤维化和炎症细胞浸润。

六、鉴别诊断

放射性颌骨坏死虽有典型的临床表现，但仍需与药物相关性颌骨坏死、慢性化脓性骨髓炎、颌骨结核、癌症复发、放射性骨肉瘤、转移瘤等相鉴别。

1.**药物相关性颌骨坏死** 患者有使用导致颌骨坏死相关药物的病史，如双膦酸盐、砷剂，若患者有拔牙、根管治疗、颌骨手术等治疗史，则更易发生药物相关性颌骨坏死。表现为创口长期不愈、局部反复肿胀伴有较剧烈疼痛，抗生素使用后不能完全控制，局部红肿、组织增生，常伴有颌骨死骨的窦道，可有脓液从瘘口流出，出现下颌肿胀膨隆；X线片显示：下颌骨不规则破坏影像，可见散在死骨，与正常骨质无明显界限，见图6-3。诊断药物相关性颌骨坏死的3个条件为：当前或曾经有服用导致颌骨坏死药物如双膦酸盐；颌骨坏死并无好转持续8周以上；头颈部无放疗史。

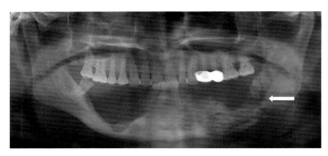

图6-3 双膦酸盐骨坏死全景片表现
箭头示下颌骨不规则破坏，可见散在死骨，与正常骨质无明显界限

2.**慢性化脓性骨髓炎** 多发生在青壮年，一般以16~30岁发生率最高，常有牙源性感染病史。病情发展缓慢，局部肿胀，皮肤微红，口腔内及颌面部皮肤形成多数瘘孔，大量炎性肉芽组织增生，触之易出血，长期排脓，可有死骨排出，伴有肿胀区牙松动；全身症状较轻，体温正常或仅有低热；严重者可表现为全身消瘦、贫血、机体呈慢性中毒消耗症状；X线片检查可表现为骨质破坏与骨质增生（图6-4）。

3.**颌骨结核** 常见于儿童及青少年，可有结核病史；多由血源播散所致，也可以是开放性肺结核导致口腔黏膜及牙龈结核直接累及颌骨；早期一般为无症状的渐进性发展，偶有自发痛和全身低热，表现为病变部位的软组织弥漫性肿胀，但表面皮肤或黏膜常无化脓性感染的充血、发红表现，骨质缓

慢破坏；感染穿透骨密质侵及软组织后，可在黏膜下或皮下形成冷脓肿，继而形成经久不愈的瘘管，有稀薄脓性分泌物溢出，可有死骨片伴随脓液流出，脓液涂片可查见抗酸杆菌。

4.**癌症复发** 有相应区域肿瘤史，常表现为局部疼痛不适或肿物突出表面，质硬、边界不清、不可活动，有浸润感；当肿瘤侵犯皮肤组织可继发皮肤溃破感染，恶臭明显；X线片表现为对邻近下颌骨侵犯多呈边缘性骨破坏，无骨质增生及死骨形成（图6-5），病理活检可明确诊断。

5.**放射性骨肉瘤** 临床症状常表现为受照射区域出现的颌骨部位的肿胀、疼痛、下唇麻木及开口受限，可伴有耳鸣、鼻塞等，与放射性颌骨坏死的症状非常相似。放射诱发的恶性肿瘤的诊断一般应符合下列5个方面：①患者必须有放疗史。②诱发肿瘤发生在原发肿瘤部位的照射野内。③潜伏期较长，一般为放疗后5~10个月。④必须有组织病理学诊断。⑤诱发肿瘤与原发肿瘤的组织学类型不同或排除转移或复发。

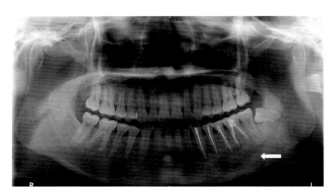

图6-4 X线片示慢性下颌骨骨髓炎的影像学表现
箭头示骨质破坏与骨质增生

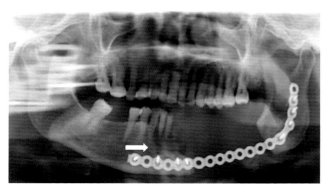

图6-5 X线片示癌症局部复发侵犯下颌骨

6.转移瘤 常有恶性肿瘤病史，易出现骨转移的肿瘤有甲状腺癌、乳腺癌、前列腺癌等，亦可以转移瘤为首发表现者。由于颌骨转移，可导致局部疼痛、骨膨隆、牙松动、口唇麻木等症状，有时甚至出现颌骨骨折，也有无明显症状者，X线片表现为界限不明显、形状不规则的骨质密度减低区（图6-6）。

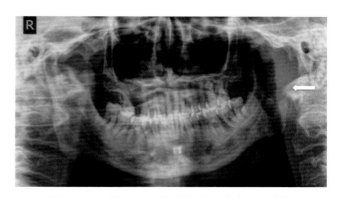

图6-6 X线片示甲状腺癌下颌骨升支处转移

第二节 影像学诊断

放射治疗是头颈部恶性肿瘤常用的治疗方法之一，但是在治疗过程中，放射线不仅对肿瘤，也对邻近的软硬组织造成一定的损伤，如黏膜炎、黏膜萎缩、口干及放射性龋。而其最为严重的并发症之一为放射性颌骨坏死。

放射性颌骨坏死是指受辐射区域内颌骨组织以炎症和坏死为基础的骨质病变伴随软组织的损伤，病程达3个月以上且不能自行愈合，同时排除原发肿瘤复发、药物相关性骨病变以及放射线诱导的颌骨组织新生肿瘤。最常见于下颌骨，占全部放射性骨坏死的90%以上。即使在良好防护的条件下，仍有5%~15%的发生率。其诊断主要是根据临床症状与表现，并结合放疗史，而影像学检查可辅助诊断，评估病变范围，制订手术计划与随访，以及鉴别肿瘤复发或转移性疾病。

一、常用的影像学检查方法及正常的影像学表现

确定颌骨是否存在病变以及病变范围主要依靠影像学检查，包括有常规的X线片、体层摄影检查、X线计算机体层摄影（CT）、磁共振成像（MRI）及放射性核素显像等。这些检查手段可为临床提供较详细的解剖结构信息及功能代谢信息。

（一）常规X线平片检查

X线平片为口腔医学临床应用最为普遍的检查方法。常用的应用于颌骨病变的X线检查方法（下颌骨侧斜位片、下颌骨后前位片、下颌骨升支切线位片，华特位片等）可对颌骨病变的一般情况（如骨质破坏、骨质增生及硬化、骨膜反应等骨质结构的改变局部解剖关系）以及牙根周围情况的显示较清晰，有利于病变的定位。但因组织影像重叠以及对患者检查体位的摆放要求较高，现已很少应用于临床。

（二）曲面体层摄影

曲面体层摄影（pantomography）又称全景片，其原理为摄片时颌骨位于X线球管和胶片之间，X线球管与胶片按颌骨的弧度做相反方向运动，从而获得一层近似弧形颌骨的体层摄影（图6-7）。

口腔全景片可以在一张胶片上显示双侧上下颌骨、上颌窦、颞下颌关节及全口牙齿等，易于显示较大的病变及颌骨的多发病灶，如外伤、肿瘤、炎症等；可以直观地显示病灶的位置，较好地显示病区牙根及牙齿的改变。而且摆位相对简单，图像直观易懂，辐射剂量小，因此目前仍在临床上广泛应用，在口腔科多种疾病中作为常规的检查手段。但

与传统 X 线平片一样，全景片也是二维重叠的图像，而且图像失真、分辨率低，不易观察病变的细微结构（图 6-8）。

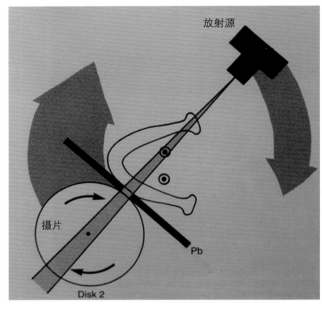

图 6-7　曲面体层摄影原理图

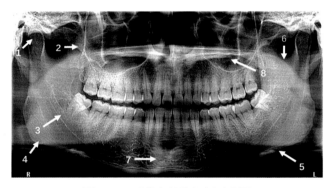

图 6-8　正常全景片解剖示意图
1，髁突；2，喙突；3，下颌神经管；4，下颌角；5，下颌骨下缘；6，乙状切迹；7，颈椎伪影；8，上颌窦

（三）多层螺旋 CT 检查

随着多层螺旋 CT（multi spiral computed tomography，MSCT）的飞速发展，CT 横断薄层扫描加上强大的三维后处理功能，不仅能显示病灶内部细微的结构，而且能清楚显示病灶对周围结构的侵犯情况，有助于颌骨病变的诊断，并在一定程度上弥补了全景片的不足。

1. 检查方法　受检者仰卧于扫描床上，头置于头架中，下颌内收，头颅和身体正中矢状面与台面中线垂直，两外耳孔与台面等距。扫描基线与硬腭层面平行，定位像为头颅侧位。扫描范围一般从眉弓至整个下颌，并进行冠状面及矢状面图像多平面重建。亦可根据临床需要对多种疾病进行增强扫描检查。

2. 正常 CT 表现　横断面不同层面可显示不同的组织结构。如经髁突层面，可见双侧髁突位于颞下颌关节窝内，呈扁圆形，喙突位于颞窝内，与翼外肌与咬肌相邻。前部还可见鼻腔、双侧上颌窦、颧骨体、翼腭窝及翼突（图 6-9）。经上颌骨牙槽突层面，主要显示上颌牙槽骨及其所包含的牙根断面，两侧可见下颌升支，下颌隆突后下方下颌支内面见类圆形低密度影为下颌孔，由前向后有颊、舌、下牙槽神经通过，由此孔通入下颌体内的下颌管（图 6-10）。经下颌体层面，可见位于下颌骨松质内的管样走行的下颌管。下颌管在第一、第二前磨牙牙根之间向外穿出一孔，称颏孔。下牙槽神经、血管从下颌孔进入下颌管向前走行，在颏孔处分出颏神经及血管（图 6-11）。

我们还可以根据临床和诊断需要对原始数据进行不同方位的图像重建，如多平面重建技术（multiple planar reconstruction，MPR）、容积再现成像技术（volume rendering technique，VRT）（图 6-12）。对于牙齿的图像重建还可运用曲面重建技术（curve planar reconstruction，CPR）显示牙列、牙槽突等弯曲走行结构。可对病变进行多角度观察，更有利于病变的定位及定性诊断。

（四）锥形束 CT

自 20 世纪 90 年代后期锥形束 CT（cone beam CT，CBCT）首次应用于口腔三维成像以来，口腔 CBCT 技术逐渐成为口腔科医师和 CT 技术研究人员共同关注的热点。在口腔临床应用中，CBCT 解决了常规二维成像技术所固有的影像重叠、失真等问题，在牙齿种植计划、阻生牙分析、牙体牙周病诊断等需要三维分辨能力的应用中具有显著的优势。

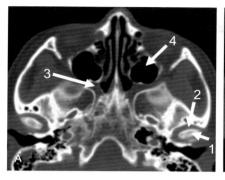
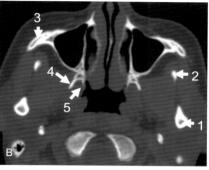
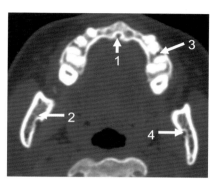

图 6-9 经髁突层面 CT 横断位

A. 1，髁突；2，颞下颌关节窝；3，翼腭窝；4，上颌窦。B. 1，髁突；2，喙突；3，颧骨；4，翼外板；5，翼内板

图 6-10 经上颌牙槽骨层面 CT 横断位

1，切牙孔；2，下颌升支；3，上颌牙槽骨；4，下颌孔

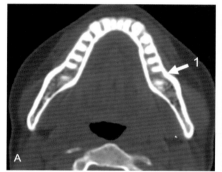
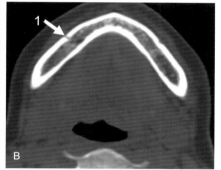

图 6-11 经下颌体层面 CT 横断位

A. 1，下颌骨体部。B. 1，颏孔

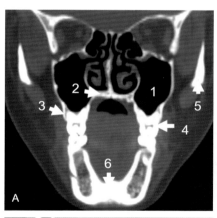
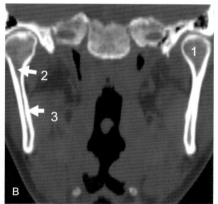

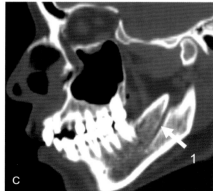
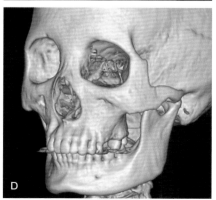

图 6-12 上、下颌骨 CT 扫描 MPR 重建及 VR 重建

A，B. 颌面部 CT 冠状面重建。A. 1，上颌窦；2，硬腭；3，上颌牙槽骨；4，后磨牙；5，颧骨；6，下颌骨颏部。B. 1，髁突头；2，髁突颈部；3，下颌支。C. 下颌骨斜矢状面重建；1，下颌神经管。D. 颌面部 VR 重建

CBCT 的基本原理如图所示：使用面阵探测器和锥形束 X 射线源，围绕检查对象旋转扫描，获得物体在各个角度的二维投影图像，然后利用锥束 CT 重建算法，得到物体内部的三维体数据（图6-13）。受面阵探测器尺寸的限制，目前应用最多的仍然是成像范围相对较小的口腔领域。

相较于传统的螺旋 CT，CBCT 的空间分辨率较高，在显示颌骨、牙及牙周组织等细小解剖结构的能力高于 MSCT。扫描速度较快，只需旋转 1 圈即可完成三维成像。而且检查剂量明显减少，比传统

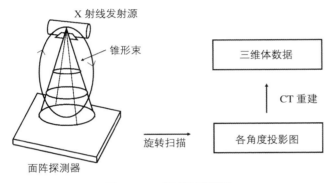

图 6-13　CBCT 原理图

CT 辐射损伤显著减小。而且 CBCT 的图像也可以进行 MPR 或 VR 重建，有利于病变的检出。但是因其密度分辨率较低，不适合软组织成像（图 6-14）。

（五）磁共振成像

磁共振成像（MRI）是一种生物磁自旋成像技术，无辐射，是一种无损伤性诊断方法。组织之间以及组织与病变间弛豫时间的差别，是磁共振成像的基础。MRI 具有较高的软组织分辨力，并可采用多方位、多序列成像，对病变的组织学改变有较高的特异性，且图像无骨质伪影，有利于病灶范围确定，能较准确地评价周围软组织及骨髓浸润情况以及发现小的病灶及转移灶。但因 MRI 空间分辨率较低，所以对正常骨皮质、肿瘤骨及钙化的显示不及常规 X 线及 CT。

MRI 的横断面、冠状面及矢状面所显示的解剖结构与 CT 图像相同，但是图像特点不同。在 MRI 上，骨皮质等密质骨在 T1WI 和 T2WI 上均为低信号，而脂肪成分则均显示为高信号。而骨髓内因脂肪含量较高，所以也呈高信号（图 6-15）。

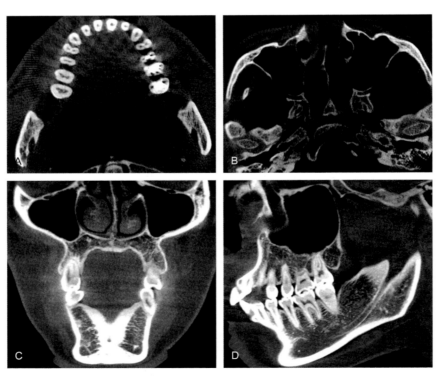

图 6-14　CBCT 横断位及 MPR 重建
A，B.CBCT 横断面。C.CBCT 冠状面重建。D.下颌骨斜矢状面重建

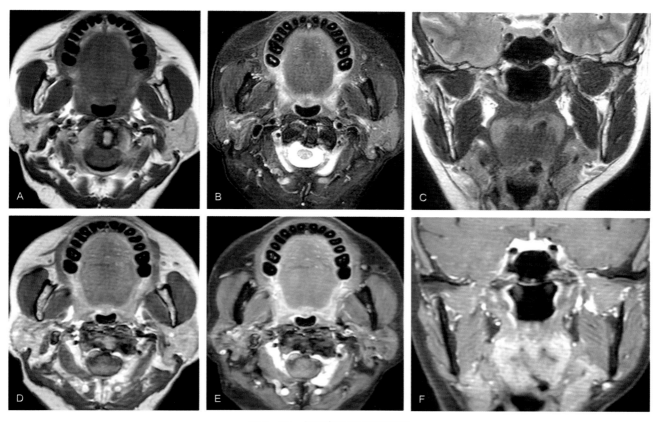

图 6-15　颌面部 MR 增强图像
A. T1WI 横断面。B. 压脂 T2WI 横断面。C. T2WI 冠状面。D. T1WI 增强横断面。E. 压脂 T1WI 增强横断面。F. 压脂 T1WI 增强冠状面

（六）放射性核素显像

放射性核素显像（RI）是通过将含放射性核素的药物引入人体后，用核医学显像仪器显示药物在人体内的放射性分布、聚集及代谢情况，来进行疾病的诊断。包括单光子发射计算机断层成像术（SPECT）和正电子发射断层成像术（PET）。

颌骨的骨扫描指以放射性核素 ^{99m}Tc 标记的亚甲基二膦酸盐（^{99m}Tc-MDP）为示踪剂进行 SPECT 扫描。它对机体代谢变化敏感，能早期发现骨内病灶。其显示病变取决于局部血流和代谢情况，当颌骨有病变（如炎症、肿瘤、骨折等）引起局部血流灌注和（或）骨盐代谢的改变时，均可在相应区域的骨显像上显示局部放射性核素的分布异常。在低骨代谢率或血流量减少的区域，通常产生"冷区"；而在高骨代谢率或充血区域，则出现放射性核素浓聚，即所谓的"热区"。

^{99m}Tc-MDP SPECT 骨扫描敏感性高，能在 X 线

检查和酶谱出现异常前更早地显示病变的存在，往往比放射线摄影检查提前 3~6 个月。但其空间分辨率较低，解剖结构欠清晰，而且特异性较低，如根尖周炎、骨髓炎、创伤、肿瘤所致的软组织反应均能造成骨扫描的假阳性。

二、不同成像技术在放射性颌骨坏死中的应用

对于早期放射性颌骨坏死，牙片上可显示牙及牙周的病变，如放射性龋。随着病变进展，当发生颌骨明显的骨质破坏、骨膜反应等改变时，常规 X 线亦可显示。但其图像重叠较多，对拍摄体位要求较高，目前已较少应用。全景片可全面显示牙齿及颌骨情况，易于显示较大的病变及颌骨的多发病灶，较直观地显示病灶的位置。但因仍为二维图像，影像重叠、失真等问题不可避免。

MSCT 及 CBCT 均可很好地显示颌骨的骨质

破坏情况，CBCT 对于病灶内部细微的结构，如死骨、病理性骨沉积等显示更为清晰。而 MSCT 能清楚显示病灶对周围组织的侵犯情况，如软组织的肿胀、类肿块样病变的形成。

MRI 具有良好的软组织分辨率，较 CT 能更好地显示病变的边界，并可较好地显示邻近颌骨骨髓腔受累情况。而且，MRI 功能成像技术的联合应用，使我们从大体及分子水平对病变进行综合性分析，这对于鉴别原发恶性肿瘤是否复发或残余有一定的帮助。

放射性核素显像对于机体变化较敏感，在早期即可出现病变区域的放射性核素的分布异常。有助于放射性颌骨坏死的早期诊断，并可为制订手术治疗方案提供有用的影像学证据。所以对颌骨坏死患者，尤其当 CT、X 线片不能确定颌骨病变发生时，术前可应用放射性核素检查作为早期筛选工具。

综上，影像学检查对于可疑的或已确诊的放射性颌骨坏死的患者是十分有必要的。通过影像学检查，我们可以：①评估牙齿和牙周结构的一些可能会诱发放射性骨坏死的潜在的炎性病变。②在临床出现坏死骨暴露之前检测到骨质结构的改变。③观察是否存在溶骨性的骨质破坏并确定病变范围。④观察颌骨的骨皮质是否完整，有无骨膜反应。⑤评估颌骨出现病理性骨折的风险。⑥确定下颌神经管、鼻腔及上颌窦腔或周围的软组织是否受侵犯。⑦确定有无原发肿瘤的复发或残留，以及放射性骨坏死区是否继发恶变。总体来说，对放射性颌骨坏死的影像学检查旨在识别病变的潜在诱因（如牙齿或牙周疾病），更重要的是可评估颌骨病变的范围、程度及对周围重要解剖结构组织的侵犯情况。

三、放射性颌骨坏死的影像学表现

放射性颌骨坏死根据原发肿瘤的不同，可发生在放疗照射野内的任何部位，但下颌骨发生颌骨坏死明显多于上颌骨，尤其以下颌骨体部及部分下颌支坏死最常见。下颌骨高发可能是内因和外因共同作用的结果，内因是下颌骨与上颌骨相比骨密度致密，供血单一，放疗后容易造成局部供血障碍，再

生能力弱，抗感染能力下降；外因有：①位于鼻咽、口咽及口腔的恶性肿瘤，放疗野主要集中在下颌体、下颌角、下颌支及颈部，使得在相同剂量照射时，下颌骨接受的放疗剂量明显多于颌面其他骨。②原发肿瘤手术破坏下颌骨的完整性，影响其组织覆盖和供血。而上颌骨骨板薄，骨组织疏松，且血供为多源性，与周围软组织之间存在丰富的动脉性血管交通，引流途径多，骨营养障碍及骨组织坏死机会少，死骨形成的区域也小，不易发展成弥散性骨髓炎。所以，发生在上、下颌骨的放射性骨坏死有相似，也有不同的地方。

（一）下颌骨放射性骨坏死的影像学表现

1. 牙及牙周病变　放射线可造成唾液分泌量减少，缓冲能力下降，黏度及酸度增加。导致口腔正常的自洁作用和唾液的抑菌作用丧失，所以易发生龋齿。放射性龋好发于牙颈部，病变初期为浅龋。进一步发展则形成颈部环状龋。此外，还见到牙周膜增宽、骨硬板密度减低或消失和牙槽突吸收、高度减低等。

2. 颌骨病变

（1）X 线：检查下颌骨病变通常先用全景片。但早期骨质的改变在 X 线片上不易检测，因为只有当骨的无机成分减少至少 30%~50% 的时候，常规 X 线上才能看到明显的骨质异常。病变早期，因少量放射照射使破骨细胞活力相对增强，通常表现为骨质吸收、骨小梁稀疏、骨质密度减低。随着病变进展，呈不规则的溶骨破坏区，呈斑点状或虫蚀样。于中晚期常可见死骨的形成以及病理性骨折。形成死骨主要是因血液供应的中断、骨组织局部代谢的停止造成骨质的坏死。X 线上表现为病变区内可见局限性的骨质密度增高影。这是由于死骨骨小梁表面有新骨形成造成的绝对密度增高以及死骨周围骨质的吸收形成的相对的密度增高。而因下颌骨的解剖特点，发生于该部位的放射性颌骨坏死病变范围一般较为广泛，可同时累及颊侧、舌侧的骨皮质，从而导致病理性骨折的发生。

（2）MSCT 和 CBCT：MSCT 和 CBCT 上对于骨质的破坏情况及病理性骨折显示更为清楚。因在

放疗中很难严格控制照射野范围，致使病灶边界多不清楚。在 CT 上多表现为不规则的溶骨性破坏区。有时可见病灶内部有散在增粗的骨小梁和密度增高的小团块状病理性骨沉积；边缘可见骨质硬化边。通常没有骨膜反应。死骨在 CT 上表现为大块状的密度增高影。有学者认为病变区有无软组织肿块形成是鉴别放射性颌骨坏死与肿瘤复发的要点之一，但是也有文献报道一部分颌骨坏死可伴有周围软组织明显增厚，有时形成类肿块样改变。增强后亦可见到明显的强化（图 6-16~ 图 6-18）。

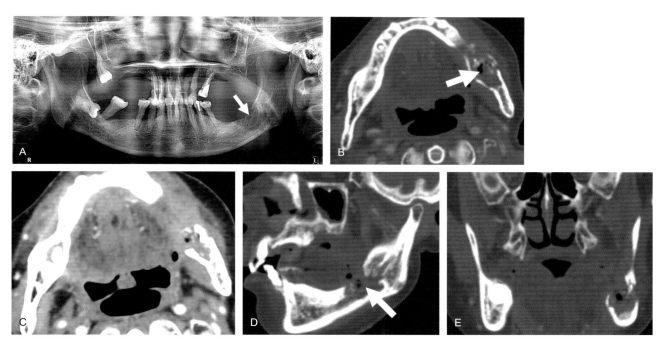

图 6-16　下颌骨放射性骨坏死全景片及增强 CT

患者，女，46 岁。左侧腮腺恶性肿瘤术后放疗后。A. 全景片（箭头）示左侧下颌骨体部溶骨性骨质破坏，局部骨皮质不连续。B. CT 横断面骨窗示左侧下颌骨体部溶骨性骨质破坏伴病理性骨折。C. CT 增强横断面示左侧下颌骨周围软组织较对侧明显增厚，显著强化。D，E. 左侧下颌骨斜矢状面及冠状面重建（箭头）示左侧下颌骨骨质破坏及下颌神经管侵犯

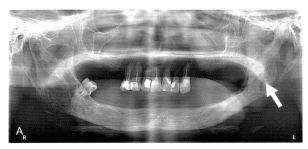

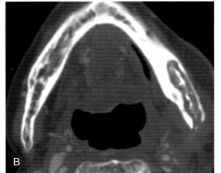
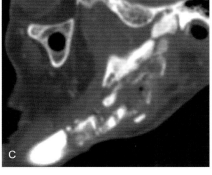

图 6-17　下颌骨放射性骨坏死颌面部 CT 增强

患者，女，63 岁。左侧扁桃体癌术后放疗后。A. 全景片（箭头）示左侧下颌骨体部、角部、升支溶骨性骨质破坏伴死骨形成。B，C. CT 横断面及斜矢状面骨窗示左侧下颌骨体部、角部、升支溶骨性骨质破坏，并可见条片状高密度死骨影

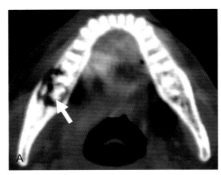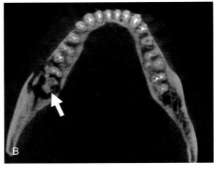

图 6-18　下颌骨放射性骨坏死 MSCT 与 CBCT

女，48 岁。鼻咽癌放化疗后 13 年余。A. MSCT（箭头）示右侧下颌骨体部骨质破坏伴死骨形成。B. CBCT（箭头）显示死骨形态更为清晰

（3）MRI：通过 MRI 成像，我们可清楚地描述病变区骨髓信号的改变、周围软组织的病变及其他一些并发症。病变区的骨髓信号通常在 T1 加权像上出现低信号，T2 加权以及抑脂图像呈高信号。且增强后呈明显不均匀强化。但是在长期存在的放射性颌骨坏死的患者中，由于病变引起骨髓纤维化，这时的 T1 加权和 T2 加权图像都可呈低信号。在 MRI 图像上亦可见到骨皮质的破坏，表现为低信号的骨皮质连续性的中断。但是对于细微骨质变化的评估还需依靠 CT。病变区伴有周围软组织影增厚，边界欠清。T1 加权像上呈低信号，T2 加权和抑脂图像出现高信号，增强后呈明显的强化，亦可累及咀嚼肌群形成类肿块状改变，有时就与原发恶性肿瘤是否复发或残余很难鉴别（图 6-19）。这时，可依靠一些 MR 的功能成像技术来对病变进行进一步的评估。其中，目前应用较广泛的当数弥散加权成像技术（DWI）。DWI 是目前惟一能够检测活体组织内水分子扩散运动的无创方法。如果肿瘤复发，密集的肿瘤细胞、核-细胞质比例增加和细胞之间间隙的减小，将限制水分子的运动，这时在 DWI 图像中表现为明显的水分子弥散受限（即为高信号），相应的表观扩散系数（apparent diffusion coefficient，

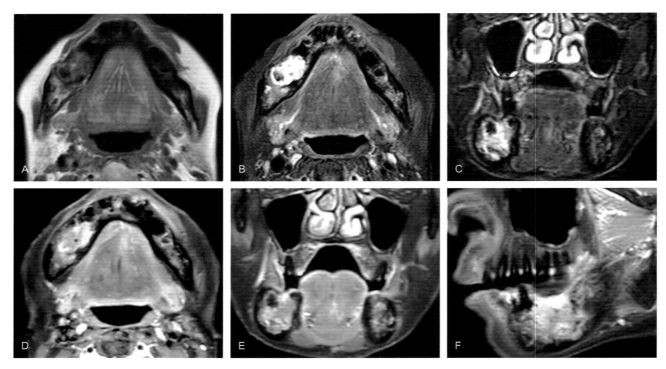

图 6-19　下颌骨放射性骨坏死颌面部 MR 增强

患者，女，51 岁。右面部恶性肿瘤术后放疗后。A. T1WI 横断面示右侧下颌骨骨质信号异常，见片状等信号影。B，C. T2WI 抑脂横断面及冠状面示右侧下颌骨见片状不均匀高信号。D~F. 增强后病灶轻度强化

ADC）值则降低（呈低信号）。而放射性骨坏死会造成细胞数的减少、细胞间质空间的增加，所以不会造成水分子的弥散受限。因放射性骨坏死的 ADC 值一般高于恶性肿瘤的 ADC 值，有学者提出头颈部恶性肿瘤的 ADC 值约在 0.72×10^{-3} mm²/s，而良性病变的 ADC 值一般在 1.17×10^{-3} mm²/s 左右。

（二）上颌骨放射性骨坏死的影像学表现

总体来说，发生于下颌骨的放射性骨坏死与上颌骨的基本类似。上颌骨病变通常选用咬𬌯片或华特位片，但现在已很少使用。早期均表现为骨质吸收、骨小梁稀疏，骨质密度减低。随着病情进展，MSCT 及 X 线图像中颌骨呈斑点状、虫蚀状溶骨性骨质破坏，边界不清，有时可见骨质硬化边，没有明显的骨膜反应。MR 上亦可见骨髓及周围软组织信号的异常。当病变累及上颌窦时可见上颌窦壁的骨质破坏。相比于下颌骨，发生在上颌骨的放射性颌骨坏死较少形成死骨或病理性骨折（图 6-20 和图 6-21）。

文献中报道的上颌骨放射性骨坏死多继发于鼻咽癌放疗后，发病部位多位于上颌骨后磨牙区及上颌窦区，也可累及蝶骨、硬腭，易造成口腔－上颌窦瘘形成。应用 CT 的多平面重建技术可以在冠状面上更好地显示瘘道的形成。

四、放射性颌骨坏死的影像学与临床分期的关系

对于放射性颌骨坏死，临床上还没有统一的分期及评分标准，目前比较常用的几种分期标准主要是根据对高压氧治疗的反应、骨损伤的程度、影像学表现以及坏死骨暴露持续的时间来对疾病进行一个评判。其中，Store 和 Boysen 在 2000 年提出的放射性颌骨坏死的分期标准将病变分为 4 期。0 期，仅存在黏膜的损伤；1 期，影像学检查可见死骨但黏膜完整；2 期，影像学检查可见口内骨暴露；3 期，临床上可见的经影像学证实的骨暴露、皮肤瘘道形成以及继发感染。何悦等在 2011 年通过总结上海交通大学医学院附属第九人民医院在治疗放射性颌骨坏死过程中的一些经验和借鉴先前学者们的一些理

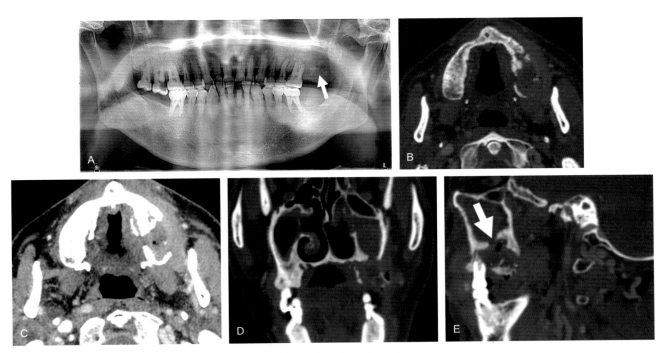

图 6-20　上颌骨放射性骨坏死颌面部 CT 增强

患者，男，69 岁。鼻咽癌放疗后 5 年。A. 全景片（箭头）示左侧上颌骨后磨牙区溶骨性骨质破坏。B. CT 横断面骨窗示左侧上颌骨升后磨牙区溶骨性骨质破坏。C. CT 增强横断面软组织窗示病变骨周围软组织肿胀。D，E. CT 冠状面及矢状面骨窗（箭头）示左侧上颌窦－口腔瘘

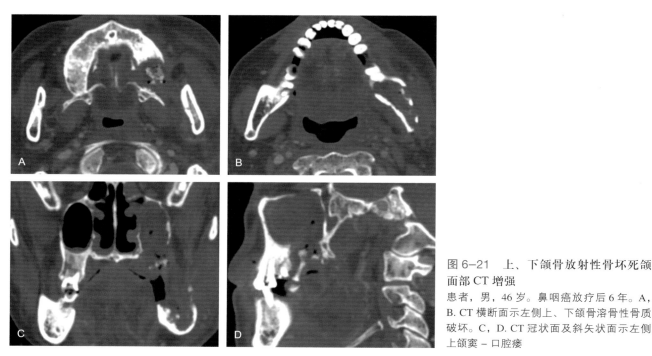

图 6-21　上、下颌骨放射性骨坏死颌面部 CT 增强

患者，男，46 岁。鼻咽癌放疗后 6 年。A，B. CT 横断面示左侧上、下颌骨溶骨性骨质破坏。C，D. CT 冠状面及斜矢状面示左侧上颌窦 - 口腔瘘

论，提出了"BS"分类和分期。"B"代表骨质破坏程度，通过测量 CT 图像病变最大直径获得；"S"代表颌骨周围软组织受损情况。这些分类标准结合了病变不同阶段在影像学上的改变，使放射科医师对于疾病严重程度的判断有了一个统一的认识。

五、关于放射性颌骨病变的影像学展望

随着现代影像技术的不断发展，影像检查方式的多样化，可为放射性颌骨病变的临床诊疗提供越来越多的帮助。目前，我们通过影像与临床症状相结合，可以较明确地指导病变的临床分期，以确定最为合适手术方式以及切除范围。还可以通过随访对病灶进行连续性的监控，这也利于放射性恶性肿瘤的早期检出。而因科学技术的不断更迭，一些影像学新技术也应运而生。

一些已经比较成熟的 MRI 功能成像技术，如弥散加权成像技术（DWI）、磁共振波谱技术（MRS）已广泛应用于临床，通过这些方法，我们可以从分子及代谢层面对病变进一步评估。而近年来对于动态磁共振增强（DCE-MRI）技术的研究日渐增多。这是一种利用连续、重复、快速的成像方法，通过获取注入对比剂前后的图像，经过一系列的计算分析，得到半定量或定量参数，进而来评估病变、组织生理性质。目前在临床上主要应用于良恶性肿瘤的鉴别、缺血性心脏病患者心肌情况的评估以及评价肾功能等。

1999 年，美国的 Weissleder 首次提出分子影像学的概念，是指可在分子或细胞水平观察、定性并定量分析人类及其他生命体的生物学过程，一般包括二维或三维图像及随时间变化的信号定量图谱。分子影像学的兴起，打破了传统影像学主要反映解剖结构变化的局限，使现代医学影像学深入到了生命有机体的微观层面，实现了结构影像向功能影像的延展，为精准医学的疾病诊断提供了有效途径。

由 Lambin 在 2012 年提出的影像组学，是指通过先进的计算机技术，把医学图像转化为可量化的数据，并随后结合临床和病理分析这些数据，最后将所得结果用于指导临床。影像组学提取图像的一阶、二阶、高阶统计特征和纹理特征，分析纹理特征背后所代表的临床的意义，与传统的基于疾病形态结构变化的影像研究形成鲜明对比。影像组学有很大的临床应用潜力，能够充分挖掘和分析不同疾病特异性影像特征，给临床提供量化和监测疾病的

非侵入性工具，提高疾病的早期诊断准确性，实现早期干预，提高患者生存质量。有部分学者已将影像组学运用于颌骨病变的诊断研究中。

这些影像学的新技术、新方法还在不断研究中，有文献报道了这些新技术已部分应用于临床，但我们相信，这些新技术的应用远远不止这些。目前还没有相关研究证实这些影像新技术是否可应用于放射性颌骨的病变的诊疗中，但相信随着技术的不断更新，随着研究的进一步深入，这些问题将会在不久的将来逐一得到解决。未来，影像学将在放射性颌骨病变的诊断和治疗中发挥着越来越重要的作用。

第三节 病理学诊断

一、正常骨组织学

构成人身体支架的骨骼组织主要由骨组织（osseous tissue）组成，骨组织是形式多样的结缔组织中的一员，是发生矿化的结缔组织，也是最坚硬的结缔组织。骨组织主要由细胞和细胞间质构成。

（一）骨细胞间质

骨的细胞间质称为骨基质（bone matrix），因骨基质内大量钙盐沉积，故骨组织被认为是人体内最大钙库。组成骨细胞间质（骨基质）的主要成分包括纤维和基质，纤维中以胶原纤维（主要为Ⅰ型胶原）为主；基质呈无定形凝胶状，包括有机成分和无机成分，有机成分包括蛋白质和中性或弱碱性糖胺多糖，前者含骨涎酸蛋白、骨连接蛋白、骨钙蛋白等，能与钙离子结合，后者具有黏着胶原纤维的作用；基质中的无机成分又被称为骨盐（bone mineral），主要由钙和磷（分别占38%和18%，钙磷比例接近2:1）组成，以羟磷灰石晶体（hydroxyapatite crystal）$[Ca_{10}(PO_4)_6(OH)_2]$形式存在。该晶体电镜下呈细针状，长为10~20 nm，均匀分布于骨蛋白之中，并整齐地沿胶原纤维长轴规则排列。

（二）骨细胞

骨组织胶原纤维通常成束状平行排列，并有钙盐沉积，形成薄板状结构，称为骨板（bone lamella）。骨板之间或骨板内可见单个分散分布的骨细胞（osteocyte）（图6-22）。骨细胞是构成骨组织的主要细胞之一，除骨细胞之外，骨组织还含有其他多种细胞成分，如骨原细胞（osteogenic cell）、成骨细胞（osteoblast）和破骨细胞（osteoclast）等。正常成熟骨组织内，骨细胞位于一扁椭圆形的小腔内，此小腔称骨陷窝（lacuna），从骨陷窝表面发出许多细长的小管，称骨小管，骨细胞本身亦呈扁椭圆形，核卵圆形，胞浆少，染色淡，胞体具有许多细长的突起，伸入骨小管之内，相邻骨细胞突起在骨小管内彼此接触，接触处形成缝隙连接。

骨原细胞位于骨膜内，是一种干细胞，细胞体积小，呈梭形，核卵圆形，胞浆少，呈弱嗜碱性，当骨生长或改建时，能分化成为成骨细胞。

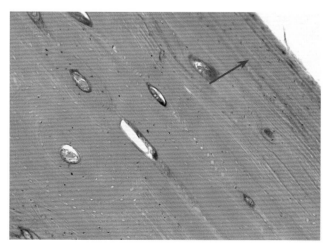

图6-22 平行排列的骨板（箭头）
骨板间见骨细胞（HE×40）

成骨细胞（图 6-23 A）位于骨组织表面，常单层排成，成骨细胞较骨原细胞体积大，呈椭圆形，具有细小的细胞突起，突起伸入骨小管内，与表层骨细胞的突起形成连接。成骨细胞胞浆嗜碱性，含丰富的碱性磷酸酶，核圆形，可见核仁。电镜下细胞浆内含丰富粗面内质网和发达的高尔基复合体，具有较强的合成纤维和基质的功能。成骨时，成骨细胞分泌骨基质（图 6-23 A），刚分泌的骨基质中无钙盐沉积，称为类骨质（osteoid），随后，成骨细胞以类似顶浆分泌的形式向类骨质中分泌基质小泡（matrix vesicle），基质小泡由膜包被，

内含钙和羟磷灰石晶体，当基质小泡膜破裂后，钙盐即沉积于类骨质，当成骨细胞被类骨质包埋后，即变为骨细胞（图 6-23 B）。

破骨细胞数目较少，细胞体积巨大，常位于骨组织吸收部位的表面凹陷处，此骨表面凹陷称为 Howship 陷窝（图 6-24 A）。破骨细胞是一种多核巨细胞，直径约 100 μm，含 6~50 个细胞核，胞浆嗜伊红，泡沫状（图 6-24 B）。目前认为它是由多个单核细胞融合而成。破骨细胞近骨组织一侧有许多高而密的微绒毛，称为皱褶缘（ruffled border），皱褶缘可增大骨吸收面积，皱褶缘周围有一环形胞

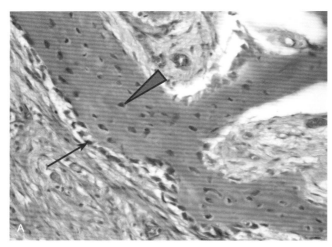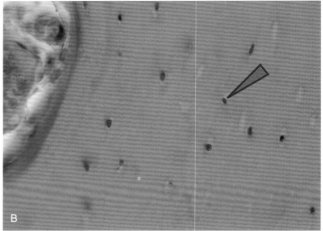

图 6-23　成骨细胞的组织病理学表现

A. 骨组织形成过程中骨边缘成排分布的成骨细胞（箭头），成骨细胞分泌类骨质，图中三角形示被类骨质包埋的骨细胞（HE×40）。B. 三角形示位于骨陷窝（HE×100）

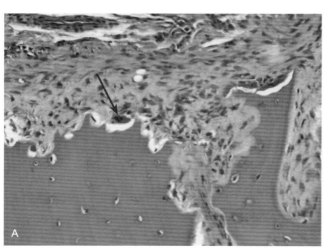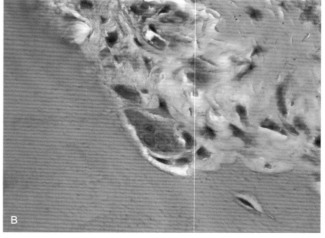

图 6-24　破骨细胞的组织病理学表现

A. 骨表面的吸收陷窝（Howship 陷窝）及位于陷窝内的破骨细胞（箭头）（HE×40）。B. 破骨细胞，与周围间叶细胞相比，细胞体积大，胞浆嗜酸性，含多个细胞核（HE×100）

质区，称为亮区（clear zone），亮区的细胞膜平整，内含较多微丝而细胞器少。当微丝收缩时，亮区即紧贴于骨吸收表面，犹如在皱褶缘周围形成一道围墙，使皱褶缘和骨吸收表面形成一封闭的微环境；破骨细胞可向骨表面分泌溶酶体酶、碳酸酐酶、乳酸等使骨基质溶解。

（三）骨组织学结构

骨由骨松质（小梁骨）、骨密质（皮质骨）、骨髓、骨膜以及血管、神经等构成。骨密质通常位于骨表面，形成骨外皮或骨壳，其外表面覆有骨外膜（periosteum），其内表面（骨髓侧）覆有骨内膜（endosteum）；骨松质位于骨密质内侧，是由富于骨髓腔的骨组织组成；骨髓腔内充满骨髓组织（图 6-25）。

骨松质（spongy bone）是由骨板平行排列呈针状、片状的骨小梁相互连接而构成的多孔网状结构，骨小梁间的空隙（即骨髓腔）内充满骨髓组织和血管（图 6-26）。

骨密质（compact bone）是紧密排列的、含哈弗系统（Haversian system）的骨组织。骨密质内的骨板排列很有规律，其重要结构为骨单位（osteon）。骨单位又称为哈弗系统（图 6-27），每一个哈弗系统由 10~20 层同心圆状排列的环状骨板形成，呈长筒状结构，直径 30~70 μm，长 0.6~2.5 mm。系统中央有一纵行小管称中央管（central canal）或哈弗管，

内有血管神经穿过。环形骨板之间有骨细胞，骨细胞的突起伸入骨小管内相互连接，系统最内层的骨小管开口于中央管，保障每一骨细胞均能通过彼此相连的骨小管获得营养。填充在骨单位之间的是不规则的平行骨板，称为间骨板（interstitial lamella），由骨单位被吸收后所残留的骨板形成，其中除骨小管外无其他管道。

哈弗系统的外表面有一层钙含量较高而纤维较少的骨基质，因含钙高，在脱钙骨组织切片中常因脱钙未尽而呈蓝染的、弯曲或波浪形的细线，此蓝染细线称为黏合线，是骨重建过程中旧骨吸收完成

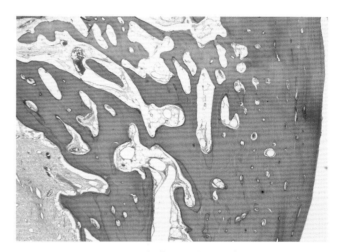

图 6-25　骨的组织病理学表现
骨表面为骨密质，其内侧为呈海绵状的骨松质，骨松质内的软组织为骨髓组织（HE×4）

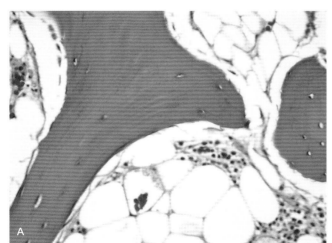
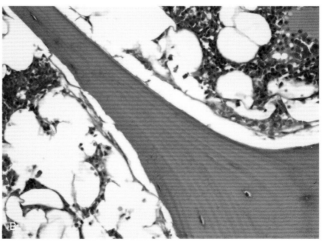

图 6-26　小梁骨由平行排列骨板构成，小梁间为骨髓组织
A. 黄骨髓，以脂肪组织为主。B. 红骨髓，除脂肪细胞外还可见大片的造血组织（HE×40）

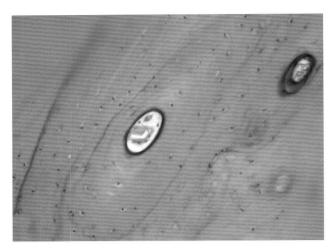

图 6-27 哈弗系统

由同心圆状排列的环状骨板形成，中央为中央管，内有血管神经穿过（HE×40）

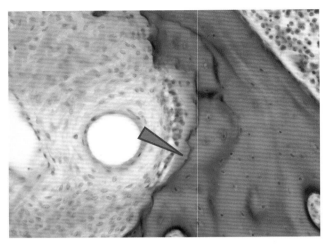

图 6-28 蓝染的黏合线（箭头），是骨重建过程中旧骨吸收完成与新骨开始的分界线

骨表面见成骨细胞，下方为分泌的类骨质（三角形）（HE×40）

与新骨开始的分界线（图 6-28）。黏合线在一定程度上可反应骨重建过程，黏合线紊乱提示板层骨的吸收与形成发生异常，如 Paget 病时黏合线变得不规则，可弯曲，呈波浪状、十字形状等。

除关节面外，骨的内、外表面分别覆以骨内膜和骨外膜。骨外膜分两层，即外纤维层和内细胞层，外层较致密，由胶原纤维束构成，有的纤维可横向贯穿入深面骨密质之中，此种纤维称为穿通纤维（perforating fiber）或 Sharpey 纤维，起固定骨膜和韧带的作用；内层较薄，为疏松结缔组织，细胞较多，纤维较少，血管丰富，内含骨原细胞。在骨髓腔面、骨小梁表面、中央管等内表面衬有薄层纤维结缔组织即骨内膜，骨内膜内纤维少，含骨原细胞，可分化为成骨细胞，与骨的生长、改建有关。

骨髓充满于骨髓腔，分红骨髓和黄骨髓，前者具造血功能，后者主要由脂肪组织组成。

（四）骨发生

骨发生方式有两种：膜性骨发生（intramembranous ossification）和软骨性骨发生（endochondral ossification）。

膜性骨发生是直接由间充质分化成骨。人体颅骨的一些扁骨如顶骨、额骨等以及锁骨即以此种方式发生。具体过程如下：在将要形成骨组织的间充质分化为富于血管的胚胎性结缔组织膜 [即骨化中心

（ossification center）]，膜内的间充质细胞分化为骨原细胞，骨原细胞再分化为成骨细胞，成骨细胞分泌类骨质并进一步矿化，形成新生骨组织（图 6-29）；新生骨组织呈针状或片状，形态类似骨小梁，其表面有成骨细胞附着，称为初级骨松质。初级骨松质形成后即进入骨生长与改建阶段，在此阶段，同时进行着成骨和破骨两个过程，一方面在扁骨外表面成骨细胞不断分泌形成新骨质，另一方面在扁骨内表面破骨细胞不断吸收旧骨质，这种骨质的改建不仅使骨的体积不断增大，而且使骨的形态与周围发育中的

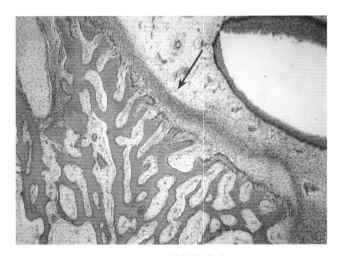

图 6-29 膜性骨发生

图中箭头示间充质的胚胎性结缔组织膜即骨化中心，骨化中心的间充质细胞分化成骨细胞，成骨细胞形成小梁状排列的新生骨组织（HE×4）

器官形态相适应。与此同时，初级骨松质周围的间充质分化为骨膜组织，骨膜内层的成骨细胞在初级骨小梁的表面形成骨密质，骨密质构成了骨的内、外面，即内板与外板，内、外板之间为骨松质。骨发育完成后，其内部仍缓慢、不断地进行改建，即保持骨形成与骨吸收的交替改建过程，终身不止。

在骨形成过程中，成骨细胞产生胶原纤维和骨蛋白，这些组织被称为类骨质或骨样基质，正常情况下骨样基质沉积后10天开始钙化，在HE切片上表现为骨形成区域一条嗜碱性的沉积线，此嗜碱性线被称为矿化前沿或钙化前沿。矿化前沿具有一定的临床意义，它是骨扫描试剂、骨标记物和矿化抑制剂的沉积部位。

软骨性骨发生的过程与膜性骨发生不同，先由间充质形成透明软骨雏形，再由骨组织逐渐代替透明软骨。人体的各种长骨以及大部分的不规则骨都是由软骨性骨发生形成的。

二、正常颌骨组织学

颌骨由膜性骨发生形成。由内、外二层骨板（骨密质）和中间一层骨松质构成（图6-30）。颌骨包绕牙根并与牙周膜相邻的部分称为牙槽骨，容纳牙齿的颌骨凹陷称为牙槽窝，牙槽窝内壁称固有牙槽骨，组织学上固有牙槽骨属于骨密质，它是一层多孔的骨板，所以又称筛状板。固有牙槽骨近牙周膜一侧为平行排列的板层骨，其间有来自牙周膜的穿通纤维，穿通纤维与骨板的排列方向相垂直，所以固有牙槽骨又称为束状骨。在近骨髓腔一侧，固有牙槽骨由含哈弗系统的骨密质构成。

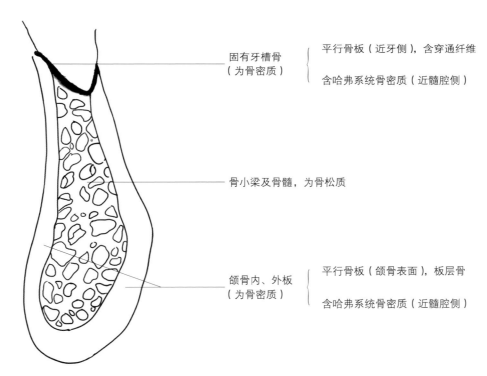

固有牙槽骨（为骨密质）
　平行骨板（近牙侧），含穿通纤维
　含哈弗系统骨密质（近髓腔侧）

骨小梁及骨髓，为骨松质

颌骨内、外板（为骨密质）
　平行骨板（颌骨表面），板层骨
　含哈弗系统骨密质（近髓腔侧）

图6-30 正常下颌骨纵断面示意图

颌骨的内、外板为骨密质，骨密质表面的骨板平行排列，深部为含哈弗系统的骨密质。颌骨内、外板之间为骨松质，骨松质由骨小梁构成，小梁间充满骨髓，骨松质中的骨髓在年轻时为红骨髓，含造血干细胞和骨髓基质干细胞，可分化为成纤维细胞、成骨细胞等，在骨形成和骨改建中扮演着重要角色。成年后骨髓内脂肪组织逐渐增多，肉眼下呈黄色，为黄骨髓。

三、放射性颌骨坏死的病理学改变

（一）放射性颌骨坏死的发病机制

射线损伤是导致放射性骨坏死的直接原因。关于射线导致骨坏死的发病机制目前尚未完全明了，早期的发病机制理论以小动脉损伤理论为代表，随后在此理论基础上发展出放射、创伤和感染学说及"三低"学说；近十多年来，随着创伤愈合中肌纤维母细胞（MF）的发现及器官（肝、肺等）纤维化理论的进展，提出了较新的发病机制理论，即纤维萎缩学说。虽然到目前，国内外少有文献明确提出 MF 与 ORN 发生有直接相关的关系，纤维萎缩学说对于 ORN 发病机制来说仍是一个理论假说，但是纤维萎缩理论已得到学术界的普遍接受。

1. **小动脉损伤理论**　最早关于放射性骨坏死模型的组织学研究发现：射线导致骨内小动脉损害，血管内膜肿胀，发生小动脉炎和动脉周围炎，血管壁增厚，管腔狭窄，局部血液循环障碍，血供锐减，组织营养不佳；成骨细胞和破骨细胞数量减少，骨髓腔内充满炎症细胞，骨组织功能下降，最终导致骨坏死。

2. **放射、创伤和感染学说**　Meyer 在小动脉损伤理论的基础上提出此学说。该理论核心是创伤是导致骨坏死的启动因子。拔牙和颌骨手术所产生的尖锐骨边缘是创伤的主要来源。创伤使口腔内细菌侵入骨组织，一旦骨组织无法抵御入侵的细菌，颌骨骨髓炎即被诱发并快速沿骨组织播散。放射性骨坏死是活力下降的颌骨组织受到创伤后所导致的感染性病变，故在先前放射性骨坏死一直被称为放射性骨髓炎，而抗感染是治疗放射性骨坏死的首选方案。但是此学说并没有在体外培养或组织学观察中证明放射性骨坏死中存在播散性骨髓炎或经射线照射的骨组织内存在微生物，也没有证明在乏血管的组织中存在化脓性炎症性组织破坏。随后的临床实践发现约 1/3 的放射性骨髓炎患者没有明显的创伤因素，其发生是自发性的，与高剂量射线相关而并无明显创伤因素。

3. **低细胞 - 低血管 - 低氧学说**　此学说代表学者为 Marx，他认为微生物感染只是导致放射性骨坏死其中一个协同因素而非主要因素，他从组织学研究发现病变区内皮细胞死亡、血管内血栓和骨膜纤维化，成骨细胞和骨细胞数量减少，骨髓腔纤维化，表面黏膜和皮肤组织亦发生纤维化，细胞、血管数量减少，这些组织均处于低氧状态，即所谓的低细胞 - 低血管 - 低氧组织。该发病机制的内容主要包括以下 4 点：①射线。②低氧 - 低细胞 - 低血管组织。③组织破坏。④慢性不愈性伤口（chronic non-healing wound）。高剂量的射线引起增生性内动脉炎（proliferative endarteritis），诱发组织缺血和缺血性骨坏死。缺血还破坏了成骨和破骨之间的平衡，成骨细胞和破骨细胞的死亡最终引起骨质疏松和骨坏死。由于放射线损伤血管和骨细胞，造成低细胞活性、低血管密度、低氧含量组织的"三低组织"。正常情况下，无论上皮、结缔组织、骨组织都具有生命周期和自我更新能力，而三低组织其自我更新能力受到破坏，组织更新或受损后修复能力下降，无法修复正常降解的胶原组织和骨组织，由此引起组织破坏，此种组织破坏并非由微生物感染发动，而与射线对组织的破坏程度、正常或诱发的细胞死亡和胶原溶解程度有关。创伤只是导致放射性骨坏死其中一个协同因素，创伤产生伤口，伤口修复过程需更多的氧供给和组织修复能力，而三低组织的修复能力低下或几近丧失，由此使伤口持续不愈。此外，由细胞更新和胶原合成能力下降所引发的黏膜、皮肤组织破坏也可导致自发性的放射性骨坏死。

4. **纤维萎缩学说**　近年来对 ORN 的研究发现，射线对细胞的损伤先于放射区内血管病变，这个发现对以组织缺氧为基础的三低理论提出了挑战。2004 年，Delanian 提出假设认为 ORN 的发生与其他类型骨坏死如磷酸盐相关性骨坏死的发生机制相似，是由于破骨细胞功能下降、骨吸收减少所导致；随后的 DNA 杂交研究又发现细菌在 ORN 发生中扮演着必需的角色，支持 Meyer 的理论假设。基于上述新发现或新观点，射线诱导的纤维萎缩机制被提出，目前得到广泛接受。这个理论假设包括：射线所导致的自由基形成（free radical formation）、内皮细胞损伤和功能异常、炎症、微血管血栓、纤维化（fibrosis）和组织重塑（remodelling），这些组织病变最终导致了骨组织坏死的发生。

整个 ORN 病变过程可分为 3 个阶段：①前纤维化期（pre-fibrotic phase）。主要以内皮细胞损伤变化为主，骨组织内可见急性炎症反应。②持续合成期（constitutive organized phase）。成纤维活性增强导致纤维组织异常增生，伴随细胞外间质的结构紊乱。③后纤维萎缩期（late fibroatrophic phase）。重塑后的组织脆弱，功能降低，一旦发生创伤，即可引起一系列组织反应性炎症。此理论与 Marx 三低理论主要不同之处在于后者认为组织缺氧是导致组织、细胞更新修复能力下降的主要因素，而前者认为 ORN 发生进展的主要因素是射线诱导的纤维化（RIF），即成纤维活性的激活及失调控导致放射区组织发生纤维性萎缩。组织经放疗后射线本身和射线产生的活性氧或自由基均可损伤血管内皮细胞，受损的内皮细胞释放细胞因子引起急性炎症反应，炎症中的巨噬细胞可进一步释放活性氧，加重损伤及炎症。内皮细胞损伤也可导致血栓形成、局部微循环障碍、组织缺血、局部组织损伤。此外，受损的内皮细胞还使血管通透性增加，血管内细胞因子外渗，促使纤维母细胞分化为肌纤维母细胞（MF），MF 具有较强的增殖活性，能分泌异常的细胞外间质，同时减少细胞外间质的降解；由于 ORN 可能存在抗凋亡机制，使得分化出的 MF 持续存在，加剧了细胞外间质合成和降解失衡，纤维化持续进行。至病变进展后期 MF 最终会发生凋亡，但是组织在放疗后的数十年中都会处于低细胞、低血管和纤维化的状态。

骨组织是体现局部组织合成和降解失衡最明显的组织。成骨细胞对射线敏感，易受损，射线所导致成骨细胞死亡和 MF 过度增生使骨基质减少，减少的骨基质被纤维化组织取代。破骨细胞对射线不敏感，放疗反应中的巨噬细胞可增强破骨细胞活性，使骨吸收增加；同时放疗后破骨细胞较成骨细胞更易恢复，使骨形成减少。此外，放疗导致的骨髓细胞和骨膜细胞的损伤及数量减少，骨髓和骨膜分化的成骨细胞减少，骨形成减少。

综上所述（图 6-31），ORN 是由于照射产生活性氧或自由基，一方面活性氧/自由基破坏骨髓细胞、骨细胞、成骨细胞、破骨细胞等，导致骨形成减少、骨破坏增加，骨机械强度降低，骨脆性增加；另一方面活性氧/自由基破坏内皮细胞，导致微血管血栓，微血管系统受损，组织缺血；诱发组织炎症反应，释放细胞因子和趋化因子，组织成纤维活性激活及肌纤维母细胞分化，组织纤维化，细胞外基质重塑，RIF 组织形成，所有放射区组织处于低细胞、低血管、纤维化状态，细胞死亡和细胞外间质溶解速度超过了细胞修复和胶原合成速度，细胞、组织自我更新减缓，组织修复能力下降，组织抗感染、抗损伤能力降低，最终导致骨组织坏死。在此过程中，损伤和感染可加速及加重此病变进程。

（二）肌纤维母细胞

结缔组织是人体的基本组织之一。由细胞和细胞外间质组成。构成结缔组织的细胞主要为纤维细胞等，细胞外基质又分为纤维和基质，前者主要为胶原纤维、弹性纤维、网状纤维，基质则位于细胞和纤维之间。结缔组织具有很强的再生能力，组织受创伤后，纤维细胞可分裂增殖转化为纤维母细胞（fibroblast），纤维母细胞具有很强的合成和分泌功能，可形成新的纤维和基质，参与完成组织修复。MF 是一种特殊类型的纤维母细胞，多出现于肉芽组织中。1971 年，Gabbiani 等在研究损伤修复的肉芽组织中发现了一种兼具成纤维细胞（或称纤维母细胞）和平滑肌细胞双重特性的细胞，即 MF，这种细胞具有收缩功能，肉芽组织所显示的收缩现象即以此细胞为中心产生的。以后在正常组织和一些病变中亦发现此种细胞。MF 是根据其超微结构特征而定义的高度分化的细胞，电镜检查是识别和明确 MF 的"金标准"，电镜下该细胞具特征性的细胞器，包括：①应力纤维（stress fibers）。细胞浆内平行及成捆排列的微丝和密体的复合物。②纤维连接复合体（fibronexus junction），是纤维连接蛋白（fibronectin）穿越细胞膜所形成的跨膜连接复合体，连接细胞内微丝和细胞外间质（ECM），在细胞膜表面形成含整合素的细胞-间质连接复合体。

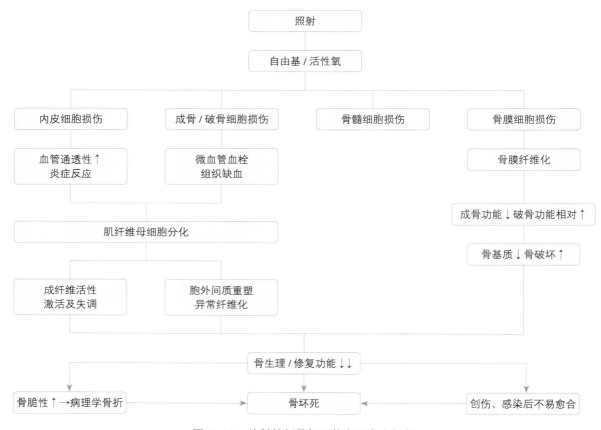

图 6-31　放射性颌骨坏死的主要发病机制

③细胞连接，包括中间连接和缝隙连接等，多为 N-cadherin 型的（N-cadherin-type）黏附连接复合体，连接相邻的 MF。应力纤维与 MF 的收缩功能相关，纤维连接复合体和细胞连接则可将细胞所产生的收缩力在 MF 与 ECM、MF 和 MF 之间传递。除上述特征性结构之外，电镜下 MF 呈星形，有很多长的细胞突起，胞浆内含有丰富的粗面内质网、发达的高尔基复合体以及囊泡结构等。此外，免疫组织化学检查也有助于识别 MF。MF 可表达不同类型的细胞骨架蛋白，如 Vim（Vimentin，波形蛋白）、α-SMA（α-smooth muscle actin，α- 平滑肌肌动蛋白）、Des（Desmin，结蛋白）、Myosin（平滑肌肌球蛋白）。依据这些骨架蛋白的免疫组化表达特征，可将 MF 分为 V 型、VA 型、VD 型、VAD 型、VA（D）M 型。V 型 MF 细胞仅表达 Vim，VA 型表达 Vim 和 α-SMA，VD 型表达 Vim 和 Des，VAD 型表达 Vim、α-SMA 和 Des，VA（D）M 型表达 Vim、α-SMA（Des）和 Myosin。

MF 的起始细胞目前尚未明确，组织中纤维母细胞的衍化可能是其来源之一。在正常情况下，MF 内存在少量的（或无）肌动蛋白，通常无功能活性，不分泌 ECM 物质；当组织损伤后，MF 被激活并迁移至受损部位，合成及分泌 ECM。MF 可由炎症细胞或宿主细胞所释放的细胞因子激活，也可能因微环境中机械应力的变化而激活。在组织完好、正常情况下，交叉状排列的 ECM 使 MF 细胞处于应力遮蔽（stress-shielding）状态；当组织受损、ECM 重塑后，这种应力遮蔽机制受到破坏，为抵抗异常机械力，纤维母细胞分化出具收缩性的、主要由肌动蛋白构成的应力纤维，这种初期分化出纤维母细胞被称为原肌纤维母细胞（protomyofibroblast），随后在转化生长因子如 TGF-β$_1$ 等的作用下，细胞开始表达 α-SMA，分化为 MF 细胞。在此 MF 分化过程中，结缔组织生长因子、血小板生长因子（platelet-derived growth factor，PDGF）等发挥辅助 TGF-β$_1$ 功能的作用。

MF 除从纤维母细胞分化而来之外，尚存在其他分化途径：如内皮细胞的内皮间叶转化（endothelial to mesenchymal transition），骨髓的纤维细胞均可分化为原肌纤维母细胞，进而分化为成熟 MF。有学者推测，ORN 病变中射线损伤血管内皮细胞，由此可能发出启动纤维化的信号；血管炎症，血管内血栓形成，可使局部组织缺血，局部组织处于缺氧状态；炎症也可导致血管通透性增加，已有研究发现血管通透性增加及组织缺氧可导致一系列细胞因子释放，如 TGF-β$_1$ 等，由此激活产生 MF，启动纤维化。

MF 除具有收缩、移动功能之外，还具有分泌功能，能分泌含胶原纤维的 ECM，修复受损的组织，同时也可分泌多种细胞因子、生长因子和炎症介质，参与炎症反应及发挥免疫调节作用。当损伤修复进入后期，ECM 重塑后，MF 进入凋亡状态，通过自身凋亡而消失；正常情况下，MF 的分化、增殖、凋亡处于动态平衡之中。但是，在病理情况下，MF 细胞的凋亡机制受损或发生障碍，细胞处于激活、增殖状态，由此产生了大量 ECM，导致器官纤维化。十数年的研究已经发现并证实 MF 是纤维化反应中的主要作用细胞，与多种纤维化病变如肝纤维化、肺纤维化、肾纤维化、心脏纤维化等有关；然而在 ORN 领域，虽然许多研究者对 MF 在射线诱导纤维化过程中的作用进行了较多研究，但是 MF 是否是 RIF 病理发生的主要细胞仍缺乏实验证据支持，也尚无证据证明 ORN 中的 MF 是抗凋亡的。目前多数学者推测 ORN 的纤维化与肺、肝等器官纤维化的机制类似，当 MF 细胞激活后，产生大量的 ECM，使 ECM 重塑；同时有学者认为，ORN 中可能存在免疫逃逸机制，使 MF 抗凋亡，始终处于激活状态，导致大量纤维性 ECM 沉积，最终使颌骨发生纤维化。

（三）放射性颌骨坏死的病理特征

组织病理上，射线导致的纤维化即 RIF 的形成过程与创伤的慢性愈合过程类似。纤维化程度与放射剂量相关。照射区的所有组织，包括皮肤、黏膜、皮下组织、骨组织都会发生 RIF。依据纤维萎缩理论，人为地将 RIF 分为 3 个发展阶段，各阶段呈现的病理特征如下：①前纤维化期。在此阶段，内皮细胞扮演着重要的角色。射线导致内皮细胞损伤，释放趋化因子，发生血管反应，病理上病变组织表现为非特异性炎症反应。白细胞外渗，游走至损伤部位；血管通透性增加，组织渗出增多，组织水肿，胶原纤维降解。内皮细胞破坏导致血管内血栓形成，局部微循环障碍，局部组织缺血。内皮细胞破坏使结缔组织失去了天然屏障，使结缔组织直接暴露于局部刺激，而这些局部刺激对结缔组织来说相当于异物，由此启动了纤维化活性。②持续合成期。纤维母细胞细胞内出现 α-SMA，转化为 MF，此为纤维母细胞的活化细胞，MF 产生大量胶原蛋白、纤连蛋白和其他细胞外间质蛋白，导致间质重塑，组织呈纤维化表现。RIF 病变活跃期时镜下可见丰富活化的 MF 和紊乱排列的纤维性间质。而在病变相对静止期，则可见稀少散在的纤维母细胞（或纤维细胞）和大量硬化的纤维性间质。持续性的细胞因子释放，进一步放大了对结缔组织和内皮细胞的破坏，使纤维化过程（RIF）持续存在。③后纤维萎缩期。该期可持续放疗后数十年，RIF 组织持续进展，纤维化程度日益加重。镜下表现为致密、硬化的纤维组织和散在稀少的纤维母细胞（纤维细胞）。组织脆弱，细胞、血管数量显著减少。一旦受到创伤，很易发生感染，表现为显著死骨形成和周围骨、软组织的慢性炎症性反应。

临床上，对 ORN 局部骨组织切除后的标本行病理检查时，通常发现病变组织处于后纤维萎缩期，主要病理特征是变性和坏死，不是炎症（图 6-32）。炎症性变化多出现于外伤等骨组织暴露部位。颌骨表现为皮质骨骨纹理粗糙，骨层板结构断裂或消失，并可见微裂，部分骨细胞消失，骨陷窝空虚，若骨陷窝内骨细胞大部分消失，则形成死骨；骨髓腔内纤维组织显著增生，取代正常骨髓腔的疏松结缔组织和骨髓组织，细胞数量显著减少，可见散在的纤维母细胞（纤维细胞），成骨细胞和破骨细胞均不明显，有时可见散在炎症细胞浸润；骨组织内血管数量明显减少，可见小动脉内膜、内弹力层消失，肌层纤维化，外膜增厚，偶见动脉管腔内血栓形成（图6-33）。骨松质骨小梁呈萎缩状态，小梁骨纤细，髓腔增大，骨小梁边缘可见类骨质沉积（图6-34）。若继发感染，通常发生在颌骨表面骨组织暴露部分，此时可见明显的死骨组织形成（图6-35），镜下死骨表现为骨细胞死亡、消失，骨陷窝空虚，骨髓液化萎缩；死骨旁见菌落和炎性肉芽组织增生，死骨周围的骨组织呈骨髓炎表现，骨髓腔内炎细胞浸润，血管增生，并呈现一定程度的骨吸收及修复（骨重建）现象，骨吸收区见活跃的破骨现象，骨表面见吸收陷窝和多核破骨细胞（图6-36），当炎症逐渐趋于消退时，原骨组织吸收区域可见修复现象，骨小梁及骨吸收表面类骨质沉积、钙化，骨黏合线形成（图6-37）。

（四）放射性颌骨坏死的组织学鉴别诊断

导致颌骨坏死的常见病因除射线之外，尚有药物及感染性因素，即颌骨药物相关性骨坏死（medication-related osteonecrosis of the jaws，MRONJ）和颌骨化脓性骨髓炎（suppurative osteomyelitis of the jaws）所导致的骨坏死。上述三种疾病在病变局部（病变中心部位、主要炎症区）均能产生死骨，

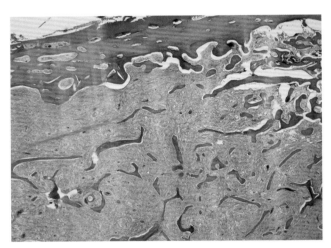

图6-32　放射性骨坏死的病理表现（1）
镜下见骨小梁呈萎缩状态，小梁骨纤细，骨髓腔增大，大量增生的纤维化组织替代正常骨髓组织（HE×2）

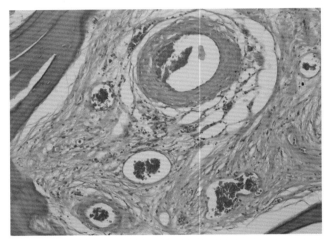

图6-33　放射性骨坏死的病理表现（2）
镜下见小动脉肌层纤维化，动脉管腔内血栓形成（HE×20）

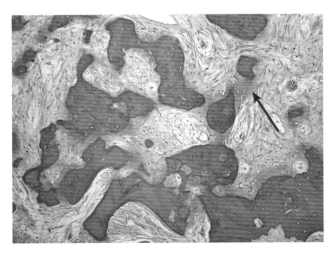

图6-34　放射性骨坏死的病理表现（3）
炎症一定程度消退后，骨小梁表面有类骨质（箭头）沉积（HE×20）

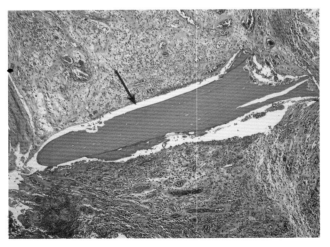

图6-35　放射性骨坏死的病理表现（4）
镜下见感染区死骨形成（箭头），死骨组织骨陷窝空虚，骨细胞死亡、消失，死骨周围为大量炎性肉芽组织（HE×10）

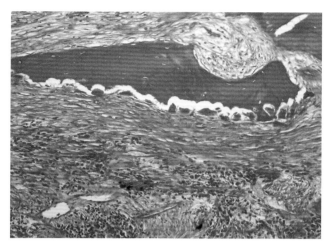

图 6-36 放射性骨坏死的病理表现（5）
镜下见骨表面的破骨现象，凹陷状的 Howship 陷窝和陷窝内的破骨细胞。骨组织下方骨髓组织内呈明显的炎症表现（HE×20）

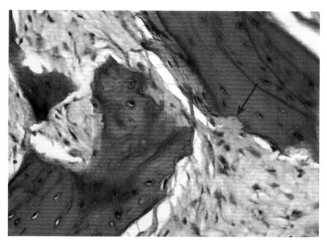

图 6-37 放射性骨坏死的病理表现（6）
骨组织表面可见黏合线（箭头），是骨重建过程中旧骨吸收完成与新骨开始的分界线，一定程度上可反应骨重建过程（HE×40）

组织学表现为骨陷窝空虚，死骨周围均可见炎性肉芽组织增生或大量菌落沉积，在死骨形成区（炎症区）这三种疾病组织学表现类似，而在邻近死骨形成区（主要炎症区周边）的骨病变的组织学变化在一定程度上可帮助鉴别 ORN 和 MRONJ、化脓性骨髓炎。毫无疑问，在上述三种疾病的鉴别诊断中，仅凭组织学表现来鉴别是不够的，需结合临床病因（如有无服药、放疗、牙痛史等）、疾病病程、临床表现、影像学表现等综合考虑，方能做出明确诊断。下文就 MRONJ 和颌骨化脓性骨髓炎的临床、病理特征进行分述。

1. 颌骨药物相关性骨坏死　颌骨药物相关性骨坏死定义为"一种因为治疗全身其他疾病需要使用双膦酸盐类药物（BP）或其他靶向药物后而发生的严重颌骨坏死并发症"。2003 年，Markt 首次报道 BP 致颌骨坏死的病例，将其命名为颌骨双膦酸盐相关性骨坏死（BRONJ），后来陆续发现除双膦酸盐药物外，其他抗骨吸收药物（如狄诺塞麦）和抗血管生成药物 [如贝伐单抗（bevacizumab）、阿柏西普（aflibercept）]、络氨酸激酶抑制剂 [如舒尼替尼（sunitinib）、索拉非尼（sorafenib）] 等亦有可能导致颌骨坏死，为适应临床发病状况，美国口腔颌面外科协会（AAOMS）建议修订 BRONJ 的命名为颌骨药物相关性骨坏死（MRONJ）。临床上 MRONJ 好发于下颌骨（73%），上颌骨占 22.5%，

上、下颌骨同时受累的占 4.5%。约 60% 的患者发病前有侵入性牙科操作的病史，其余为自发性。约 1/3 的患者无症状，其余患者可出现疼痛、麻木，流脓、口内外瘘管形成、张口受限、死骨暴露，甚至骨折等临床症状。

双膦酸盐导致的颌骨坏死与药物抑制破骨细胞的功能有关，双膦酸盐可驻留于骨组织中，具细胞毒性、抑制破骨细胞功能，同时可能通过抑制甲羟戊酸途径中的酶活性诱导体内外破骨细胞的凋亡，使骨吸收减少，打破正常的骨吸收和骨形成的生理平衡；一旦发生侵入性外科操作，易诱发感染及炎症反应，一些动物模型的研究显示，炎症和细菌感染加剧了颌骨坏死的发生，炎症和感染是 BRONJ 骨坏死发病机制的重要组成部分。病理上手术后送检标本大部分呈现为死骨组织（图 6-38），表现为骨陷窝内骨细胞消失，表面见骨吸收陷窝；死骨周围可见大量炎性细胞浸润及小血管增生、炎性肉芽组织形成；死骨周围有时可见菌落；与正常骨组织相比，未发生坏死的骨小梁多表现为不规则的 Paget 样骨小梁，骨增生活跃，增生小梁骨表面可见成骨细胞、明显的类骨质沉积（图 6-39），局部尚可见破骨细胞、部分破骨细胞胞质内含空泡；骨髓腔内则可见大量炎细胞浸润，伴小血管瘤样增生。部分 BRONJ 患者尚可见显著的骨膜反应（图 6-40）。

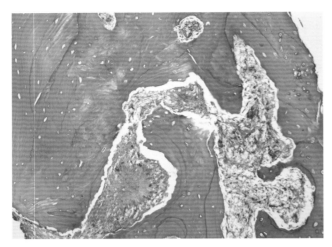

图 6-38　药物相关性骨坏死，图示死骨组织
骨陷窝空虚，死骨周围见菌落（HE×20）

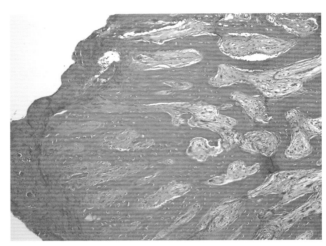

图 6-40　药物相关性骨坏死，图示骨表面增生的骨组织
骨膜反应（HE×10）

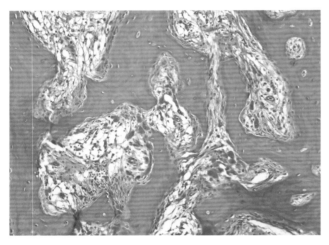

图 6-39　药物相关性骨坏死，图示骨髓腔内较多炎症细胞浸润
骨吸收及骨重建活跃，骨表面见成骨细胞及多核破骨细胞（HE×20）

2. 颌骨化脓性骨髓炎　颌骨化脓性骨髓炎大多数由细菌感染引起，是颌骨骨质及骨髓腔的炎症性病变，常导致颌骨的溶骨性破坏、死骨形成及化脓性炎，通常伴周围软组织的化脓性炎症。骨坏死也是该疾病最常发生的事件。颌骨化脓性骨髓炎大多数继发于牙源性感染（如牙槽脓肿、冠周炎）或颌骨外伤（如骨折、拔牙创伤），部分也可来源于急性坏死性溃疡性龈口炎或急性坏疽性龈口炎。下颌骨远比上颌骨多见，因为上颌骨血供丰富，抗感染能力强。颌骨化脓性骨髓炎按病程可分为急性化脓性骨髓炎和慢性化脓性骨髓炎。急性者起病急，临床可出现发热、局部疼痛、张口受限、淋巴结肿

大、软组织肿胀等典型的红肿热痛表现；急性骨髓炎若没有及时消退，可转化为慢性骨髓炎，表现为软组织肿胀、疼痛、瘘管形成及瘘管内溢脓、死骨形成、牙齿松动、脱落等临床表现。病理上，炎症初期，炎症在骨髓腔内发生并扩散，骨髓腔内血管增生、扩张、充血，组织水肿，中性粒细胞为主的大量炎性细胞浸润，随后可发生局部组织及中性粒细胞变性坏死，形成髓腔内脓肿，脓肿内含脓液，脓液可随哈弗管扩散至骨表面，形成骨膜下脓肿。骨膜下脓肿最终会穿破骨膜及黏膜（皮肤），形成黏膜瘘管或皮肤瘘管，脓液从瘘管得以引流，急性炎症可能由此引流途径而得以缓解，病变渐渐转入慢性期。慢性化脓性骨髓炎往往在病变局部见明显的死骨形成，死骨大小不一，死骨周围见菌落及大量炎性肉芽组织，中性粒细胞等炎症细胞散在及弥漫浸润；小块死骨可被脓液溶解消失或从瘘管内排出；大块死骨不易排出，需行手术治疗予以摘除。在死骨周围未发生骨坏死的骨组织多呈现骨新生修复现象，骨髓腔内血管增生，不同程度的淋巴细胞、浆细胞、组织细胞和中性粒细胞浸润。

综上所述，无论 MRONJ 还是化脓性骨髓炎，邻近主要炎症区（死骨形成区周围相对正常骨组织区域）的骨组织内多呈现活跃的骨新生、骨修复现象，骨髓腔炎性细胞浸润、血管增生，两者组织学表现类似，MRONJ 与化脓性骨髓炎的鉴别诊断更

多需依赖于临床病史及临床表现；而 ORN 在死骨形成区周围相对正常骨组织区域则多表现为骨髓腔纤维化，细胞数量显著减少，血管数量减少，血管栓塞，小梁骨数量减少，成骨细胞和破骨细胞均不明显，给人以骨生理功能低下的组织学印象，与 MRONJ、化脓性骨髓炎明显不同；虽然 ORN 在主要炎症区周围骨组织中也可出现一定程度的骨修复现象，即可见骨质增生、类骨质沉积和骨吸收现象，此与 MRONJ、化脓性骨髓炎相似，但 ORN 很少出现骨膜反应，骨表面通常无反应性新骨形成，此点可与 MRONJ、化脓性骨髓炎鉴别。

（蒋灿华　朱凌　田臻　戴晓庆　唐晓）

参 考 文 献

[1] 何悦，侯劲松，李晓光，等 . 下颌骨放射性骨坏死临床诊疗专家共识 [J]. 中国口腔颌面外科杂志 , 2017, 15(05): 445-456.

[2] CHONG J, HINCKLEY L K, GINSBERG L E. Masticator space abnormalities associated with mandibular osteoradionecrosis: MR and CT findings in five patients[J]. AJNR American journal of neuroradiology, 2000, 21(1): 175-178.

[3] BACHMANN G, ROSSLER R, KLETT R, et al. The role of magnetic resonance imaging and scintigraphy in the diagnosis of pathologic changes of the mandible after radiation therapy[J]. International journal of oral and maxillofacial surgery, 1996, 25(3): 189-195.

[4] MANSBERG V J, FRATER C J. Development of osteoradionecrosis demonstrated on bone scintigraphy[J]. Clinical nuclear medicine, 2003, 28(7): 587-588.

[5] GAVALDA C, BAGAN J V. Concept, diagnosis and classification of bisphosphonate-associated osteonecrosis of the jaws. A review of the literature[J]. Medicina oral, patologia oral y cirugia bucal, 2016, 21(3): e260-270.

[6] 马绪臣主编 . 口腔颌面医学影像诊断学 [M]. 北京：人民卫生出版社 , 1988.

[7] DESHPANDE S S, THAKUR M H, DHOLAM K, et al. Osteoradionecrosis of the mandible: through a radiologist's eyes[J]. Clinical radiology, 2015, 70(2): 197-205.

[8] CHRONOPOULOS A, ZARRA T, EHRENFELD M, et al. Osteoradionecrosis of the jaws: definition, epidemiology, staging and clinical and radiological findings. A concise review[J]. International dental journal, 2018, 68(1): 22-30.

[9] PEH W C, SHAM J S. Imaging of maxillary osteoradionecrosis[J]. Australasian radiology, 1997, 41(2): 132-136.

[10] LYONS A, OSHER J, WARNER E, et al. Osteoradionecrosis--a review of current concepts in defining the extent of the disease and a new classification proposal[J]. The British journal of oral & maxillofacial surgery, 2014, 52(5): 392-395.

[11] MALLYA S M, TETRADIS S. Imaging of Radiation- and Medication-Related Osteonecrosis[J]. Radiologic clinics of North America, 2018, 56(1): 77-89.

[12] MITCHELL M J, LOGAN P M. Radiation-induced changes in bone[J]. Radiographics: a review publication of the Radiological Society of North America, Inc, 1998, 18(5): 1125-36; quiz 242-243.

[13] OBINATA K, SHIRAI S, ITO H, et al. Image findings of bisphosphonate related osteonecrosis of jaws comparing with osteoradionecrosis[J]. Dento maxillo facial radiology, 2017, 46(5): 20160281.

[14] ODA T, SUE M, SASAKI Y, et al. Diffusion-weighted magnetic resonance imaging in oral and maxillofacial lesions: preliminary study on diagnostic ability of apparent diffusion coefficient maps[J]. Oral radiology, 2018, 34(3): 224-228.

[15] STORE G, BOYSEN M. Mandibular osteoradionecrosis: clinical behaviour and diagnostic aspects[J]. Clinical otolaryngology and allied sciences, 2000, 25(5): 378-384.

[16] 张辉，王成，翁军权 , 等 . 放射性颌骨坏死局部病灶菌群分析及药物敏感性研究 [J]. 中华口腔医学研究杂志（电子版）, 2016, 10(03): 198-201.

[17] CHRCANOVIC B R, REHER P, SOUSA A A, et al. Osteoradionecrosis of the jaws--a current overview--part 1: physiopathology and risk and predisposing factors[J]. Oral and maxillofacial surgery, 2010, 14(1): 3-16.

[18] MARX R E. Osteoradionecrosis: a new concept of its pathophysiology[J]. Journal of oral and maxillofacial surgery: official journal of the American Association of Oral and Maxillofacial Surgeons, 1983, 41(5): 283-288.

[19] STORE G, ERIBE E R, OLSEN I. DNA-DNA hybridization demonstrates multiple bacteria in osteoradionecrosis[J]. International journal of oral and maxillofacial surgery, 2005, 34(2): 193-196.

[20] ZHUANG Q, ZHANG Z, FU H, et al. Does radiation-induced fibrosis have an important role in pathophysiology of the osteoradionecrosis of jaw?[J]. Medical hypotheses, 2011, 77(1): 63-65.

[21] XU J, ZHENG Z, FANG D, et al. Early-stage pathogenic sequence of jaw osteoradionecrosis in vivo[J]. Journal of dental research, 2012, 91(7): 702-708.

[22] DELANIAN S, LEFAIX J L. The radiation-induced fibroatrophic process: therapeutic perspective via the antioxidant pathway[J]. Radiotherapy and oncology: journal of the European Society for Therapeutic Radiology and Oncology, 2004, 73(2): 119-131.

[23] HINZ B, PHAN S H, THANNICKAL V J, et al. The myofibroblast: one function, multiple origins[J]. The American journal of pathology, 2007, 170(6): 1807-1816.

[24] 代天国 , 何悦 . 肌成纤维细胞与颌骨放射性骨坏死 [J]. 中国口腔颌面外科杂志 , 2014, 12(04): 368-372.

[25] 杨吉龙 , 王坚 , 朱雄增 . 肌纤维母细胞病理学研究进展 [J]. 临床与实验病理学杂志 , 2005, 04: 480-484.

[26] TIAN L, HE L S, SONI B, et al. Myofibroblasts and their resistance to apoptosis: a possible mechanism of osteoradionecrosis[J]. Clinical, cosmetic and investigational dentistry, 2012, 4: 21-27.

[27] KLINGBERG F, HINZ B, WHITE E S. The myofibroblast matrix: implications for tissue repair and fibrosis[J]. The journal of pathology, 2013, 229(2): 298-309.

[28] CURI M M, CARDOSO C L, DE LIMA H G, et al. Histopathologic and histomorphometric analysis of irradiation injury in bone and the surrounding soft tissues of the jaws[J]. Journal of oral and maxillofacial surgery: official journal of the American Association of Oral and Maxillofacial Surgeons, 2016, 74(1): 190-199.

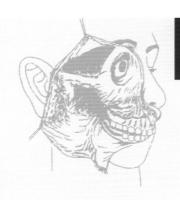

第七章

放射性颌骨坏死的
分类与分期

放射治疗是口腔颌面－头颈部恶性肿瘤的重要治疗手段之一，而放射性颌骨坏死又是放疗（特别是大剂量放疗）后常见的并发症之一。由于放射治疗引起的颌骨坏死常伴软组织病损，例如皮肤及咀嚼肌纤维化、硬化，最终导致开口受限，组织去血管化。有些患者还伴口腔黏膜病损，如糜烂、溃疡，严重者可继发感染，并反复发作，最终局部形成瘘管、窦道，长期排脓。患者常因局部疼痛、开口受限、不能正常进食而导致慢性消耗，严重影响全身健康。为此，可以认为，"放射性颌骨坏死"不仅是一种后遗症、合并症，而更是一种颜面部软硬组织共同损伤表现。以往的经验告诉我们，对放射性颌骨坏死尚无一个十分完善的处理规范。手术无疑是首选的治疗手段，但何时、采用何种手术方式则莫衷一是，各有所好。不少学者提出过各种临床分类法，各具优缺点。在治疗上，高压氧治疗曾经风行一时，然而其疗效如何，尚未能得到公认。因此，迄今，对放射性颌骨坏死的治疗尚无标准的规范，即现行的常规、路径或指南可循。所以，提出具有一定创新性和临床实用价值的分类分期方法，不仅有客观的量化指标，也有临床症状的定性指标，从而指导临床的诊疗，是目前亟须解决的问题。本章节从国外以往的分类分期经验，结合国内 ORNJ 诊疗水平，综合系统地阐述了目前国际上的不同分类分期系统，希望能够服务于 ORNJ 的临床诊疗。

第一节　国外临床分类分期

一、Marx. E（1983）基于高压氧治疗的分类

Marx. E 等于威尔福德霍尔美国空军医疗中心收治了 58 例曾接受保守性治疗、单纯手术治疗、手术加高压氧治疗或单纯高压氧方案，但仍然存在持续性颌骨坏死的病例，并称之为"难治性放射性颌骨坏死"。对这些患者行高压氧救治，方案包括 100% 纯氧面罩吸入，2.4 的大气绝对压力，90 min/d，每周 5 次的频率。基于此，Marx. E 等将高压氧颌骨坏死治疗分为 4 个不同的阶段。

（1）Ⅰ期：患者经过 30 次 HBO 治疗后，ORNJ 有明显的临床好转及改善，例如死骨暴露范围缩小、新生肉芽组织覆盖暴露骨质、无活力骨质的自行吸收、局部炎症消退，或 60 次 HBO 治疗后死骨暴露区域获得完整的黏膜覆盖等。若经过 30 次的 HBO 治疗后患者并无明显的上述临床转归，则将其定义为Ⅰ期无反应者，进入Ⅱ期阶段。

（2）Ⅱ期：对Ⅰ期无反应，接受口内入路下死骨摘除及原位黏膜拉拢缝合患者，术后继续行 HBO 治疗直至总次数达 60 次。若治疗过程中，术口裂开导致骨质暴露，则将这类患者定义为Ⅱ期无反应者，将进入Ⅲ期阶段。如果患者就诊时即表现为病理性骨折、口腔黏膜相交通或下颌骨下缘影像学吸收，给予 30 次 HBO 治疗后，自动进入Ⅲ期。

（3）Ⅲ期：30 次 HBO 治疗后，患者行死骨切除直至新鲜渗血骨面的出现。若术后出现术口裂开、黏膜皮肤瘘口形成，则给予黏膜去上皮化及原位关窗处理；紧接着继续行 HBO 治疗直至累计次数达 60 次，随后患者进入Ⅲ-R 期。

（4）Ⅲ-R 期：R 代表重建（reconstruction）。外科手术 10 周后，给予额外的 20 次 HBO 治疗，为骨移植重建提供良好的受区微环境。待骨移植修复后，再次给予 10 次 HBO 治疗，颌骨继续固定 8 周。若存在局部软组织缺损导致术区暴露，则行肌皮瓣或口腔黏膜软组织瓣转移修复。

Marx. E 等提出了 ORNJ 的"三低"学说，即低细胞、低氧、低血运状态，这就构成了高压氧临床应用的理论基础。该四阶段分类法的适宜人群为

难治性 ORNJ 患者，立足点基于高压氧治疗的临床效果；对 ORNJ 本身的骨组织及软组织破坏程度、临床症状等均未涉及，忽略了该类疾病自身的特征。目前，高压氧临床疗效存在一定的不确定性，且费用较高。上述因素限制了该四阶段分类法的临床推广及应用。

二、Coffin F（1983）的 minor/major 分组法

1970 年 1 月 1 日至 1980 年 12 月 31 日，英国皇家马斯登医院共诊治 8 218 名头颈部疾病患者，其中 2 853 例接受颌骨相关区域放疗。Coffin F 等研究者从中筛选出了 22 例较为严重的需要外科手术干预的 ORNJ 患者，根据其骨质坏死的严重程度将其划分为两组。

（1）minor：少量且范围较为局限的死骨，数周或数月后死骨可自行脱落或排出的患者，常出现在上颌骨牙拔除、舌或口底恶性肿瘤放射植入后。舌或口底病损接受体外放疗或体内植入放疗后，下颌骨内侧缘骨皮质可能出现 3~4 mm 的坏死层，进展缓慢，持续数月甚至是数年。这种极小范围的骨质损伤及坏死只能通过细致的临床专科检查才能发现，在影像学上很难被识别，即使应用最为先进的口腔科影像技术。临床常表现为局部不适，突出的肉芽组织很容易被误诊为肿瘤的复发，因此有必要通过活检区分肉芽组织和恶性肿瘤。

（2）major：骨质坏死波及颌骨的全层组织，甚至出现病理性骨折，在临床专科检查及影响学分析上均能发现明显的骨质破坏。这种分类方法主要运用于下颌骨或颧骨等主要由皮质骨结构组成的骨质坏死中，较少应用于上颌骨坏死的分类。

Coffin F 等提出的 ORNJ 两分类法对骨质病损进行了粗略的定义，然而这两大类并不能完全代表颌骨坏死的不同程度，且缺乏相关软组织病损的界定；同时，其主要研究对象为较为严重需要外科手术治疗的一类患者群体，忽略了早期或者是病变较轻的情况。因此，在临床应用上存在较大的局限性。

三、Morton ME（1986）的 minor/moderate/major 分类法

1973—1978 年，英国西北地区开展了针对新发口腔鳞癌（cN$_0$）患者行预防性颈部淋巴结放疗试验，共 200 名患者入组参加了该研究，最终 39 名患者发生了 ORNJ，发生率为 19.6%。Morton ME 等研究者通过临床专科检查及问卷调查以明确：①放疗后牙齿情况。②义齿使用史。③拔牙史等。并综合上述检查及病史将 ORNJ 分为三类。

（1）minor：患者表现为黏膜溃疡伴局部骨质暴露，曾有针状骨质排出或脱落、局部黏膜自行愈合病史。

（2）moderate：患者口内可见骨质暴露及局限性死骨形成，可自行愈合或通过简单的保守性治疗后半年至 1 年内愈合。

（3）major：口内表现为较大面积骨质暴露，大块死骨形成，可伴有病理性骨折及皮肤瘘管形成，病情进展较快，通常需要根治性切除手术。

Morton ME 等提出的三分类法对骨组织及软组织损伤做了简单的定性划分，也考虑到了不同病变程度的自愈性和相应的治疗策略，与之前的分类分期方法相比，更为全面、综合、深入。然而，颈部淋巴结放疗患者所致的 ORNJ 人群并不能完全代表口腔–颌面头颈部肿瘤（鼻咽癌、口腔癌、口咽癌等）放疗后的患者群体；该分类中，minor 和 moderate 所指的骨质暴露及死骨无明确的定量分析，有时候很难区分这两个不同的类型，moderate 骨质坏死可能也需要通过外科手术干预治疗；据临床观察，ORNJ 一旦死骨暴露后，往往很难自行愈合。综合上述因素，该三分类方法临床应用存在较为明显的局限性。

四、Epstein JB（1987）的 Ⅰ/Ⅱ/Ⅲ 分期法

1977—1984 年，大不列颠哥伦比亚 Maxwell Evans Clinic 收治了 1 000 余例接受根治性放疗的头颈肿瘤患者，其中 27 例患者出现 ORNJ，发生率约 2.7%。在该医疗机构中，ORNJ 相关治疗包括保持

口腔卫生、忌烟酒、口服抗生素、保守性死骨移除以及高压氧应用等，并将疗效划分为缓解、慢性维持、持续进展以及最为严重的病理性骨折。Epstein JB 等研究者根据 ORNJ 不同的临床、影像学表现以及对各种治疗的不同反应，将其归纳为 3 个期（表 7-1），以此评估疾病的严重和进展程度。

（1）Ⅰ期：患者经过治疗后，ORNJ 治愈或有所缓解。Ⅰb 期表示患者存在病理性骨折，但下颌骨的骨质连续性尚未中断。

（2）Ⅱ期：患者经过治疗后 ORNJ 慢性维持达 3 个月以上。病损区域保持原有的面积及大小，可能存在的神经支配区域麻木感无明显加重；同时，患者不适症状已得到有效控制。Ⅱb 期表示患者存在病理性骨折，但颌骨功能异常状态无明显恶化。

（3）Ⅲ期：患者经过治疗后 ORNJ 持续进展。该期的最终治疗目标为疾病缓解并向Ⅰ期转归。

基于三分期法，研究者强调 ORNJ 的治疗选择应基于颌骨坏死的严重程度、对保守性治疗的反应、患者全身健康状况、恶性肿瘤的预后，以及患者自身的治疗需求。该分期法立足于 ORNJ 对治疗后的不同反应程度，结合病理性骨折及颌骨功能紊乱状态设置两个亚分类，同时提出了不同分期的相应治疗策略。然而，这种分期方式忽略了颌骨坏死骨组织及软组织损伤、临床症状的严重程度；ORNJ 的治疗方式多样，包括保守性或外科干预，使得治疗反应的可比性显著降低。这种分期方式仍然是一种较为粗略的简单划分，对临床诊疗的指导意义有待进一步商榷。

五、Glanzmann CH（1995）的五级法

1970 年开始，Glanzmann CH 等联合了瑞士各大医疗机构的头颈外科及影像科医师，对头颈肿瘤患者治疗前后进行了资料搜集和随访跟踪，发现 40% 的 ORNJ 病例发生在放疗后 1 年内，70% 的病例发生在放疗后 3 年内。根据 ORNJ 临床、影像学特征及外科手术治疗后的效果，将其划分为 5 级。

（1）1 级：口内骨质暴露持续 3 个月以上，且无明显感染迹象。

（2）2 级：口内骨质暴露伴随明显的感染表现，或死骨形成，但无 3~5 级的临床症状。

（3）3 级：骨坏死接受下颌骨切除且获得较好临床效果。

（4）4 级：即使行下颌骨节段性切除，ORNJ 症状持续存在。

（5）5 级：ORNJ 导致死亡。

Glanzmann CH 等提出的五分级法体现了 ORNJ 不同的严重程度，将外科手术后疗效及 ORNJ 导致的死亡也考虑其中，具有一定的临床指导意义。然而，1 级和 2 级之间，如何明确划分有无感染迹象，

表 7-1   Epstein JB——Ⅰ/Ⅱ/Ⅲ分期法及治疗策略

分期	描述	症状	治疗
Ⅰ	缓解或治愈	无	随访，预防复发
Ⅰa	无病理性骨折		
Ⅰb	病理性骨折		修复重建手术
Ⅱ	慢性维持或无进展	无或已控制	局部处理、抗生素或 HBO
Ⅱa	无病理性骨折		
Ⅱb	病理性骨折	颌骨功能紊乱	
Ⅲ	持续进展	进展	局部处理、抗生素或 HBO
Ⅲa	无病理性骨折		
Ⅲb	病理性骨折	颌骨功能紊乱	

如何界定暴露骨质是否存在坏死，这些均需介入一定的诊断方法进一步阐明 2 个分级之间的差异性；3、4 级之间的区分主要依据手术后 ORNJ 的进展情况，手术预后与病损切除范围、软组织覆盖、口腔微环境、口内余留牙情况密切相关。因此，单纯依靠手术疗效界定 ORNJ 的严重程度尚缺乏强有力的证据支撑。

六、Clayman L（1997）的两分类法

评估 HBO 在放疗后颌骨拔牙中是否起到预防性作用，需考虑 ORNJ 的病史、骨质破坏及临床表现，以此评估 HBO 在拔牙预防中的疗效。Clayman L 等将 ORNJ 定义为不可愈合的、无菌性骨组织病损，在低细胞、低血运及低氧环境下丧失了新陈代谢的能力，导致骨量及骨密度持续性降低。通过对 1962—1995 年发表的 19 篇文献中 476 例 ORNJ 保守性治疗的预后回顾，将该类病损分成两种类型。

（1）Ⅰ类：在完整牙龈及口腔黏膜覆盖下，颌骨组织发生溶解。当软组织崩塌时，病变骨组织暴露于口腔环境中，发生继发性感染。在这些病例中，颌骨外伤、牙拔除术及外科手术等均易引起菌血症；经过保守性治疗后往往能明显好转。

（2）Ⅱ类：可定义为放射性骨髓炎，且通过保守性治疗无法自行愈合。

该二分类法主要基于 ORNJ 对保守性治疗的临床疗效，尤其是 HBO，认为对保守性治疗有效可定义为Ⅰ类，无效则归纳为Ⅱ类。这种分类方法对 ORNJ 自身的骨质及软组织破坏程度无量化及分型；同时，针对需要手术干预的患者，若继续施行保守性治疗，可能不符合医学伦理的要求，临床疗效甚差。

七、Store G 和 Boysen M（2000）的 0/Ⅰ/Ⅱ/Ⅲ分期法

Store G 等于 1980—1998 年回顾性搜集了挪威 73 例 ORNJ 患者资料，发现平均辐照剂量高达 76 Gy，骨坏死发生时间为辐照后 1.5~120 个月。通过对这些病例临床及影像学表现进行总结，结合特殊病例展示（影像学上表现为病理性骨折，但口内黏膜及口外皮肤均完整）和文献回顾，提出了基于 ORNJ 更正定义及临床影像特征的四分期法。

（1）0 期：只存在黏膜缺损。

（2）Ⅰ期：影像学表现为死骨形成，口内黏膜完整。

（3）Ⅱ期：影像学上提示骨质坏死，同时口内可见骨质暴露。

（4）Ⅲ期：口内死骨暴露，影像学上死骨形成，伴皮肤瘘管形成及感染。

该四分期方法很好地体现了软组织损伤的严重程度，从黏膜缺损到骨质暴露，再到皮肤瘘管形成、局部感染、炎症等情况逐步加重。然而Ⅰ、Ⅱ、Ⅲ期中，对死骨的范围及骨质的损害程度无明显的界定，例如大范围死骨形成甚至病理性骨折，但是口内黏膜及口外皮肤仍然完整的病例（归为Ⅰ类），其严重程度较Ⅱ、Ⅲ期可能更为严重，这就使得该分期方法失去了骨组织损伤评价的指征和意义。

八、Schwartz HC（2002）的三分期法

通过对美国南加州医疗集团中头颈部放疗患者的回顾性分析，基于 25 余年处理放疗后并发症的经验，结合特殊及普通病例的整合归纳，Schwartz HC 等将 ORNJ 病例分为 3 个期。

（1）Ⅰ期：颌骨骨质异常较为表浅，软组织缺损极小，仅暴露的骨质为死骨；大多数处于该期患者寻求积极治疗，且大部分病例通过保守性治疗可显著缓解，仅少部分进入Ⅱ期。

（2）Ⅱ期：颌骨骨质局限性异常，暴露的骨质及其周围部分骨质为死骨；大多数患者常因牙周感染或拔牙创经久未愈而就诊，也有少部分患者由Ⅰ期进展而来；大部分患者通过保守性治疗（HBO）或局部手术干预可有显著缓解或控制，仅极少部分患者进入Ⅲ期。ⅡA：软组织缺损较小；ⅡB：软组织坏死，伴有黏膜皮肤瘘管形成。

（3）Ⅲ期：颌骨骨质弥漫性异常，全层累及，甚至达下颌骨下缘，通常可见病理性骨折。该期患者一般需要外科手术干预，包括骨及软组织修复重

建。ⅢA：软组织缺损较小；ⅢB：软组织坏死，伴有黏膜皮肤瘘管形成。

该三分期方法对颌骨骨质损害进行了定性分析，从表浅死骨到局限性死骨，再到弥漫性死骨，骨质破坏程度逐渐加重；但缺乏定量评估，即骨质破坏的具体大小及范围，在Ⅰ、Ⅱ期中，表浅或局限性骨质破坏有时候难以区分，概念较为模糊。研究者提出了基于不同分期的治疗策略，认为Ⅰ期主要通过保守性治疗，Ⅱ期则以保守性治疗或局部手术干预为主，Ⅲ期则需要通过外科手术干预，治疗方式呈渐进式，具有较好的指导意义。然而，治疗策略的制订主要基于ORNJ的不同严重程度，提出真正体现其严重性的分期方法是优化治疗选择的最佳保障。

九、Notani K（2003）的三期法

1963—1997年，Notani K等搜集了日本北海道大学87例ORNJ病例，总结临床影像学特征的同时，分析了ORNJ发病时间与其严重程度的相关性。基于此，研究者提出了三分期法。

（1）Ⅰ期：ORNJ局限于牙槽骨。

（2）Ⅱ期：ORNJ局限于牙槽骨或病损区域位于下牙槽神经管以上水平。

（3）Ⅲ期：ORNJ病损越过下牙槽神经管水平，伴随皮肤瘘管形成或病理性骨折。

针对该类分期方法，研究者提出了相对应的治疗策略。Ⅰ期2例患者均行保守性治疗，缓解率100%；Ⅱ期34例患者中，18例行保守性治疗，缓解率为69.2%，8例行手术干预，缓解率达87.5%；Ⅲ期51例患者中，30例行保守性治疗，缓解率仅为10%，21例行手术干预，缓解率达61.9%。该三分期方法从颌骨上下径水平，主要是下牙槽神经管，将骨质破坏程度分为3个级别，这是较好的定性分析方法，临床上较容易分析及判定，然而其缺乏有效的定量分析；同时，针对从颌骨中心部位开始的骨质坏死，该方法则不能很好地对其进行归类。进一步，Ⅰ、Ⅱ期患者中同样可能包含皮肤瘘管形成及口内黏膜缺损，该分类方法同样不适用于这类患者的归类。

十、Tsai CJ（2013）的四分级法

2000—2008年，Tsai CJ等搜集了402例$T_1 \sim T_2$口咽癌接受放疗患者，共30例（7.5%）患者发展成ORNJ。将患者分为4个不同级别：①1级：极小范围骨质暴露，仅需保守性治疗即可愈合。②2级：需要简单的死骨刮除。③3级：需要HBO治疗。④4级：需大手术干预。

十一、Karagozoglu KH（2014）的四分期法

2005—2010年，Karagozoglu KH等搜集了荷兰阿姆斯特丹大学医疗中心31例ORNJ资料，临床治疗包含观察随访、保守性治疗（抗生素）、手术结合HBO治疗，终点事件定义为临床缓解持续1年以上、颌骨节段性切除、死亡或随访截止日。同时，根据临床检查、影像学及症状等因素，将ORNJ分成4类。

（1）0期：下颌骨暴露少于1个月，全景片或根尖片上无明显骨质改变。

（2）Ⅰ期：下颌骨暴露1个月以上，全景片或根尖片上无明显骨质改变。ⅠA：无明显临床症状，即无疼痛或皮肤瘘管形成；ⅠB：有临床症状，疼痛或皮肤瘘管形成。

（3）Ⅱ期：下颌骨暴露1个月以上，全景片或根尖片上可见明显骨质改变，但未波及下颌骨下缘。ⅡA：无明显临床症状，即无疼痛或皮肤瘘管形成；ⅡB：有临床症状，疼痛或皮肤瘘管形成。

（4）Ⅲ期：下颌骨暴露1个月以上，全景片或根尖片上可见明显骨质改变，波及下颌骨下缘。

该类分期方法主要基于下颌骨暴露时间、影像学上骨质改变，利用有无临床症状进行亚型归类。这是首次明确提出将影像学评估纳入颌骨骨质破坏严重程度分析中，但其主要参照全景片或根尖片影像，这种二维图像与CT或CBCT相比，在确定死骨大小及范围上存在一定的局限性。同时，对骨质的破坏的分类较为简单，未给出定量化的参考。

十二、Lyons A（2014）的四分期法

Delanian 等于 1993 年提出了放射诱导纤维萎缩学说，认为颌骨坏死经历了前成纤维、持续形成及后期成纤维阶段，导致组织崩塌、骨坏死形成。基于此，Lyons A 等学者开展了利用己酮可可碱和维生素 E 联合治疗 ORNJ 的临床研究，为该类疾病的保守性药物治疗提供了新的方案和思路。他们还提出 ORNJ 分类分期及严重程度评估应结合疾病本身的特点（病损波及范围、临床症状等），而不是建立在治疗后是否进展状态。对于有症状的且长度大于 2.5 cm 的 ORNJ，局部清创加辐照外区域黏膜覆盖是最佳的治疗选择；当骨质损坏呈现广泛状态时，需要考虑游离组织瓣移植修复。综合上述理论，Lyons A 等提出了 ORNJ 四分期方法。

（1）Ⅰ期：骨病损（损伤或暴露）的长度小于 2.5 cm，无症状。

（2）Ⅱ期：骨病损长度大于 2.5 cm，无症状，可表现为病理性骨折或病损波及下牙槽神经管。

（3）Ⅲ期：骨病损长度大于 2.5 cm，有症状，但无其他临床特征。

（4）Ⅳ期：骨病损长度为 2.5 cm，有病理性骨折，波及下牙槽神经管，或存在口内外相交通。

相关治疗策略：Ⅰ期建议随访观察或药物治疗；Ⅱ期除非有牙菌斑、牙松动或死骨形成，一般情况均采用药物治疗；Ⅲ期：考虑清除松动牙或死骨，局部组织瓣拉拢缝合；Ⅳ期：若患者全身情况允许，建议手术切除同期游离皮瓣修复重建。该分类方式是国外迄今最为全面、综合的分类分期系统，对骨组织的损伤给出了明确的界定范围，即 2.5 cm，同时结合临床症状及下牙槽神经管是否波及等情况，将颌骨坏死划分为 4 个不同严重程度的阶段，并提出了相应的治疗策略。然而该分期方法与己酮可可碱的保守性治疗密切相关，仍然是基于疗效的严重程度判定。在Ⅱ、Ⅲ期中，仅根据有无临床症状，可能无法很好地鉴别骨坏死的轻重程度；对于颌骨中心起源的骨质坏死，很可能早期便累及下牙槽神经管，造成Ⅰ、Ⅱ期鉴别困难；Ⅱ期中病理性骨折病例可能较Ⅲ期中的部分患者更为严重。综上所述，该分类分期系统的临床应用及推广仍然存在一定的局限性（表 7-2）。

表 7-2　国外 ORNJ 分类分期系统汇总

研究者	分类方法	具体释义
Marx E 1983	四分级法	Ⅰ期：30 次 HBO 治疗后 ORNJ 有明显的临床好转及改善； Ⅱ期：对Ⅰ期无反应者，需接受死骨摘除术及原位黏膜拉拢缝合； Ⅲ期：死骨摘除及 HBO 治疗无效患者； Ⅲ-R 期：需接受骨移植修复
Coffin F 1983	两分组法	minor：少量且范围较为局限的死骨，数周或数月后死骨自行脱落、排出的患者； major：骨质坏死波及颌骨的全层组织，甚至出现病理性骨折
Morton ME 1986	三分组法	minor：黏膜溃疡伴局部骨质暴露； moderate：口内可见骨质暴露及局限性死骨形成； major：口内表现为较大面积骨质暴露，大块死骨形成，可伴有病理性骨折及皮肤瘘管形成
Epstein JB 1987	三期法	Ⅰ期：患者经过治疗后 ORNJ 治愈或有所缓解； Ⅱ期：患者经过治疗后 ORNJ 慢性维持达 3 个月以上； Ⅲ期：患者经过治疗后 ORNJ 持续进展
Glanzmann CH 1995	五级法	1 级：口内骨质暴露持续 3 个月以上，且无明显感染迹象； 2 级：口内骨质暴露伴明显的感染表现，或死骨形成，但无 3~5 级临床症状； 3 级：骨坏死接受下颌骨切除且获得较好临床效果； 4 级：即使行下颌骨节段性切除，ORNJ 症状持续存在； 5 级：ORNJ 导致死亡

（续表）

研究者	分类方法	具体释义
Clayman L 1997	两分类法	Ⅰ类：在完整牙龈及口腔黏膜覆盖下，颌骨组织发生溶解； Ⅱ类：可定义为放射性骨髓炎，且通过保守性治疗无法自行愈合
Store G 和 Boysen M 2000	四分期法	0期：只存在黏膜缺损； Ⅰ期：影像学表现为死骨形成，口内黏膜完整； Ⅱ期：影像学上提示骨质坏死，同时口内可见骨质暴露； Ⅲ期：口内死骨暴露，影像学上死骨形成，伴皮肤瘘管形成及感染
Schwartz HC 2002	三分期法	Ⅰ期：颌骨骨质异常，较为表浅，软组织缺损极小，仅暴露的骨质为死骨； Ⅱ期：颌骨骨质局限性异常，暴露的骨质及其周围部分骨质为死骨； Ⅲ期：颌骨骨质弥漫性异常，全层累及，甚至达下颌骨下缘，常可见病理性骨折
Notani K 2003	三期法	Ⅰ期：ORNJ局限于牙槽骨； Ⅱ期：ORNJ局限于牙槽骨或病损区域位于下牙槽神经管以上水平； Ⅲ期：ORNJ病损越过下牙槽神经管水平，伴随皮肤瘘管形成或病理性骨折
Tsai CJ 2013	四分级法	1级：极小范围骨质暴露，仅需保守性治疗即可愈合； 2级：需要简单的死骨刮除； 3级：需要HBO治疗； 4级：需大手术干预
Karagozoglu KH 2014	四分期法	0期：下颌骨暴露少于1个月，全景片或根尖片上无明显骨质改变； Ⅰ期：下颌骨暴露1个月以上，全景片或根尖片上无明显骨质改变； Ⅱ期：下颌骨暴露1个月以上，全景片或根尖片上可见明显骨质改变，但未波及下颌骨下缘； Ⅲ期：下颌骨暴露1个月以上，全景片或根尖片上可见明显骨质改变，波及下颌骨下缘
Lyons A 2014	四分期法	Ⅰ期：骨病损（损伤或暴露）的长度小于2.5 cm，无症状； Ⅱ期：骨病损长度大于2.5 cm，无症状，可表现为病理性骨折或病损波及下牙槽神经管； Ⅲ期：骨病损长度大于2.5 cm，有症状，但无其他临床特征； Ⅳ期：骨病损长度为2.5 cm，有病理性骨折，波及下牙槽神经管，或存在口内外相交通

第二节　国内"BS"分类分期方法

一、下颌骨放射性骨坏死的"BS"临床分类及治疗策略

（一）提出适合中国人群的ORNJ临床分类及分期系统的必要性

1983年，Marx等将ORNJ定义为"在受辐照区域暴露的直径＞1 cm的骨质，至少持续6个月以上且没有任何愈合的倾向"。自此，许多关于ORNJ不同的理论及定义相继被提出。尽管缺乏标准及统一的定义，ORNJ的本质是辐照后不同程度的骨质破坏伴随着软组织的缺损。正是由于骨质破坏程度的不同，临床上有必要提出一个分类及分期系统用于ORNJ的治疗指导。Marx等于1983年提出了ORNJ的病因学说理论，即"低细胞、低氧、低血运"的"三低"学说，基于这一学说，其创建了高压氧治疗。在他们机构中，根据患者对高压氧治疗的有效性将ORNJ分成3个分期并获得较好印证，其他机构也争相采用这一分类分期系统。然而此分期系统有其自身的局限性，包括：①不适用于

未接受高压氧治疗患者。②缺乏对 ORNJ 临床表现及其严重程度的基本描述。③目前高压氧的治疗效果受到越来越多的质疑。Tsai 等将需要接受高压氧治疗的 ORNJ 患者定义为 Stage Ⅲ，而其他 3 个分期则需要不同的处理方式。这一分期方法同样不适合用于 ORNJ 的临床评估。

目前，ORNJ 的发病机制尚不明确。Delanian 等于 1993 年提出了放射诱导纤维萎缩机制，其认为放射线能够诱导组织氧自由基形成，微血管栓塞，触发组织纤维化反应，最终诱发颌骨坏死的发生。根据这一理论，Lyons 等在 2014 年基于抗纤维化药物己酮可可碱的作用效果提出了下颌骨 ORN 的新的分类分期系统，同样地，这一分期方法不适用于未接受抗纤维化药物治疗的患者。Epstein 等则根据病损的进展情况将 ORNJ 分为 3 个分期，这是一个比较独特的方法，且能够指导临床医师何时进行疾病的干预治疗。但在临床上很难界定 ORNJ 的进展状态且其忽略了疾病的本身特点，限制了这一分期方法的使用。有些学者根据颌骨垂直方向的破坏程度对 ORNJ 进行分期，如下牙槽神经管是否涉及，局部或者是弥散性病变等。这些方法对骨质破坏提供了一定的定量分析，但其不适用于从颌骨中央起源的骨坏死。从上述回顾可知，以往的分类分期系统均存在其自身的局限性，不能够非常恰当地体现出 ORNJ 的严重程度，这也限制了其普遍适用性。何悦团队旨在提出一种新的下颌骨放射性骨坏死分类分期，使其能够更为合理地运用于临床的治疗指导。

（二）"BS" 分类分期系统的建立

1. ORNJ 病例基础　对上海交通大学医学院附属第九人民医院口腔颌面 – 头颈肿瘤科 2000 年 1 月至 2013 年 12 月下颌骨放射性骨坏死的病例资料进行回顾性分析。结合病史及临床表现将下颌骨放射性骨坏死（osteoradionecrosis of mandible，ORNM）定义为在受辐照区域中影像学上明显的骨质坏死，且排除原发及复发性颌骨肿瘤，这一定义与 Store 等提出的关于 ORNJ 的概念基本相似。纳入分类分期病例的标准包括：①被诊断为 ORNM 且

排除原发肿瘤复发。②发病前在本院接受单次放疗。③无严重的并发症（冠心病、脑梗死、精神疾病等不能够耐受手术）。④在本院接受后续治疗（排除不同机构间的误差）。⑤有完整的治疗及随访资料。

2. 颌骨组织及软组织损伤评价方法　头颈部恶性肿瘤患者术后或未接受手术给予一定剂量的放射治疗。患者放疗后每 3 个月至本院复诊（摄全景片及 CT），直至数据统计日期。对于发展成 ORNM 的患者，记录原发肿瘤的类型及部位、ORNM 的临床表现，包括自发性疼痛、骨质暴露、皮肤瘘管、张口受限情况、皮肤麻木及病理性骨折。首次提出利用 CT 检测骨坏死的最大直径及病理性骨折情况，且最大直径由 CT 中测得的 3 个方向（颊舌径、前后径、上下径）中的最大长度决定（图 7-1）。软组织损伤主要从有无口内黏膜缺损、口外皮肤瘘口及口内外相交通 3 个层面进行判定。

3. "BS" 分类分期系统　"BS" 分类分期方法是将影像学和临床检查相结合的一种新的分类分期方式（表 7-3）。"B" 代表骨质破坏（bone destruction），主要通过对 CT 上骨坏死病灶测量所得（B0：影像学上仅有轻微骨质密度改变；B1：骨质破坏 ≤ 2 cm；B2：骨质破坏 > 2 cm；B3：病理性骨折）。有下颌骨 CT 三维重建的病例直接测量病灶最大径代表骨质破坏程度。没有三维重建的病例，在下颌骨平扫 CT（骨窗）上测量颌骨坏死病灶大小，主要是通过横断面（测量骨坏死病灶的近远中向和颊舌向最大径）和冠状位（测量骨坏死病灶的近上下方向最大径），以最大径代表骨质破坏程度。从 ORNM 治疗方法可以看出，骨质破坏大小及软组织破损程度是决定治疗方式选择的两个主要因素。当骨质坏死最大直径小于 2 cm 时，基本上我们采用的是局部刮治或死骨切除；当骨质坏死最大径大于 2 cm 主要采用死骨截骨，很少采用死骨刮治的治疗方法；当发生病理性骨折时全部采用死骨截骨的治疗方法。当 ORNM 患者软组织缺损较大时，血管化骨组织瓣使用明显减少，而软组织瓣使用较多。相反，当 ORNM 患者软组织缺损较小且患者条件较好时，血管化骨组织瓣修复较多。基于此，我们将骨坏死严重程度的临床界点设置为 2 cm。"S" 代表软组织

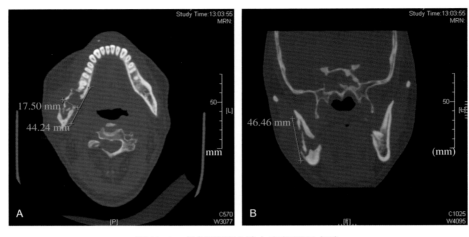

图 7-1 骨坏死区域最大直径测量方法
A. 横断面上测量骨坏死的颊舌径及前后径长度。B. 冠状位上测量骨坏死的垂直径

表 7-3 下颌骨 ORN 临床"BS"分类分期

"BS"分类	分期
骨质破坏（bone destruction）	Stage 0
B0：影像学上仅有轻微骨密度改变	B0S0
B1：影像学上骨坏死病变区 ≤ 2.0 cm	Stage Ⅰ
B2：影像学上骨坏死病变区 > 2.0 cm	B1S0，B1S1，B1S2
B3：病理性骨折	Stage Ⅱ
软组织损伤（soft tissue injury）	B2S0，B2S1，B2S2
S0：皮肤黏膜放疗后改变，但无破损	Stage Ⅲ
S1：黏膜或皮肤破损	B3S0，B3S1，B3S2
S2：黏膜和皮肤破损	

损伤（soft tissue injury），主要通过对患者临床检查所得（S0：黏膜和皮肤完整；S1：黏膜或皮肤破损；S2：黏膜和皮肤破损）。

4. ORNM 临床"BS"分类病例展示

（1）B0S0：皮肤及黏膜完整，影像学上骨质轻微改变（图 7-2）。

（2）B1S0：皮肤及黏膜完整，影像学上骨质坏死直径 ≤ 2 cm（图 7-3）。

（3）B1S1：皮肤或黏膜单一破损，影像学上骨质坏死直径 ≤ 2 cm（图 7-4）。

（4）B1S2：皮肤和黏膜均破损，影像学上骨质坏死直径 ≤ 2 cm（图 7-5）。

（5）B2S0：皮肤及黏膜完整，影像学上骨质坏死直径 > 2 cm（图 7-6）。

（6）B2S1：皮肤或黏膜单一破损，影像学上骨质坏死直径 > 2 cm（图 7-7）。

（7）B2S2：皮肤和黏膜均破损，影像学上骨质坏死直径 > 2 cm（图 7-8）。

（8）B3S0：皮肤黏膜完整，影像学上病理性骨折（图 7-9）。

（9）B3S1：皮肤或黏膜单一破损，影像学上病理性骨折（图 7-10）。

（10）B3S2：皮肤和黏膜均破损，影像学上病理性骨折（图 7-11）。

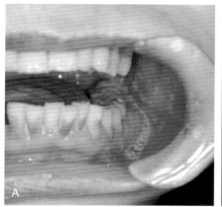
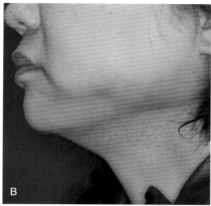
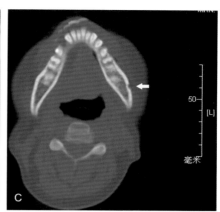
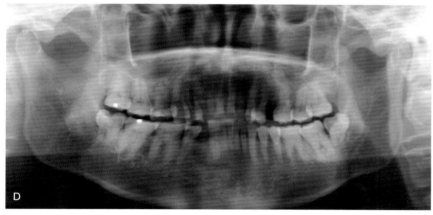

图 7-2　B0S0：皮肤及黏膜完整，影像学上骨质轻微改变

A. 口内黏膜完整。B. 口外皮肤完整无瘘口。
C. CT 平扫骨质轻微改变。D. 口腔全景片示骨质轻微改变

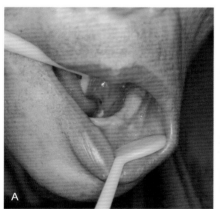
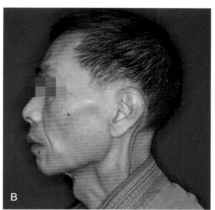
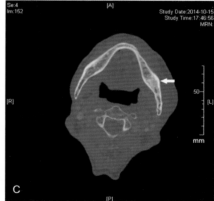
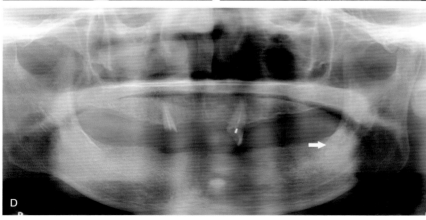

图 7-3　B1S0：皮肤及黏膜完整，影像学上骨质坏死直径 ≤ 2 cm

A. 口内黏膜完整。B. 口外皮肤完整无瘘口。
C. CT 平扫示骨质坏死直径 ≤ 2 cm。D. 口腔全景片示骨质坏死直径 ≤ 2 cm

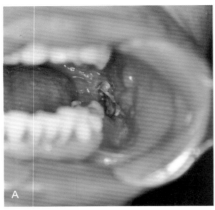
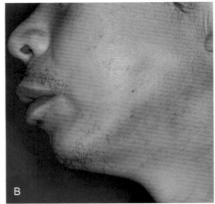
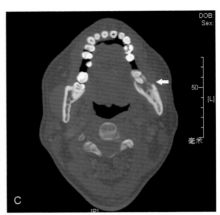

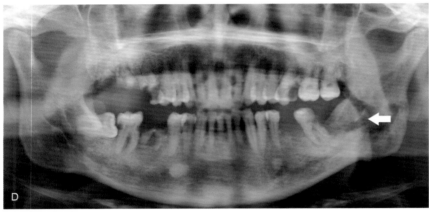

图 7-4　B1S1：皮肤或黏膜单一破损，影像学上骨质坏死直径≤ 2 cm

A. 口内黏膜破损。B. 口外皮肤完整无瘘口。C. CT 平扫示骨质坏死直径≤ 2 cm。D. 口腔全景片示骨质坏死直径≤ 2 cm

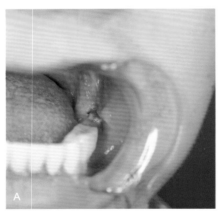
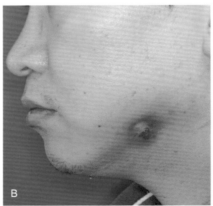
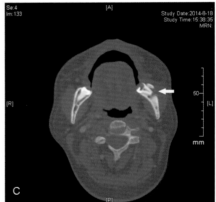

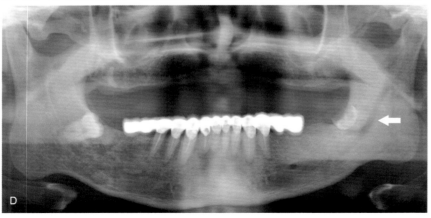

图 7-5　B1S2：皮肤和黏膜均破损，影像学上骨质坏死直径≤ 2 cm

A. 口内黏膜破损。B. 口外皮肤破损有瘘口。C. CT 平扫示骨质坏死直径≤ 2 cm。D. 口腔全景片示骨质坏死直径≤ 2 cm

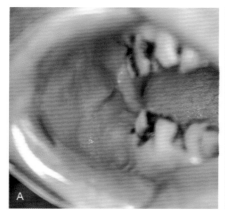
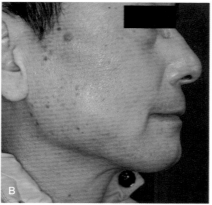
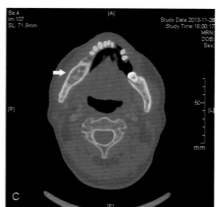
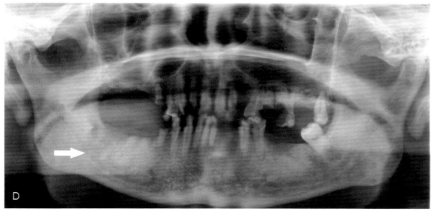

图 7-6　B2S0：皮肤及黏膜完整，影像
学上骨质坏死直径＞2 cm

A. 口内黏膜完整。B. 口外皮肤完整无瘘口。
C. CT 平扫示骨质坏死直径＞2 cm。D. 口腔
全景片示骨质坏死直径＞2 cm

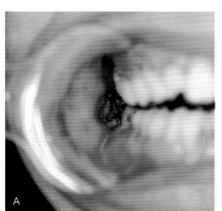
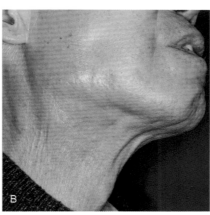
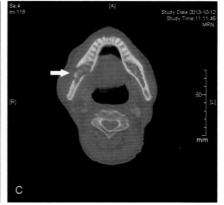
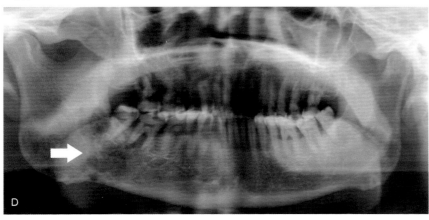

图 7-7　皮肤或黏膜单一破损，影像学
上骨质坏死直径＞2 cm

A. 口内黏膜破损。B. 口外皮肤完整无瘘口。
C. CT 平扫示骨质坏死直径＞2 cm。D. 口腔
全景片示骨质坏死直径＞2 cm

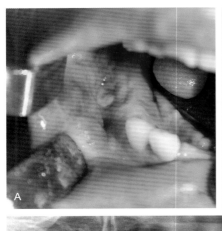
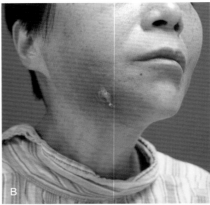
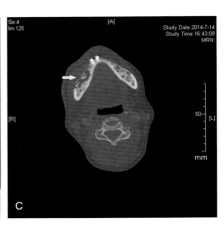

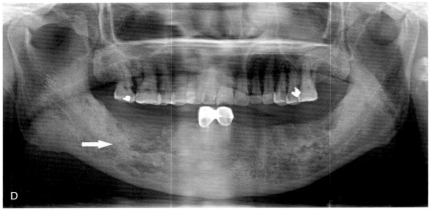

图 7-8　B2S2：皮肤和黏膜均破损，影像学上骨质坏死直径＞2 cm

A. 口内黏膜破损。B. 口外皮肤破损有瘘口。C. CT 平扫示骨质坏死直径＞2 cm。D. 口腔全景片示骨质坏死直径＞2 cm

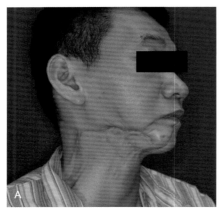
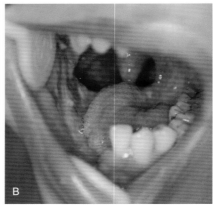
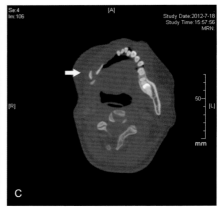

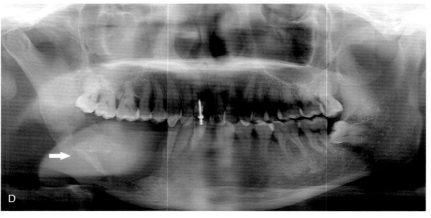

图 7-9　B3S0：皮肤黏膜完整，影像学上病理性骨折

A. 口内黏膜完整。B. 口外皮肤完整无瘘口。C. CT 平扫示病理性骨折。D. 口腔全景片病理性骨折

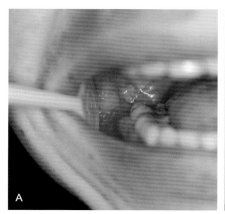
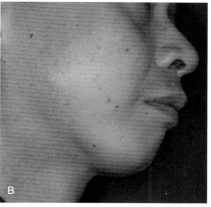
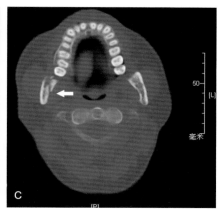
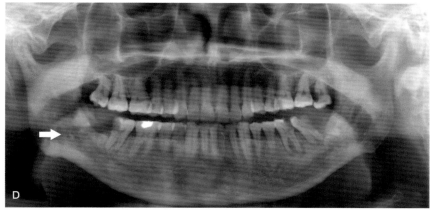

图 7-10　B3S1：皮肤或黏膜单一破损，影像学上病理性骨折

A. 口内黏膜破损。B. 口外皮肤完整无瘘口。C. CT 平扫示病理性骨折。D. 口腔全景片病理性骨折

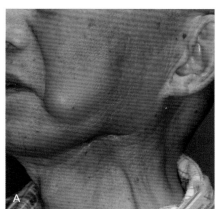
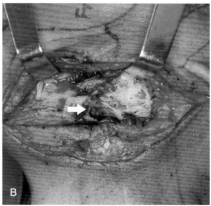
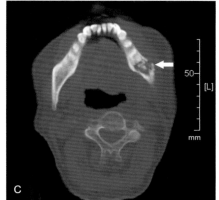
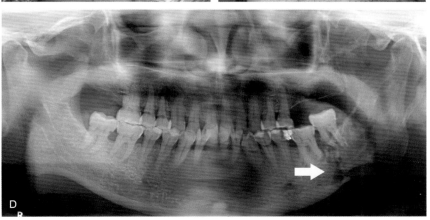

图 7-11　B3S2：皮肤和黏膜均破损，影像学上病理性骨折

A. 皮肤和黏膜均破损，影像学上病理性骨折。B. 术中示下颌骨病理性骨折。C. CT 平扫示病理性骨折。D. 口腔全景片病理性骨折

5. **"BS" 分类分期相应治疗策略**　根据我们团队的实践经验，各 "BS" 分类分期对应的治疗方法如表 7-4 所示。Stage 0 患者主要集中在门诊，建议采取保守治疗的措施，密切随访，如进展，按 Stage Ⅰ~Ⅲ 处理。Stage Ⅰ 患者主要采取局部死骨刮治或摘除的措施，有皮肤黏膜瘘管建议一并切除，密切随访，进展按 Stage Ⅱ~Ⅲ 处理。Stage Ⅱ 患者最多，除少数患者病灶主要集中在牙槽突未累及下颌骨下缘的患者可以考虑边缘或方块切除坏死骨质外，其余的建议彻底切除坏死颌骨及坏死软组织，根据患者全身及局部条件选择Ⅰ期血管化骨组织瓣修复或软组织瓣修复或不修复。Stage Ⅲ 患者坏死较为严重，发生病理性骨折，彻底切除坏死颌骨及坏死软组织是唯一的办法，同样根据患者全身及局部条件选择Ⅰ期血管化骨组织瓣修复或软组织瓣修复或不修复。下颌骨截骨后无论修复或不修复都需要主要咬合关系维持、术中牵引钉的使用或术后斜面导板的使用。

6. **"BS" 分类分期系统优缺点分析**　放射性颌骨坏死是头颈部恶性肿瘤放射治疗后常见的并发症。然而并非每位接受放疗的患者均会发生 ORNJ，这可能与不同个体及不同组织对放射线的敏感性差

表 7-4　"BS" 分类分期及治疗方法

分期	"BS" 分类	治疗策略
Stage 0	B0S0	保守治疗 + 随访
Stage Ⅰ	B1S0	死骨刮治或摘除 + 随访
	B1S1	死骨刮治或摘除 + 随访
	B1S2	a. 死骨刮治或摘除 + 随访 b. 截骨 + 血管化软组织瓣修复（软组织缺损较大）
Stage Ⅱ	B2S0	a. 方块切（骨坏死集中在牙槽突，下缘未累及） b. 截骨 + 血管化骨瓣（首选腓骨瓣） c. 截骨后不修复
	B2S1	a. 方块切（骨坏死集中在牙槽突，下缘未累及） b. 截骨 + 血管化骨瓣（首选腓骨瓣） c. 截骨 + 软组织瓣（首选 PMMF/ALT） d. 截骨后不修复
	B2S2	a. 截骨 + 软组织瓣（首选 PMMF/ALT） b. 截骨 + 血管化骨瓣（腓骨瓣或复合瓣） c. 截骨后不修复
Stage Ⅲ	B3S0	a. 截骨 + 血管化骨瓣（首选腓骨瓣） b. 截骨后不修复
	B3S1	a. 截骨 + 血管化骨瓣（首选腓骨瓣） b. 截骨 + 软组织瓣（首选 PMMF/ALT） c. 截骨后不修复
	B3S2	a. 截骨 + 软组织瓣（首选 PMMF/ALT） b. 截骨 + 血管化骨瓣（腓骨瓣或复合瓣） c. 截骨后不修复

注：a. 只要截骨的患者，都要保持咬合关系稳定（斜面导板或牵引钉）。

　　b. 骨组织瓣修复（局部和全身条件好）。

　　c. 软组织瓣修复（软组织破损程度大于骨组织，骨坏死位于下颌骨后部，全身条件差）。

　　d. 截骨后不修复（高龄，骨坏死位于下颌骨后部，软组织缺损可以缝合，全身条件差）。

异有关。因此，目前鲜见放射剂量与 ORNJ 严重程度的相关性研究报道。在过去几十年中，ORNJ 的主流定义为受辐照区域的坏死骨质暴露，且无法自行愈合。然而，这种定义忽略了一种特殊的 ORNJ 临床表现，即存在明显的影像学改变甚至是病理性骨折，口内黏膜及口外皮肤仍然完整。起源于颌骨中心的骨坏死病损可以很好地解释这种特殊的临床现象。Store 等发现并非所有的 ORNJ 均有口腔内骨质暴露的表现，基于这点其提出了新的定义：ORNJ 即为受辐照区域内颌骨组织在影像学上可观察到的骨质破坏，同时排除原发肿瘤复发及放射线诱导的颌骨组织新生肿瘤。我们有 16 例患者在影像学上可见明显的骨质坏死，但其黏膜及皮肤仍然完整。因此，我们认为应该去除用于诊断 ORNJ 的"骨质暴露"这一前提条件。

国外曾有许多学者根据其医疗机构中处理 ORNM 的经验提出了不同的分期系统。在是否应该基于 ORNM 对于某种治疗方式的反应而建立分期系统这一方面始终存在争议。Marx 等认为，手术加高压氧处理是治疗 ORNM 最有效且最常规的方式，所以其根据 ORNM 对高压氧治疗的效果反应提出了分期系统。同样，Lyons 等将 ORNM 的分期与其对抗纤维化药物的反应相关联，若无反应者，则较为严重，这一分期系统在他们机构中得到了很好的预后效果支持。然而，上述两种分期方法存在一定的局限性，即不适用于未接受高压氧或抗纤维化药物治疗的患者。ORNM 治疗前的正确诊断及评估，恰当地体现出疾病的临床特征是非常必要的，这也正是许多学者将其 ORNM 分期系统基于疾病的临床及影像学特征的原因。本研究也认为这种方式更适用于治疗前诊断及对疾病严重程度的评估，甚至是预后的预判。提出 Hutchinson 等分类及分期系统的基本原则是：①疾病的严重程度必须定性及定量。②对治疗效果具有预测性及指示性。③能够评估风险。④可以更为准确地评估危险因素。⑤提供不同处理方式间的比较。⑥坏死的骨质及随后的相对应治疗需得到评估。

我们团队提出新的 ORNM 临床分类及分期是基于疾病的真实临床表征及影像学特征而提出的。

评估骨坏死严重程度最好的方式是测量坏死骨质的量和体积以及其占整体颌骨体积的百分比。全景片运用非常广泛，但其二维结构无法区分正常与病损骨质的边界，因而无法提供精确的骨病损长度或面积。CT 能够利用其三维成像技术精确地计算出病损骨质的体积及其占整个下颌骨体积的百分比，这也是评估 ORNM 严重程度最佳的方式。但因其软件及计算方式的复杂性，并未在临床工作中得到广泛的运用，这也可能是 Lyons 等选择病损骨质的最大长度（2.5 cm）作为衡量 ORNM 严重程度指标的原因之一。在本研究的分期中选择的最大直径（选自 3 个不同的方向）比 Lyons 等的最大长度能更准确地体现出骨质受损情况。以 2 cm 为骨质受损截点的原因在于其能够指导我们选择不同的治疗方式。如对于骨损最大直径超过 2 cm 的 ORNM，其真实的破坏范围可能更广，且由于颌骨切除直至流血（正常骨质的标志）这一外科标准的存在，其截骨后缺损常 > 4 cm，这就要求我们选择皮瓣来修复患者颌面部的缺损。

在新的"BS"分类分期中，除了 0 期，其余各期均涉及黏膜及皮肤的缺损情况。在 ORNM 中，骨质暴露合并口内黏膜缺损以及口外皮肤瘘管的情况很常见，也容易被理解。但在影像学上明显的死骨形成乃至病理性骨折而口内黏膜及口外皮肤仍然完整的情况相当少见，很多国内外的研究曾忽视了 ORNM 这种特殊的临床特征。国外曾有研究表明放射线诱导的骨组织坏死可起源于颌骨中心区域，逐步进展至骨皮质。这种骨侵蚀的方式较好地解释了颌骨中明显的死骨形成，甚至是病理性骨折而其被覆黏膜及皮肤仍是完整的现象。这一罕见的亚型在 Store 等的 ORNM 研究中也被证实。本研究独创性地将骨组织坏死（"B"分类）及软组织缺损（"S"分类）分别进行分类，然后再将各个亚分类合并得出新的分期系统。这种研究思维与 UICC 所创立的恶性肿瘤 TNM 分期系统存在一定的相似性。通过将"B"分类与"S"分类相结合，能够非常准确而简便地描述出 ORNM 患者的临床特征及严重程度，同时也为治疗方案的制订提供了具有价值性的指导作用。

颌骨组织的脱矿作用是一个非常缓慢的生化过程。可在影像学上观察到颌骨组织的改变，其骨质必须大量脱矿以及一定范围累及。有报道骨质脱矿至 30%~50% 时才能够在影像学上显示出其与正常骨质的边界，进而能够辨别出病损的骨质。放疗后颌骨组织脱矿 30% 以下的病例很难从影像学上对其进行诊断，患者可能也无明显的主观症状，所以骨坏死的前驱期，即我们所认为的 0 期，在临床上容易被忽视，也可能是国内外 ORNM 分期中 0 期患者比例明显偏低的原因。在我们分期系统中，8 例 0 期患者的颌骨组织在影像学上并无明显的骨质改变，但其有 ORNM 相关的骨质胀痛感（轻度 5 例，中度 3 例，其中 2 例有骨质暴露）。在接受保守治疗后，5 例患者病情得到缓解，1 例保持稳定，2 例病情恶化，发展成为Ⅰ期，证明了本研究分期系统中 0 期是Ⅰ期的前驱期，若不进行适当的干预，有可能进展成更为严重的状态。由于回顾性分析的原因，我们未能够统计 0 期进展成为Ⅰ期所经历的时间跨度。Store 等认为 0 期应该是放疗后短期内颌骨组织的急性反应，能够自行恢复。其对 0 期进行明确定义：口腔内骨质暴露而影像学上无明显的骨质改变。这种分期及定义存在一定的局限性：①若口腔内暴露的骨质是正常有活力的，如何定义？②忽略了当骨质脱矿少于 30% 且口腔内黏膜完整的情况。本研究对 0 期的定义比 Store 等提出的概念更为合理，包含了上述两种特殊且容易被忽视的情况，同时将 ORNM 相关的临床症状纳入 0 期诊断中。我们相信，有很多的 0 期患者资料因为目前概念不明确及诊断技术不全面的原因而丢失。因此建议将骨密度及骨活力测试运用于头颈部恶性肿瘤放疗后的随访中，早期发现 ORNM，早期干预，阻止疾病向更严重的方向发展。

ORNM 的治疗包括保守性的方式及手术切除。保守治疗包括抗生素、高压氧、局部护理、口腔卫生改善等。1980—1990 年，我院曾试行 ORNM 的高压氧治疗，但因其治疗效果的不明显性及昂贵的费用未能得到进一步的推广。随着功能性外科的提出，为了进一步保存下颌骨的形状与生理作用，手术的选择应由小及大，从简单地死骨移除到死骨摘除术、节段切除术、部分切除术以及最后的半侧切除术。然而，目前 ORNM 保守治疗与手术治疗的界限并不明确。

Santamaria 等曾在研究中对所有的受试对象行保守治疗试图阻止乃至逆转 ORNJ 的进展，然而效果不尽如人意，70%~83% 的患者需要进一步的手术治疗。本研究认为 ORNM 患者一旦有影像学死骨表现，对死骨进行手术切除是最好的治疗方式。有些学者也认为，保守性治疗的作用只是暂时的，手术切除应该成为 ORNJ 最主要的治疗方式。一方面，经保守性治疗后死骨并不能重新恢复活力；另一方面，死骨的蔓延可能循着栓塞血管的方向，所以死骨侵犯的范围可能远比 CT 片观察要广得多。提示我们通过手术控制死骨的蔓延，减少其对正常骨质的影响。我们 0 期患者的治疗方案为保守性治疗。对于Ⅰ期患者，死骨摘除术是首选的治疗方式，仅 2 例患者进展成为Ⅱ期，表明对于大多数Ⅰ期患者而言，死骨摘除术足以很好地控制 ORNM 的进展。这期的患者往往不需要术后重建。手术切除（方块切除或节段切除）适用于Ⅲ期患者，即骨损最大直径大于 2 cm 者。对于病损近牙槽窝且有足够的健康组织支持（避免病理性骨折）者，本研究选择方块切除，亦可称为边缘性切除。对于骨损更为广泛的病例，节段切除术则为更好的选择。手术的切缘由术前 CT 及 MR 评估和术中出现的流血骨质而定。是否行修复重建及修复重建方式的选择由术后缺损范围的大小、个体全身情况及辐照区域的受区血管情况而决定。

对下颌骨体部缺损行修复重建进而恢复其功能及美观是非常必要的。血管化骨皮瓣，如髂骨肌瓣、腓骨肌皮瓣以及肩胛骨瓣，是 ORNM 术后缺损的首选，因为其能够恢复骨的外形结构，同时可提供健康的血管化软组织，使放疗后局部组织的损失得到一定程度的缓解。骨移植的意义在于：①恢复骨的连续性。②重建牙槽骨的高度。③防止面型塌陷。④为后期的牙列修复提供足够的骨量。此外，骨肌瓣中的软组织能够提供健康的、未照射的组织以覆盖移植骨，同时也为受区提供充足的血供。对于更为复杂的口内外瘘病例，修复重建的目的在于保持口内黏膜及口外皮肤的连续性及完整性。骨肌瓣联合运用筋膜瓣修复骨组织及软组织的共同缺损是较为理想的重建方式。骨肌瓣的皮岛能够重建口内的衬里，而筋膜瓣能够修复口外的皮肤缺损。此外，股前外侧及腓骨双岛皮瓣也是较为理想的重建修复选择。

对于病理性骨折病例而言，节段切除是唯一的选择，重建的选择与Ⅱ期患者相同。本研究提出的新的分类分期系统旨在评估 ORNM 的严重程度，认为骨质破坏的程度最能够指导 ORNM 的分期。基于此，本研究相对应的治疗方案主要从去除死骨组织获得健康骨质的角度出发，使得Ⅱ、Ⅲ期患者的治疗方式存在同一性。然而，此分期系统的确能够评定 ORNM 的严重程度，且软组织缺损的分类为术后重建的选择提供了非常重要的指导作用。对于不适宜行骨瓣修复的患者，单纯软组织修复也能

够取得较好的效果，特别是下颌角及升支部的缺损。对于不适宜行皮瓣修复的患者而言，单纯手术切除也是一种可行的选择。本研究病例中骨组织坏死及软组织缺损均得到很好的解决。然而，ORNM 的进展机制仍然是谜题，于外科医师而言也是一个巨大的挑战。曾有研究表明，ORNM 的进展与死骨组织的充分切除并无直接的关系。这些或许能够解释为何各不同期治疗后的转归并无明显的差异。总体而言，ORNM 的治疗仍然是一个重大的临床课题，特别是在早期 ORNM 的诊断与干预性治疗方面。一个全面且简便的临床分类分期能够较好地评估 ORNM 的严重程度，同时为治疗方案的选择提供一定的指导作用。此分类分期系统在本机构在 ORNM 的临床治疗中体现出了很好的适用性，然而仍然需要后期的前瞻性试验研究对其进行佐证。

第三节　国内"TB"分类分期方法及治疗策略

广东省是中国鼻咽癌最高发地区，故鼻咽癌俗称为"广东癌"，放射治疗后常导致颌骨坏死。中山大学附属口腔医院刘习强、侯劲松等回顾性分析了 1993—2014 年 507 例 ORNJ 手术病例，根据软组织和骨组织破坏程度，结合国内外 ORNJ 分类分期的经验，提出基于软组织（"T"）和骨组织（"B"）破坏程度的上、下颌骨"TB"临床新分期。在这 507 例患者中，男性 307 例，女性 200 例；年龄 23~82 岁，中位年龄 50 岁，平均 50.15 岁；原发肿瘤包括鼻咽癌占 85.21%，其他头颈部恶性肿瘤包括舌癌、舌根癌、颊癌、牙龈癌、扁桃体癌、鼻腔 NK/T 淋巴瘤、甲状腺癌、鼻底癌、颌下腺导管癌、上颌窦腺样囊性癌、下颌恶性肌上皮瘤、腮腺恶性混合瘤转移等。颌骨坏死部位以下颌骨多见，其中发生在单侧下颌骨 260 例（51.28%），双侧下颌骨 39 例（7.69%）；单独上颌骨放射性骨坏死发生率约为 20%，其中 79 例（15.58%）发生在单侧，22 例（4.34%）发生在双侧；此外，有

62 例（12.23%）同时涉及单侧上、下颌骨，45 例（8.88%）涉及双侧上、下颌骨。

一、"TB"分类及分期系统

根据临床专科检查，包括软组织破坏程度、骨组织破坏程度、开口度、病变部位等，结合 CBCT 并记录骨破坏区三维方向的最大长度，研究者建立了骨组织及软组织"TB"分类方法及分期系统（表7-5，图7-12）。

二、TB 分类分期系统相应治疗策略及疗效评价

按照"TB"新分期，507 例患者中，Ⅰ期 55 例（10.85%）、Ⅱ期 174 例（34.32%）、Ⅲ期 180 例（35.50%）、Ⅳ期 98 例（19.33%）。不同分期 ORNJ 采用的手术治疗方案见表7-6。他们认为Ⅰ、Ⅱ期

表 7-5 放射性颌骨坏死的 "TB" 新分期

"TB" 分类	分期
软组织破坏（"T"）	Ⅰ期
T1：软组织完整或局部缺损，少量溢脓	T1B1
T2：软组织大面积缺损，大量死骨裸露或溢脓	Ⅱ期
骨质破坏（"B"）	T1B2，T2B1
B1：局限于牙槽突，骨破坏区最大径 ≤ 2 cm	Ⅲ期
B2：骨破坏最大径大于 2 cm，但不超过 3.5 cm	T1B3，T2B2
B3：广泛骨质破坏，病变区最大径超过 3.5 cm，出现大块游离死骨或病理性骨折	Ⅳ期
	T2B3

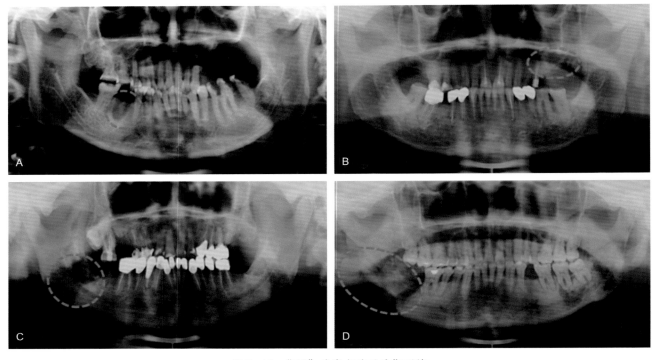

图 7-12 "TB" 分类方法及分期系统
A. Ⅰ期。B. Ⅱ期。C. Ⅲ期。D. Ⅳ期

病例绝大部分可采取死骨刮治、扩大摘除或颌骨方块切除术，少部分行单纯颌骨节段性切除术，极少部分Ⅱ期患者行颌骨节段性切除后，同期行腓骨肌皮瓣或游离骨移植修复。约 50% 的Ⅲ期病例采取死骨刮治、扩大摘除或颌骨方块切除术，其余部分病例则行颌骨节段性切除并同期予组织瓣修复。相反地，大多数Ⅳ期患者（79.59%）选择了更积极的治疗，即在颌骨节段性切除的同期，根据软硬组织缺损情况选择性行腓骨肌皮瓣或多种软组织瓣修复。结合多年的临床经验总结，认为单纯的保守治疗效果较差，绝大多数情况下只能起到短期内部分缓解 ORNJ 病情的作用，但无助于治愈疾病。简单死骨刮治术只对早期局限性 ORNJ 有效。对于Ⅲ、Ⅳ期的 ORNJ 患者如出现皮瘘流脓、严重张口受限或病理性骨折时，单纯刮治和死骨扩大摘除只能暂时缓解症状。因此，对 ORNJ 尤其是Ⅲ、Ⅳ期患

者，应在控制感染的前提下，积极进行外科手术治疗，彻底切除病变颌骨和周围坏死的软组织，从而提高 ORNJ 的治愈率。特别是近年来，随着功能性外科理念的提出、显微外科技术和各种游离组织瓣的广泛应用、数字化功能重建技术和种植技术的逐渐推广，为 ORNJ 术后缺损的功能性修复重建提供了有力的支撑。

依据"TB"新分期及选择对应的手术方式后，均可获得较好的治疗效果（表 7-7）。尽管Ⅰ、Ⅱ期病例大多采取相对保守的手术治疗方式，包括死骨刮治、扩大摘除或颌骨方块切除术，治愈率仍可达到 71.18% 左右。Ⅲ、Ⅳ期病例则多采取更为积极的节段性颌骨切除，同期给予组织瓣修复，所以尽管病损严重，同样获得了较满意的疗效，治愈率达 82.25% 以上。

三、放射性颌骨坏死"TB"新分期的优缺点

该研究分别针对软组织（"T"）和骨组织（"B"）两个研究对象，参考国内外众多学者，特别是何悦等的分类思路，结合颌骨解剖特点和本组病例的临床特征，尝试应用 CBCT 定量评估骨组织的破坏程度，首次提出 ORNJ "TB" 新分期。依据 "TB" 新分期，本研究将入组的 507 例病例进行分类分期，并进一步比较、分析不同分期病例与临床手术治疗方式的选择、治疗效果以及术后并发症的关系。结果发现，随临床分期不同，病损越严重，需要相应采取更为积极彻底的手术方式以保证疗效；但与此同时，病损（分期）越严重的患者，术后发生并发症的风险也越大。这说明 "TB" 分期能较为合理地判断病损程度，通过将定性与定量评估相

表 7-6 不同分期放射性颌骨坏死相应手术治疗方案评价

手术方法	Ⅰ期	Ⅱ期	Ⅲ期	Ⅳ期	合计
死骨刮治、扩大摘除、方块切除	46	137	92	20	295
单纯节段切除	9	26	61	46	142
节段性切除并同期修复					
腓骨肌瓣	0	6	22	26	54
游离肋骨	0	3	3	1	7
游离髂骨	0	2	0	0	2
胸大肌皮瓣	0	0	1	3	4
其他皮瓣	0	0	1	2	3
合计	55	174	180	98	507

表 7-7 不同分期放射性颌骨坏死治疗效果评价

手术效果	Ⅰ期	Ⅱ期	Ⅲ期	Ⅳ期	合计
治愈	49	114	121	68	352
好转	1	41	39	20	101
稳定	2	9	16	5	32
进展	3	10	4	5	22
合计	55	174	180	98	507

结合，可相对准确地对 ORNJ 病例分类分期，有利于对患者进行术前评估，具有较强的临床可操作性和应用价值。不仅如此，该方法还可较好地运用于患者治疗方案决策指导以及预后评估，值得在临床工作中推广应用。需要指出的是，从本研究结果可知，对 ORNJ 进行分类分期和术前评估时，必须考虑风险因素的作用，而目前中山大学附属口腔医院所建立的"TB"新分期尚缺乏对风险因素的评估及相应的、规范化的评价标准。这需要在今后的研究中筛选出 ORNJ 预后危险因素，将其与"TB"分期整合，建立更为完善科学的 ORNJ 分类分期评估体系。此外，新分期中对组织损害的定性和定量评估标准还需要通过扩大样本量进一步验证。

（刘忠龙　何悦　刘习强）

参 考 文 献

[1] MARX R E. A new concept in the treatment of osteoradionecrosis[J]. Journal of oral and maxillofacial surgery: official journal of the American Association of Oral and Maxillofacial Surgeons, 1983, 41(6): 351-357.

[2] COFFIN F. The incidence and management of osteoradionecrosis of the jaws following head and neck radiotherapy[J]. The British journal of radiology, 1983, 56(671): 851-857.

[3] MORTON M E. Osteoradionecrosis: a study of the incidence in the North West of England[J]. The British journal of oral & maxillofacial surgery, 1986, 24(5): 323-331.

[4] EPSTEIN J B, WONG F L, STEVENSON-MOORE P. Osteoradionecrosis: clinical experience and a proposal for classification[J]. Journal of oral and maxillofacial surgery: official journal of the American Association of Oral and Maxillofacial Surgeons, 1987, 45(2): 104-110.

[5] GLANZMANN C, GRATZ K W. Radionecrosis of the mandibula: a retrospective analysis of the incidence and risk factors[J]. Radiotherapy and oncology: journal of the European Society for Therapeutic Radiology and Oncology, 1995, 36(2): 94-100.

[6] CLAYMAN L. Clinical controversies in oral and maxillofacial surgery: Part two. Management of dental extractions in irradiated jaws: a protocol without hyperbaric oxygen therapy[J]. Journal of oral and maxillofacial surgery: official journal of the American Association of Oral and Maxillofacial Surgeons, 1997, 55(3): 275-281.

[7] STORE G, BOYSEN M. Mandibular osteoradionecrosis: clinical behaviour and diagnostic aspects[J]. Clinical otolaryngology and allied sciences, 2000, 25(5): 378-384.

[8] SCHWARTZ H C, KAGAN A R. Osteoradionecrosis of the mandible: scientific basis for clinical staging[J]. American journal of clinical oncology, 2002, 25(2): 168-171.

[9] NOTANI K, YAMAZAKI Y, KITADA H, et al. Management of mandibular osteoradionecrosis corresponding to the severity of osteoradionecrosis and the method of radiotherapy[J]. Head & neck, 2003, 25(3): 181-186.

[10] TSAI C J, HOFSTEDE T M, STURGIS E M, et al. Osteoradionecrosis and radiation dose to the mandible in patients with oropharyngeal cancer[J]. International journal of radiation oncology, biology, physics, 2013, 85(2): 415-420.

[11] KARAGOZOGLU K H, DEKKER H A, RIETVELD D, et al. Proposal for a new staging system for osteoradionecrosis of the mandible[J]. Medicina oral, patologia oral y cirugia bucal, 2014, 19(5): e433-e437.

[12] LYONS A, OSHER J, WARNER E, et al. Osteoradionecrosis--a review of current concepts in defining the extent of the disease and a new classification proposal[J]. The British journal of oral & maxillofacial surgery, 2014, 52(5): 392-395.

[13] 何悦, 代天国, 田卓炜, 等 . 一种新的放射性颌骨坏死的临床分类分期——120 例临床分析 [J]. 中国口腔颌面外科杂志 , 2014, 12(03): 215-222.

[14] 何悦, 刘忠龙, 代天国, 等 . 放射性下颌骨坏死的 BS 临床分类及治疗策略 [J]. 中国肿瘤临床 , 2015, 42(16): 817-826.

[15] 刘舒畅, 胡静, 侯劲松, 等 . 507 例放射性颌骨坏死回顾性分析及临床新分期的建立：单一中心 20 年经验 [J]. 中华口腔医学研究杂志 (电子版), 2016, 10(05): 337-342.

[16] 刘习强, 黄洪章, 曾融生, 等 . 368 例放射性颌骨坏死的临床分析 [J]. 中国口腔颌面外科杂志 , 2007, 03: 176-179.

[17] HE Y, LIU Z, TIAN Z, et al. Retrospective analysis of osteoradionecrosis of the mandible: proposing a novel clinical classification and staging system[J]. International journal of oral and maxillofacial surgery, 2015, 44(12): 1547-1557.

[18] SHAW R, TESFAYE B, BICKERSTAFF M, et al. Refining the definition of mandibular osteoradionecrosis in clinical trials: the cancer research UK HOPON trial (Hyperbaric Oxygen for the Prevention of Osteoradionecrosis)[J]. Oral oncology, 2017, 64: 73-77.

[19] MANZANO B R, SANTAELLA N G, OLIVEIRA M A, et al. Retrospective study of osteoradionecrosis in the jaws of patients with head and neck cancer[J]. Journal of the Korean Association of Oral and Maxillofacial Surgeons, 2019, 45(1): 21-28.

[20] KOLOKYTHAS A, RASMUSSEN J T, REARDON J, et al. Management of osteoradionecrosis of the jaws with pentoxifylline-tocopherol: a systematic review of the literature and meta-analysis[J]. International journal of oral and maxillofacial surgery, 2019, 48(2): 173-180.

[21] ROMMEL N, KESTING M R, ROHLEDER N H, et al. Surgical management of severe osteoradionecrosis of the mandibular bone by

using double free flap reconstruction[J]. Journal of cranio-maxillo-facial surgery: official publication of the European Association for Cranio-Maxillo-Facial Surgery, 2018, 46(1): 148-154.

[22] SATHASIVAM H P, DAVIES G R, BOYD N M. Predictive factors for osteoradionecrosis of the jaws: a retrospective study[J]. Head & neck, 2018, 40(1): 46-54.

[23] RIVERO J A, SHAMJI O, KOLOKYTHAS A. Osteoradionecrosis: a review of pathophysiology, prevention and pharmacologic management using pentoxifylline, alpha-tocopherol, and clodronate[J]. Oral surgery, oral medicine, oral pathology and oral radiology, 2017, 124(5): 464-471.

[24] KUHNT T, STANG A, WIENKE A, et al. Potential risk factors for jaw osteoradionecrosis after radiotherapy for head and neck cancer[J]. Radiation oncology (London, England), 2016, 11: 101.

[25] KUO T J, KO W T, CHANG Y C, et al. Risk of osteoradionecrosis in head and neck cancers: comparison between oral and non-oral cancers[J]. Oral oncology, 2016, 59: e10-e11.

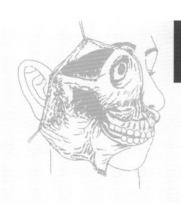

第八章

放射性颌骨坏死的
非手术治疗

第一节　创口处理

放射性颌骨坏死在临床上常以颌骨慢性坏死和感染为主要特征，主要表现为局部红肿、疼痛、开口受限、面部软组织瘘管、死骨外露，严重时可出现病理性骨折，继发感染后瘘管口长期溢脓，经久不愈。由于对 ORNJ 病因、临床分期的认识还存在一定分歧，对不同患者应该采取何种治疗措施，迄今尚无统一标准。一般认为，保守治疗如高压氧治疗、抗生素治疗仅对部分早期 ORNJ 病例有效。对于严重的 ORNJ，主要还是采用手术治疗。在手术治疗前，应对局部创口进行适当处理，尽量减轻局部炎症程度，防止感染进一步发展。对于继发多间隙感染患者，术前应尽量排脓，避免手术后感染局部或全身扩散。由于 ORNJ 患者口腔及颌面部软组织也受到不同程度放射线损害，局部血运有不同程度障碍，抗感染能力差，手术后创口易出现愈合缓慢、局部坏死、创口裂开、渗液流脓等，此时针对术后创口愈合情况进行适当处理，促进创口愈合和患者康复。根据颌骨 ORNJ 的"BS"分类、分期标准，不同临床分期的 ORNJ 和局部创口，可采用不同的处理方法。

一、0 期 ORNJ 患者的局部处理

由于 0 期颌骨 ORNJ 患者的皮肤及黏膜无明显破损（图 8-1），临床上应以门诊密切观察为主，并注意保持口腔卫生，定期牙周洁治，及时治疗病灶牙。如患牙无法保留，为避免局部炎症引起颌骨病变，可考虑在适当处理的前提下拔除病灶牙。拔除病灶牙后应对拔牙创及周围炎性肉芽组织进行彻底清理，关闭创口前应充分松解周围牙龈及黏膜组织，严密缝合创口。应特别注意创口应在无张力情况下进行缝合，同时全身应用抗菌药物预防感染。抗菌药物以抗需氧菌药物为主，酌情考虑联合应用抗厌氧菌药物。2 周后拆除缝线，创口愈合期间避免刺激（如假牙、烟草、酒精等），保持口腔卫生。对于创口较大、周围软组织弹性差、软组织量不足、直接拉拢缝合较为困难的创口，可考虑在局部创口覆盖碘仿纱条并充分固定，10~14 天后再拆除碘仿纱条。拆除碘仿纱条后，只要骨创面有肉芽组织覆盖，一般可以二期愈合。需要指出的是，对

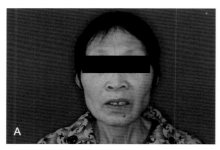
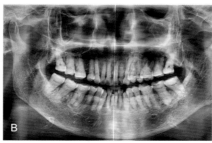
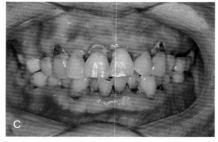
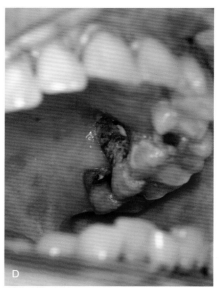

图 8-1　0 期 ORNJ 患者
A. 皮肤放疗后改变，但无明显破损。B. X 线片上显示左上后牙区轻微骨密度降低，左上第一磨牙周膜间隙增宽。C. 放疗术后多发继发性龋。D. 左上第一磨牙腭侧牙龈退缩，牙根暴露，无保留价值

于头颈部放疗后存在牙周及根尖感染又无法保留的病灶牙，对避免因局部感染诱发 ORNJ 有积极的意义。但在拔牙前、拔牙过程中及拔牙后都应特别注意创口的恰当处理，同时要全身辅助应用抗菌药物，以尽可能预防局部创口感染。

二、对骨外露创口的处理

若 ORNJ 患者已经有局部黏膜或皮肤破损、颌骨外露，但创口无明显感染表现，手术治疗前可每天用生理盐水或 3% 过氧化氢溶液局部冲洗 2~3 次，保持口腔卫生，避免继发感染。对于已经继发创口感染，出现局部软组织肿胀、流脓、瘘道形成、死骨外露等表现的病例，在手术治疗前应尽量控制局部感染，以避免或减少术后感染局部或全身扩散的可能，因此，该类患者手术前的局部创口处理非常重要。一般应在术前控制感染后再考虑手术，尤其是 ORNJ 继发感染、局部脓性分泌物明显的患者（图 8-2）。需特别注意及时清洁伤口、更换敷料，不可让污染的敷料长时间覆盖创口，造成细菌大量生长。创口可用生理盐水或 3% 过氧化氢溶液每天局部清洗或冲洗 2~3 次。对于伴发多间隙感染的 ORNJ 患者，应局部切开排脓（图 8-3），放置引流管，保证引流通畅，充分引流。可每日局部生理盐水冲洗，同时全身应用抗生素，待局部感染控制后再考虑手术治疗。对于口内外相通的情况，可在口内瘘口处填塞碘仿纱条，减少唾液流出，减轻局部刺激和炎症。

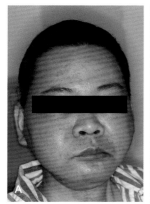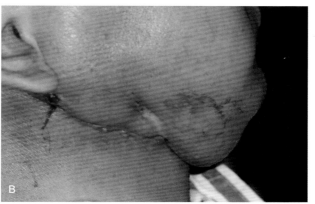

图 8-2　右下颌骨 ORNJ 患者伴多间隙感染
A. 右面部软组织肿胀明显。B. 右颌下皮肤多个瘘口伴流脓

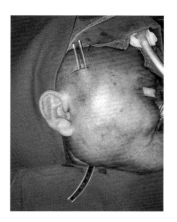

图 8-3　右下颌骨 ORNJ 伴多间隙感染局部切开排脓

三、对术后无渗出创口的处理

对 ORNJ 患者行手术治疗，彻底清除病变骨组织和坏死软组织后，若术后创口愈合过程中出现局部创口裂开或局部软组织坏死，导致局部健康骨外露或局部死腔形成，但渗出不明显患者，经生理盐水局部冲洗、常规消毒后，局部创口组织外露处可予碘仿纱布覆盖或在无效腔填塞碘仿纱条，以保护创面，隔绝外界刺激，促进肉芽生长（图 8-4），直至伤口逐步愈合。填塞碘仿纱条时应注意手法轻柔，填塞无效腔不必过于严密，避免填塞过程中力量过大导致已愈合创口裂开。另外，还需要注意碘仿纱条填塞时机，对于同期行血管化游离皮瓣移植的病例，需要考虑填塞碘仿纱条是否会压迫游离皮瓣的血管蒂，偶尔会出现因为填塞或抽出碘仿纱条不当引起血管吻合口破裂导致大出血的情况。一般建议术后 2 周血管化游离皮瓣与周围正常组织基本愈合后再填塞碘仿纱条较为安全。当然，若皮瓣血管蒂位置与创口愈合不佳部位无明显关系，则无须考虑填塞碘仿纱条对血管化游离皮瓣血管蒂的影响。创口愈合过程中可酌情使用抗纤维化药物辅助创口愈合。目前推荐的抗纤维化药物包括己酮可可

碱和维生素 E，己酮可可碱可通过抑制 TNF-α，抑制炎症反应，并提高胶原酶的活性，维生素 E 能清除氧自由基，两种药物协同应用可起到较好的抗纤维化作用。总之，对于 ORNJ 术后局部创口愈合不佳的患者，其处理原则是保持局部创口干洁，隔绝外界刺激，消灭无效腔，促进局部新鲜肉芽组织生长，以达到二期愈合的目的。

四、术后炎性渗出明显创口的处理

对于术后创口裂开或局部愈合不佳、伤口渗出明显的患者，可每天给予生理盐水冲洗 2~3 次，局部碘仿纱布覆盖或在无效腔填塞碘仿纱条，保持创口干洁，根据伤口渗液情况，酌情调整更换碘仿纱的周期。一般开始应用碘仿纱条局部覆盖创口或无效腔填塞时，碘仿纱条应每天更换，观察局部渗出情况有无好转。若渗出液逐渐减少，可逐渐延长更换碘仿纱条的周期。若创口无明显渗出液，可间

隔 10~14 天更换碘仿纱条。若局部渗出明显或暴露创口过大，不适合局部碘仿纱覆盖，可予以局部创口持续闭式引流（图 8-5），以保持局部创口干洁，减少局部创口渗出，并给予局部软组织适当的压力，使软组织贴合而有利于组织愈合。待创口暴露范围变小或渗出减少后，再改用碘仿纱条覆盖，定期更换敷料，直至创口愈合。大量的临床病例证实，对于 ORNJ 术后局部创口愈合不佳、局部渗出明显的患者，保证引流通畅至关重要。引流不通畅，局部渗出液积聚，不利于创口愈合，易引起继发感染。应每天采用生理盐水进行局部冲洗，以减轻局部创口炎性刺激，为创口二期愈合创造条件。

五、封闭式负压引流技术的应用

封闭式负压引流技术是一种新型的创面治疗技术，能够有效治疗创面伤口，被广泛用于普通外科和骨科患者，而在口腔颌面外科的应用不多。它的

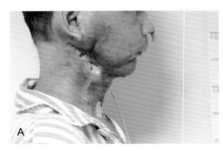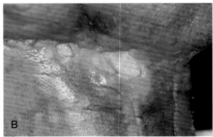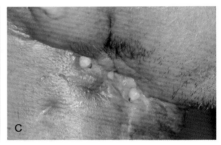

图 8-4　ORNJ 术后创口愈合
A，B. ORNJ 患者右下颌骨切除术后局部创口裂开。C. 创口填塞碘仿纱条后 2 周创口肉芽形成

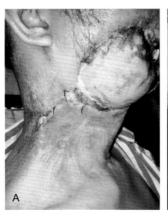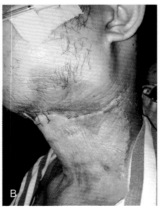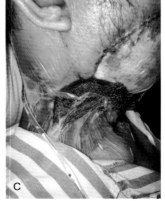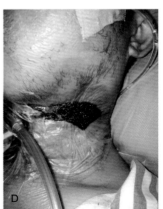

图 8-5　ORNJ 术后局部创口愈合不佳予以闭式引流
A，B. ORNJ 患者创面不愈。C，D. 给予创面持续闭式引流

工作原理是：首先将伤口使用聚乙烯酒精水化海泡沫敷料覆盖或填充皮肤、软组织创面；再用生物半透明膜对其进行密封，使其成为一个密闭空间；最后再把引流管接通负压源，通过可控制负压将伤口中的渗出物和坏死组织引流出来，清理污染部位，促进机体微循环系统，刺激肉芽组织生长，缓解患者伤口的肿胀程度，减少经常换药给患者带来的痛苦。

具体使用方法如下：彻底清创或清除皮肤感染组织，将封闭负压引流的敷料按创面大小修剪并贴附于创面，用纱布擦净周围皮肤，使用生物半透性薄膜封闭整个创面和敷料。负压吸引装置连接敷料的硅胶管，调节负压吸引状态保持负压恒定，这时可明显看到敷料及薄膜塌陷。密切观察负压封闭情况，开始行封闭负压引流后应每天打开敷料，观察引流液性状，至引流液逐渐减少后可视情况3~4天更换敷料及生物膜。若创口无明显渗液，可7天更换敷料直至创口新鲜肉芽生长。封闭式负压引流关键在于需要保持持续负压，考虑口腔颌面部创口不同于四肢及身躯处，创口常需从颈部经下颌骨下缘延伸至颜面部，不处于同一平面，因此，如何保持生物膜的封闭性至关重要。对于ORNJ术中行同期血管化皮瓣游离移植的患者，封闭式负压引流选择的时机也需谨慎，应用时应保证皮瓣血运通畅，避免过早使用封闭式负压引流，导致血管化皮瓣的血管蒂受压而引起皮瓣血管危象的发生。一般建议术中同期行血管化游离皮瓣移植的病例使用封闭式负压引流技术需应术后2周进行，这样才能保证皮瓣在血管蒂受压情况下的血运通畅。封闭式负压引流技术在口腔颌面外科的应用效果正日益受到关注，根据我们的经验，封闭式负压引流技术能有效减少局部渗出，保持渗出液引流通畅，同时促进局部软组织贴合，减少无效腔，促进新鲜肉芽生长，值得在口腔颌面外科创口处理中推广应用。

第二节　高压氧治疗

高压氧治疗（HBO）是在超过1个大气压的高压环境下，通过吸入氧气对疾病进行治疗的方法。该方法可有效增加氧气在血液中的溶解量及其在组织中的扩散和储备。高压氧可以单独作为某些疾病的保守治疗方法，也可以作为疾病的辅助治疗手段。目前，没有证据显示高压氧治疗会诱发或促进癌症的发生。Feldmeier等的回顾性临床资料证实，间歇性高压氧治疗对肿瘤原发灶和转移灶的生长都没有促进作用。高压氧另一种临床应用方式是与放射治疗相结合，在放疗过程中以两种形式发挥作用：①作为增敏剂在放疗前或放疗过程中使用，可致敏低含氧肿瘤细胞，提高放射治疗效果。②直接使用高压氧减轻或消除放射损伤引起的相关症状。1973年，Mainous等首次报道将高压氧应用于ORNJ临床治疗，取得了较好疗效，其后高压氧在ORNJ治疗中得到广泛应用。但随着临床资料的累积，其确切疗效逐渐受到一定质疑，特别是对严重ORNJ病例，目前认为其疗效有限。

一、高压氧治疗方式

高压氧治疗在密闭耐压的高压氧舱内进行。通过向舱内输入高压氧或空气，使舱内形成高压环境，患者在舱内吸氧以增加组织的氧储量。高压氧治疗一般经过加压、稳压吸氧、减压等3个阶段。对于头颈鳞癌放疗后ORNJ患者，其基本治疗流程如下：在0.2 MPa压力下纯吸氧40分钟，间隔10分钟重复吸氧40分钟，1次/天，10次为1个疗程。第一阶段共4个疗程，半年后可酌情进行第二阶段治疗。也有报道采用0.1 MPa的治疗压力，治疗时间为80分钟/次，其中升压20分钟，稳压40分钟，减压20分钟。氧气浓度为80%，1次/天，

12 天为一个疗程。需重复治疗者，间隔 5~7 天再进入下一疗程。

二、高压氧治疗禁忌证

（一）相对禁忌证

高压氧治疗相对禁忌证包括癫痫、上呼吸道感染、慢性鼻窦炎、幽闭恐惧症、活动性出血、血压过高以及有自发性气胸病史的患者。由于氧气是一种血管收缩剂，高压氧治疗有可能增加心脏后负荷，因此，对于射血分数小于 30% 的患者，充血性心力衰竭也是高压氧治疗的相对禁忌证。

（二）绝对禁忌证

高压氧治疗的绝对禁忌证包括：视神经炎、先天性肺病、未经治疗的气胸、控制不良的慢性心力衰竭，以及大疱性肺病病史患者。其中，高压氧治疗最严重的禁忌证是未被识别和（或）未经治疗的气胸，这种气胸在舱内压力下可进一步恶化。

三、高压氧治疗并发症

高压氧治疗是较为安全的治疗方式，只要把握好禁忌证，一般不会出现严重不良反应。而且高压氧治疗不良反应总体发生率较低，且多数可逆。在高压氧治疗期间，由于压力诱导的晶状体变形，患者可能会出现进行性近视，但该症状通常在治疗终止后 6 周内发生逆转并自愈。高压氧治疗还可导致白内障成熟加快，但不会诱发新的白内障。耳或鼻窦气压性创伤是另一种常见不良反应，尤其是老年患者，但大多数病例创伤轻微，并可自愈。高压氧治疗过程中由于氧毒性会引起严重不良反应，包括癫痫发作、充血性心力衰竭加重、肺水肿以及视网膜改变，但这些不良反应都非常罕见。根据统计，高压氧治疗引起的暂时性近视、中耳气压伤、气胸、动脉型空气栓塞、惊厥型氧中毒、肺型氧中毒、急性肺水肿以及急性病毒性感染加剧等症状，在全球的发生率约为 7.8%。

四、高压氧治疗的生理机制

在组织修复及伤口愈合过程中，需氧量和氧气利用率均会增加，而伤口慢性缺氧也会导致伤口愈合不良或不愈合。增加缺氧组织的氧气供应则有利于伤口愈合和组织修复。根据亨利定律，气体在溶液中溶解量与其分压成正比。因此，在高压氧治疗中给予 100% 的氧气并升高压力即可增加患者血清中的可溶解氧气量。采用高压氧治疗时动脉氧分压往往超过 2 000 mmHg，组织中氧含量也可达到 200~400 mmHg。由于氧气不能在组织中储存，每天的高压氧治疗可以为损伤部位供应足够的氧气，从而促进伤口愈合进程。氧浓度上升还可增加活性氧和活性氮的产生，活性氧和活性氮在促进新生血管形成、促进基质形成，以及抑制炎症信号通路中均发挥重要作用。

在局部，活性氧和活性氮的存在标志着伤口生长因子生成增加，其中包括血管内皮生长因子、转化生长因子 -β_1 和血管生成素 -2 等。虽然有研究表明，低氧能刺激新生血管形成，但新血管的最终形成却有赖于正常的氧合水平，长期的慢性缺氧实际上也会抑制新生血管的形成过程。虽然有人担心过量活性氧会产生不良作用，但研究表明，机体抗氧化防御机制可以有效避免高压氧治疗产生的有限量活性氧的损伤。高压氧疗法还可作用于远离伤口的组织来促进创口新生血管形成。氧气的增加会增加骨髓中一氧化氮的合成，这种刺激可促进健康人、糖尿病患者及放射治疗患者骨髓中血管生成干细胞 / 祖细胞的动员，诱导更多干细胞聚集到皮肤伤口，从而加速血管形成。此外，高氧还可增进内皮祖细胞功能，使得它们一旦到达伤口部位，就能快速分化为毛细血管内皮细胞。

细胞外基质形成是与新生血管形成密切相关的氧依赖过程。高压氧治疗通过促进成纤维细胞生长因子的产生，导致成纤维细胞迁移和增殖。氧含量的增加刺激成纤维细胞快速增殖，也使之以更高速率产生胶原，并增强胶原交联以提高组织抗损伤能力。

高氧状态还能通过影响三种主要炎症细胞（巨噬细胞、白细胞和中性粒细胞）来减轻炎症反应，并通过诱导血管收缩来减轻局部水肿。高压氧影响巨噬细胞有两种不同方式：首先，在动物和人类研究中，高压氧治疗可以通过单核巨噬细胞降低促炎细胞因子的表达。其次，高压氧治疗还可通过促进巨噬细胞趋化来帮助伤口部位细胞碎片的清除。氧气的增加也增强了白细胞的杀菌活性。最后，高压氧治疗还能抑制人和动物中性粒细胞 β_2 整合素的黏附，这一机制可在不降低中性粒细胞抗菌功能的情况下，减轻组织再灌注损伤。

此外，高压氧治疗也可提高氧的渗透性，增加组织有效含氧量，促进毛细血管增殖，加速侧支循环形成，提高白细胞活动力，并促进成骨，从而加速病变软硬组织的修复愈合。高压氧能够克服因微血管逐渐丧失所导致的辐照组织慢性缺氧改变；阶段性的高压氧治疗能逐步诱导结缔组织、毛细血管，以及上皮的再生。高压氧治疗也可以通过增加"血液－组织"氧梯度为缺氧组织带来氧气，防止受照射组织坏死，促进受照射组织重建，加快损伤组织的愈合。局部氧浓度的提高还可抑制厌氧菌的生长与繁殖，对伤口感染控制起到一定作用。此外，在放疗过程中联合应用高压氧治疗，可以提高肿瘤细胞的氧张力，使乏氧的肿瘤对放射线更加敏感。

五、高压氧对不同放射损伤的治疗效果

尽管放射治疗是许多恶性肿瘤的有效治疗方式，但对肿瘤周围正常组织也会产生不同程度的辐射损伤，该损伤可在放射治疗后数月至数十年内长期存在。由于微脉管系统纤维化可导致组织缺血，若没有足够的氧合作用，组织就不能维持正常功能和完整性，溃疡和放射性坏死的范围就会进一步扩大。临床上，放疗诱发的严重并发症不止 ORNJ，还包括喉坏死、皮肤软组织坏死、膀胱炎以及放射诱发的直肠炎等。高压氧治疗可以增加组织中的氧输送，因此常作为针对此类放射损伤的辅助治疗方式。2012 年，一篇关于高压氧治疗晚期放射性组织损伤的 Cochrane 综述分析了 11 项随机对照试验，认为高压氧治疗可改善头颈部、直肠和肛门放射损伤患者的预后，其中包括下颌骨部分切除并行局部缺损显微外科重建患者的预后。

高压氧治疗的近期疗效包括收缩血管、减轻水肿、激活吞噬作用以及抗炎作用。长期疗效包括通过成纤维细胞诱导胶原蛋白生成、新骨生成以及新生血管形成等。诱导形成的新生血管可以在高压氧治疗 8 个疗程后检测到。在一些部位，经过 20 个疗程后组织内血管分布可达到未照射区域血管量的 80%~85%。高压氧治疗引起的组织氧气压力变化在很大程度上是永久性的，Mayer 等研究发现，在高压氧治疗后的第 3 年，组织中氧气压力仍可维持在治疗结束时 90% 的水平。另外，高压氧治疗可在灌注不良的组织中产生足够氧分压，提高纤维母细胞活性，促进胶原生成，为毛细血管萌芽和新血管形成创造基质。在低氧骨组织和软组织内提高氧分压，可显著促进毛细血管的生成和生长、成纤维细胞的增殖，以及胶原的合成。因此，高压氧治疗不仅可以用来对抗放射损伤引起的软硬组织不良反应，也有利于提高颌面部缺损显微外科重建手术的疗效。

乳腺癌放疗后容易出现乳腺和手臂区淋巴水肿、臂丛病变以及胸壁软组织和骨组织坏死等晚期效应。高压氧治疗虽然对放射性胸壁坏死无明显改善，但可减少或减轻局部淋巴水肿。

六、高压氧对 ORNJ 的治疗效果

自 1973 年 Mainous 等首次报道以来，高压氧对 ORNJ 的治疗作用在很长时间内得到了广泛认可。当时认为，高压氧治疗可以减轻患者疼痛，促进骨组织愈合，促进死骨快速松解分离，减慢软硬组织病理性破坏，并刺激软硬组织血管再生，进而改善放射损伤引起组织低氧、低细胞、低血管的"三低状态"，因此其治疗作用具有充分的理论依据。2002 年，Feldmeier 对 14 篇文献进行系统综述，其中 13 篇文献支持高压氧对 ORNJ 的治疗作用。2002—2010 年，Hampson 等对 43 名 ORNJ 患者进行前瞻性研究，发现 94% 的患者预后明显改善。2012 年，Bennett 等的回顾分析表明，高压氧治疗在预防 ORNJ 创口裂开、促进黏膜愈合方面有积极影响。Maier 等认为，单纯高压氧治疗和单纯手术治疗 ORNJ，其治疗成功率相当。

但是，并非所有回顾分析和临床研究均支持高压氧对 ORNJ 的治疗作用。2001 年，David 等单纯采用高压氧治疗 ORNJ，19 名患者中 7 例（37%）完全康复。而在使用高压氧进行辅助治疗，同时接受死骨切除术的 20 名患者中 18 例完全康复（90%），同时接受颌骨部分切除术的 12 名患者中 11 例（92%）完全康复。由此可见，单纯高压氧治疗还远不能代替必要的手术治疗。2004 年，Annane 等进行了一项前瞻性、双盲、随机对照的多中心临床试验，结果因单纯高压氧治疗组结局明显较差而提前终止。其后，随着临床资料的逐步累积及其病因学研究的深入，特别是纤维萎缩机制的提出，单纯高压氧治疗的疗效逐渐受到一定程度的质疑。特别是对严重 ORNJ 病例，目前认为，单纯高压氧的治疗作用非常有限。

七、高压氧对颌面其他骨骼放射性坏死的治疗效果

关于高压氧对颌面部其他骨骼放射性坏死的治疗效果，文献报道也不尽一致。2000 年，Vudiniabolaetal 等采用高压氧对 14 例颌面部其他骨骼放射性坏死患者进行治疗，最长随访 13 年，取得较好疗效。2009 年，Metselaar 等对 4 名外耳道放射性骨坏死患者进行高压氧治疗，报道效果也较为满意。2014 年，Sharon 等对 33 例颞骨放射性骨坏死患者行高压氧治疗，发现高压氧在控制耳瘘、耳痛、听力丧失等方面效果显著，但并不能清除裸露死骨，这种情况下仍需进行手术治疗。由于相关文献对骨坏死的严重程度没有准确的描述，因此，其效率评价的客观性和准确性值得探讨。

八、高压氧在放疗后拔牙及种植体植入中的应用

（一）高压氧在放疗后拔牙中的应用

目前大多数相关研究都是队列研究，而不是随机对照试验。因此，对高压氧预防 ORNJ 真正疗效

的评估可能会有失准确。1985 年，Marx 完成了一组应用高压氧预防 ORNJ 的前瞻性随机试验，结果发现，在放疗后下颌骨需要拔牙的高危人群中，术前采用高压氧治疗组 ORNJ 发生率为 5.4%，抗菌药物组发生率为 29.9%（$P=0.005$），因此认为，高压氧治疗是放疗后预防组织创伤导致骨坏死的必要措施。但在 2000 年，Maier A 等回顾性分析了 41 例晚期 ORNJ 患者的临床资料，认为仅用清创和抗菌药物治疗的晚期 ORNJ 患者与接受清创、抗菌药物和术后高压氧治疗的患者，其临床愈合并无差异。另一篇 2012 年发表的 Cochrane 系统综述也认为，高压氧预防拔牙后放疗区发生 ORNJ 的作用有限。

（二）高压氧在放疗后种植体植入中的应用

种植体植入可提高无牙颌和牙列缺失患者的生活质量。有研究认为，放射治疗并不是种植体植入绝对禁忌证。1992 年，Granström 等对 78 例种植体植入患者进行了为期 16 年的随访，其中非放疗患者种植失败率为 13.5%，放疗患者为 53.7%，而接受高压氧治疗的放疗患者则为 8.1%，因此认为，高压氧治疗对种植体存活率有积极影响。但 2006 年 Pieter 对 26 名患者进行对照研究，结果发现未接受过高压氧治疗的患者种植体存活率反而更高。Chambrone 等在 2013 年的一篇系统性综述中也认为，高压氧治疗并不能提高种植体存活率。Esposito 等同样认为高压氧治疗不能为放疗后患者种植治疗带来益处。因此，在头颈部放疗患者种植治疗前是否应行高压氧治疗，目前仍未达成共识。

九、高压氧对放疗患者生活质量的影响

2008 年，Harding 等通过多种问卷对接受过高压氧治疗的放疗患者的生活质量进行了评估，结果发现，患者的局部疼痛和口干症状明显减少，咀嚼能力和整体健康水平得到改善。他们认为，高压氧治疗可以显著改善该类患者的生活质量。然而他们的研究缺乏对照病例。此前，Schoen 等也分析了高压氧治疗对放疗患者生活质量的影响，研究比较了

预防性使用抗生素治疗的同时，使用或不使用高压氧治疗患者的生活质量。研究显示，单独预防性使用抗生素组患者的总体生活质量更好。高压氧治疗耗费了更多时间和金钱，加上治疗相关并发症的发生，均降低了该组患者的总体生活质量。

十、高压氧治疗研究的局限性及其争议

目前，临床上高压氧的使用在一定程度上主要是基于既往经验，尚缺乏有说服力的科学依据，因此，不同研究很难就其有效性达成共识。虽然有随机对照研究认为高压氧可以有效预防放疗后拔牙诱发的 ORNJ，但该研究缺少恰当的对照组，且该结论与 Annane 等的结果也不一致，后者甚至认为高压氧疗法对 ORNJ 治疗有负面影响。然而，以上两项研究涉及的样本量均较小（约 30 名患者），而且没考虑到患者治疗前口腔状况和 ORNJ 严重程度，因此，两者说服力有限，还无法对高压氧预防和治疗 ORNJ 的确切疗效得出可靠结论。

近年来，越来越多药物被应用于 ORNJ 临床治疗，如外周血扩张剂己酮可可碱、维生素 E 和氯膦酸盐等。这些治疗的理论基础不同于传统 ORNJ 病生理论，转而认为 ORNJ 的发生是破骨细胞抑制或纤维萎缩的结果。而这些治疗的确切临床疗效，使人们更有理由怀疑高压氧治疗相关理论的准确性，也更有理由质疑单纯高压氧治疗 ORNJ 的有效性。

第三节　抗感染治疗

虽然感染在 ORNJ 发生中的作用迄今尚无定论，但患者局部创口感染却广泛存在，因此，对其局部及全身感染症状的正确处理，是 ORNJ 临床治疗的重要内容。根据病情轻重，ORNJ 的治疗可采取保守治疗和手术治疗两种方式。目前认为，细菌感染只是 ORNJ 的促发因素，而非直接病因。因此，临床上抗菌药物的应用，主要目的是在术前控制感染，为手术创造条件，或在术后避免创口感染，保障和促进创口的正常愈合。一般认为，在抗感染治疗前提下，手术摘除死骨并对病灶进行适当扩大切除，是 ORNJ 较合理的治疗程序。

ORNJ 是慢性进行性病变。对于病变部位可检出感染菌群的 ORNJ 患者，其抗感染治疗应考虑局部及全身两个方面。对于未出现全身感染症状的患者，抗感染治疗侧重局部处理，主要是通过创口清洁和外科介入方法，预防感染加重或控制局部症状。而对已伴发全身感染症状，或局部软硬组织存在明显感染，或有多间隙感染的患者，为避免感染进一步扩散影响生命安全，在加强局部处理的同时，应考虑全身用药。

一、局部治疗

为避免口腔颌面 – 头颈肿瘤患者放疗后因局部感染或创伤而诱发 ORNJ，在放射治疗前、放射治疗过程中，以及放射治疗后，针对放射损伤区域，应有不同的预防和处理方法。对于已经发生的 ORNJ 病灶，也应有相应的治疗措施。

（1）在放射治疗前，应常规行牙周洁治，注意保持口腔卫生。对口腔内可能引起感染的病灶牙要及时进行处理，对还能保留的龋齿、牙周炎等病牙应先予治疗，对无法治愈的病牙应予以拔除。

（2）在放射治疗过程中，当口内黏膜发生溃疡时，可局部涂抗生素软膏并加强口腔护理，积极治疗早期感染。定期局部应用氟化物，可有效预防放疗后继发龋的发生。对非治疗性照射区，可应用屏障物予以隔离保护，以避免和减轻放射损伤。

（3）在放射治疗后，应定期行口腔健康检查。对于放疗后诱发的龋齿，要及时治疗，避免形成牙髓炎或根尖周炎，进而影响根尖周颌骨骨质。对于牙周状况不佳的患者，应及时进行牙周处理。对于

已经成为感染源，又无法保留的病灶牙，要在严格预防感染的前提下尽快拔出换牙，避免因局部炎症诱发 ORNJ。

（4）对于已经发生 ORNJ、皮肤或黏膜破溃的患者，为控制局部感染，避免感染扩散，可每天用低浓度过氧化氢溶液进行冲洗。对于已暴露的死骨，在充分控制局部感染的前提下，彻底清除局部病变软硬组织非常必要。对于小范围的死骨，可用咬骨钳分次咬除，直至骨创面有新鲜血液渗出为止。对于大范围的死骨，需采用颌骨部分或节段性切除的方式，才能保障手术治疗的彻底性和有效性，避免 ORNJ 局部复发。

二、全身治疗

对于 ORNJ 的全身抗感染治疗，可以分为预防性用药和治疗性用药两大类。预防性用药主要用于 ORNJ 手术治疗患者，目的是避免术后创口感染，保障创口正常愈合。治疗性用药主要是针对严重局部感染症状和全身感染症状。全身抗感染治疗的给药途径可以是口服用药、肌内注射或静脉给药。需要进行全身抗感染治疗主要指征是局部软组织感染症状较重，出现了多间隙感染，或者全身感染症状明显，出现体温明显升高或菌血症表现。

合理应用抗菌药物的前提是对感染细菌有清晰的了解，药物的选择才更具针对性。但是，目前对于 ORNJ 局部病灶细菌谱的认识还不够充分，而且由于检测方法不同，各项研究得出的结论也存在一定差异。Marx 等认为，由于口腔内感染大部分比较表浅，因此推荐应用青霉素类抗菌药物。Heibel 等报道氨苄青霉素和头孢哌酮－舒巴坦的联合应用对治疗和预防 ORNJ 具有积极作用。Store 等对 12 例下颌骨深部髓质标本进行了 DNA 杂交试验检查，发现 ORNJ 感染主要以厌氧菌为主，包括牙龈卟啉单胞菌、具核梭杆菌、普氏菌、放线菌等，其中放线菌检出率达 100%。这一发现在 Hansen 等的研究中也得到了证实。虽然传统观念认为 ORNJ 感染以厌氧菌为主，或者厌氧菌是引起感染的重要菌群，但也有大样本病例检测结果并不支持上述观点。张

辉等对 106 份局部病灶渗出液进行细菌培养及药敏试验发现，部分 ORNJ 病灶不能检出感染细菌，但究竟是无菌性坏死还是检测手段的限制，还需进一步验证。在能检出感染细菌的病例中，单菌种感染比例较高，双重或多重感染比例较低。ORNJ 局部病灶感染细菌谱和普通类型口腔颌面部感染类似，仍以需氧菌感染为主，厌氧菌感染为次。一般认为，需氧菌通常引起化脓性感染，厌氧菌通常引起腐败坏死性感染。口腔中最常见的化脓性感染致病菌为葡萄球菌，主要是致病力较强的金黄色葡萄球菌，其次为白色葡萄球菌、链球菌、肺炎球菌、大肠埃希菌以及铜绿假单胞菌等。腐败坏死性感染主要的病原菌为厌氧性细菌，如产气荚膜杆菌、厌氧性链球菌、梭状芽孢杆菌、水肿梭状芽孢杆菌、产气芽孢、芽孢梭杆菌等。

鉴于以上不同研究结果，在进行抗感染治疗时，建议对 ORNJ 患者常规行创面分泌物培养及体外药敏试验，明确引起感染的病原体，并选择最为敏感的药物进行治疗。但是，临床上时常存在局部感染症状较重，甚至伴发严重全身感染症状的病例。对于这类患者，在细菌培养及药敏试验结果出来之前，急需用药时可以参考 2017 版《下颌骨放射性骨坏死临床诊疗专家共识》，暂时选择最为敏感且未见耐药的抗菌药物，如苯唑西林、头孢哌酮/舒巴坦、哌拉西林/他唑巴坦和万古霉素等，进行抗感染治疗，并酌情考虑联合应用抗厌氧菌药物。而在完成药敏试验后，仍应按照药敏试验结果调整用药。

由于 ORNJ 患者长期处于消耗状态，许多患者都表现出明显的营养不良症状。因此，在应用抗菌药物时还应考虑其个体的情况，如年龄、体重、遗传、机体抵抗能力等，尤其是对老年人用药，要考虑肝、肾功能或已衰退，容易造成血药浓度过高、半衰期延长的情况，应避免使用对肝、肾有损害的药物。选择剂量和疗程也要适当，剂量过小达不到治疗效果，又容易引起细菌耐药；剂量过大，造成浪费，而且还可能出现严重的不良反应。另外一点也需要特别引起重视，放疗后一旦发生牙源性感染，必须进行拔牙或手术处理时，术前、术后均应足量、足疗程使用有效的抗菌药物，以避免可能发

生的继发感染。抗菌药物的预防性用药也必须严格掌握适应证，防止药物滥用。

三、抗感染药物的应用

（一）常用抗感染药物的应用

根据 ORNJ 局部病灶菌群检测和药物敏感性研究结果，推荐的常用抗感染药物及其使用方法如下。

1. 苯唑西林　苯唑西林为耐青霉素酶青霉素，其抗菌作用方式与青霉素相仿。对产青霉素酶葡萄球菌具有良好抗菌活性，对各种链球菌及不产青霉素酶葡萄球菌的抗菌活性则略逊于青霉素 G。苯唑西林通过抑制细菌细胞壁合成而发挥杀菌作用。口服剂量为每次 0.5~1.0 g，每天 4~5 次。由于食物可减少苯唑西林吸收，因此，口服应在餐前 1 小时或餐后 2 小时空腹服用。肌内注射剂量为 4~6 g/d，分 4 次给药，每 500 mg 药量用灭菌注射用水 2.8 mL 溶解。静脉滴注为 4~8 g/d，分 2~4 次给药，严重感染患者剂量可增至 12 g/d。滴注应用适宜溶液配制成浓度为 20~40 mg/mL 的溶液，滴注持续时间为 30~60 分钟。本药为时间依赖性抗生素，必须每天多次给药。药物过量主要表现为中枢神经系统不良反应，一旦过量应及时停药并给予对症和支持治疗。

2. 头孢哌酮钠 - 舒巴坦钠　本品为复合制剂。舒巴坦为广谱酶抑制剂，同时具有较弱的抗菌活性，对金葡菌及多数阴性杆菌产生的 β- 内酰胺酶具有强大的、不可逆的抑制作用，但对某些阴性杆菌染色体介导的 β- 内酰胺酶无活性。头孢哌酮是第三代头孢菌素，对 β- 内酰胺酶稳定性较差。两者联合不但对阴性杆菌显示出明显的协同抗菌活性，联合后的抗菌作用还提高到头孢哌酮单独应用时的 4 倍。其使用方法为静脉滴注，先用 5% 葡萄糖注射液或氯化钠注射液适量溶解，然后再用同一溶媒稀释至 50~100 mL 供静脉滴注，滴注时间为 30~60 分钟。成人常用量一天 2~4 g，严重或难治性感染可增至一天 8 g，分等量每 12 小时静脉滴注 1 次。应用本药时应监测出血时间和凝血酶原时间，

长期使用本药者应定期检查肝、肾功能及血液系统功能。合并肝功能障碍和肾功能损害的患者应监测本药血药浓度。

3. 哌拉西林钠 - 他唑巴坦钠　本品同样为复合制剂，适用于对哌拉西林耐药，但对哌拉西林 - 他唑巴坦敏感的产 β- 内酰胺酶的细菌引起的中、重度感染。本药溶于灭菌注射用水或 0.9% 氯化钠注射液 20 mL 后，再用 5% 葡萄糖注射液或 0.9% 氯化钠注射液稀释至 250 mL，静脉滴注持续时间不得少于 30 分钟。静脉滴注每次 3.375 g（哌拉西林 3.0 g、他唑巴坦 0.375 g），每 6 小时 1 次；或每次 4.5 g（哌拉西林 4.0 g、他唑巴坦 0.5 g），每 8 小时 1 次。本药为时间依赖性抗生素，多次给药才能维持有效杀菌浓度。长期用药者应定期检查造血功能，肝、肾功能不全者应监测血药浓度，需要控制严格摄入量的患者应定期检测血清电解质水平。

4. 万古霉素　本品的作用机制是以高亲和力结合到敏感细菌细胞壁前体肽聚米端的丙氨酰丙氨酸，阻断构成细胞壁的高分子肽聚糖合成，导致细胞壁缺损而杀灭细菌。此外，它还可能改变细菌细胞膜渗透性，并选择性地抑制 RNA 的合成。其抗菌特点是对革兰阳性球菌有强大的杀菌作用。全身感染者每 6 小时静脉滴注 7.5 mg/kg，或每 12 小时静脉滴注 15 mg/kg，对严重感染患者，可短期内每天静脉滴注 3~4 g。快速推注或短时内静脉滴注本药可使组胺释放，出现红人综合征（面部、颈躯干红斑性充血、瘙痒等）、低血压等副作用，所以每次静滴应在 60 分钟以上。肾功能损害及老年患者应调节用药量和用药时间间隔，同时监测血中药物浓度，慎重给药。另外，为防止使用本药后产生耐药菌，原则上应明确细菌的药物敏感性，治疗时用药周期也应该尽可能缩短。

（二）抗厌氧菌药物的应用

厌氧菌也是 ORNJ 局部创口的感染菌群之一，临床上常用的抗厌氧菌药物主要包括以下几种。

1. 甲硝唑　本品的硝基可被厌氧菌细胞内铁硫蛋白还原，其还原产物作为细胞毒性物质可抑制细菌 DNA 合成而使厌氧菌死亡。甲硝唑主要用于各

类厌氧菌感染的治疗，与抗需氧菌药物联合应用治疗由厌氧菌和需氧菌所致的混合性感染，疗效也较为满意。治疗厌氧菌感染，静脉滴注首次剂量为15 mg/kg，维持剂量 75 mg/kg，每隔 8~12 小时静脉滴注。成人口服用药则每天 0.6~1.2 g，分 3 次服用。过敏体质和血液病患者慎用。如应用甲硝唑后出现消化道反应或神经系统症状，应及时停药。肝肾功能不全者应减少剂量或酌情延长给药间隔时间。用药期间不宜饮酒，应定期复查血常规。

2. 替硝唑　替硝唑可透过微生物细胞膜后破坏其 DNA 链或抑制其合成，抗菌谱与甲硝唑相似。治疗厌氧菌感染时，口服每天 1 次，每次 2 片，首剂加倍。静脉滴注每次 0.8 g，每天 1 次。替硝唑不可与酒精饮料同服，以免引起腹部痉挛、灼热及呕吐。用药过程中如出现异常神经症状，应立即停药并做进一步的观察。替硝唑与抗凝药同时使用时，能增强抗凝药的药效，应注意调整其剂量。静脉滴注速度宜缓慢，滴注液浓度为 2 mg/mL 者，每瓶40~90 分钟滴完，浓度大于 2 mg/mL 时，滴注时间应延长 1~2 倍。

3. 奥硝唑　抗菌谱与甲硝唑相似。口服每晚 1次 1.5 g，或早、晚各 1 次，每次 0.5~1 g。静脉滴注每次 0.5~1 g，每 12 小时 1 次。有肝损伤的患者每次服用剂量同上，但应相应延长服药间隔时间。奥硝唑能抑制抗凝药华法林的代谢，增加其血药浓度。因此，两者同时使用时应调整华法林的剂量。巴比妥类、雷尼替丁和西咪替丁可加速本品的代谢并影响凝血，应避免合用。

（三）抗产气杆菌药物的应用

治疗产气杆菌首选来自小单孢菌的庆大霉素等天然氨基糖苷类药物，此外还有阿米卡星等半合成氨基糖苷类。该药可有效治疗产气杆菌感染引起的各种病症，但也具有一定的毒副作用，尤其应当规范使用。

1. 庆大霉素　与其他氨基糖苷类抗菌药物一样，主要作用于细菌体内核糖体，抑制细菌蛋白质合成，并破坏细菌细胞膜完整性，从而达到杀菌作用。将庆大霉素与青霉素类或头孢菌素类联合应用对草绿色链球菌、金黄色葡萄球菌等有协同作用。成人肌注剂量一般为每天 160~240 mg，分 2~3 次注射。较严重的感染每天 5 mg/kg，分 2~3 次注射。静滴剂量为 160~320 mg/d。成人口服，每天 240~600 mg。该药有耳毒性，以听力损害为主，前庭神经损害不明显，不易大量或长期应用，一般不超过 10~14 天。耳内局部滴用也可引起前庭功能损害和听力减退，因此不宜用于耳部滴用。该药有较强的肾毒性，应避免对老年人或孕妇使用。局部应用庆大霉素容易使细菌产生耐药性，应避免采用。β- 内酰胺类抗生素可降低该药的抗菌活性，应避免同瓶滴注。

2. 阿米卡星　为卡那霉素半合成衍生物，临床使用药物为其硫酸盐，作用机制与庆大霉素相同。治疗以肌内注射或静脉滴注为主。成人每天 0.4 g，分 1~2次注射。有条件者在治疗过程中应监测血药浓度，使血药峰浓度在 20~30 mg/L，谷浓度 > 5 mg/L。不良反应也与庆大霉素相似，主要是耳毒性和肾毒性，因此用药期间应定期检测肾功能和尿常规。肾功能不全者应减少剂量或延长给药间隔时间。不宜与其他可引起肾损伤的药物同时使用。静脉滴注宜缓慢，每次滴注时间不应少于 1 小时。

由于 ORNJ 感染细菌的多样性，局部菌群检测和药敏试验就显得尤为重要。在明确感染细菌和敏感药物后，还要注意合理用药和规范用药，避免产生耐药性和不良反应。需要再次强调的是，多数病史较长的 ORNJ 患者往往都伴有严重的营养不良，体型明显消瘦、体重不足，用药时需特别重视患者的实际体重，若简单参考正常营养状态的成人体重，则很可能出现用药过量的情况。

第四节　抗纤维化治疗

抗纤维化药物在身体其他部位软组织放射性损伤治疗中的作用很早就被证实。随着 ORNJ 发病机制研究的深入，特别是 ORNJ 发病"放射－纤维化"理论的提出，抗纤维化药物在 ORNJ 治疗中的作用日益受到重视，其临床效果也得到了充分验证和广泛认可。

一、"放射－纤维化"理论

2004 年，Delanian 等首先提出"放射性纤维化"理论，他们发现，在组织学上放射性骨坏死既表现为破骨性和溶骨性骨溶解过程，也表现出成骨缺陷过程，同时还伴有明显的成纤维细胞和胶原的纤维化。在此基础上，2010 年，Madrid 等进一步提出了"放射－纤维化"学说。该学说认为，放射治疗后组织内自由基的形成、内皮功能障碍、炎症反应和微血栓形成均可导致骨组织坏死，放射性骨坏死的病理特征是骨组织放射性纤维化。近年来，这一理论逐渐获得广泛认同。在临床上，虽然伴发有大面积骨坏死和严重病理性骨折的难治性放射性骨坏死患者应用死骨摘除术、局部刮治术和游离组织移植修复术等手术方式疗效更好，但是多项临床研究显示，对合适病例采用抗纤维化药物治疗，作为一种新的保守治疗方法，其临床疗效令人满意。Delanian 等在 1995 年 6 月~2002 年 1 月，对 18 例头颈鳞癌放疗后 ORNJ 患者每天给予口服 800 mg 己酮可可碱和 1 000 U 维生素 E 行抗纤维化治疗，为期 6~24 个月。另有 8 例每天辅助氯膦酸盐 1 600 mg/d，每周 5 天。结果所有患者 6 个月后临床症状明显改善，18 例患者中 16 例完全恢复。随后他们又对 54 例预后不良（大部分为局部手术联合高压氧治疗无效）的放射性骨坏死患者进行己酮可可碱联合维生素 E 治疗，发现联合应用己酮可可

碱和维生素 E 治疗难治性放射性骨坏死安全、有效，且可明显改善局部症状，并能促进黏膜和骨的愈合。2017 年，肖维维等检索 1980—2017 年关于己酮可可碱和维生素 E 联合治疗 ORNJ 的随机对照试验文献进行 meta 分析后也认为，己酮可可碱和维生素 E 联合治疗 ORNJ 具有明显的临床疗效。但争议同样存在，其确切疗效仍有待大样本随机试验予以证实。

二、抗纤维化药物及作用机制

目前，应用于 ORNJ 的抗纤维化治疗药物主要是己酮可可碱和维生素 E，其他药物还包括氯膦酸盐。早在 1998 年，己酮可可碱和维生素 E 逆转颈部软组织放射性纤维化的作用就已经被证实。随后，己酮可可碱和维生素 E 被广泛应用于不同类型放射性纤维化疾病的治疗中，如皮肤浅表放射性纤维化、肺部放射性纤维化等，均显示出良好的临床疗效，且无明显的副作用。

2002 年，己酮可可碱和维生素 E 对 ORNJ 的治疗作用被初步证实。2004 年，Delanian 等进行了针对 ORNJ 的 II 期临床试验，改善的指标包括停用止痛药、有无新发骨折、皮肤瘘口闭合、暴露骨量减少等。结果证实所有患者均获得明显的临床效果。该研究还发现，单独使用己酮可可碱或维生素 E 都不能逆转和治愈放射性骨坏死，但是两者联合应用则具有较好的协同效应，对头颈部放疗后的炎症和纤维化有明显疗效。其他研究也证实，联合应用己酮可可碱和维生素 E 可有效治疗头颈部软组织放射性纤维化。

目前临床上常用的抗纤维化药物主要包括己酮可可碱、维生素 E 和氯膦酸盐，不同药物作用机制不同，临床医师应有充分的了解。

（一）己酮可可碱的作用机制

己酮可可碱是甲基黄嘌呤衍生物，其药理作用包括提高红细胞变形能力、降低血液黏度、抑制人真皮成纤维细胞增殖和细胞外基质的产生、提高胶原活性。己酮可可碱可通过促进血管扩张、增加红细胞柔韧性来提高局部血流量。己酮可可碱还具有抗 TNF-α 活性作用，并可减缓细胞因子级联反应驱动的放射性骨坏死激发进程。虽然有充分证据表明己酮可可碱可明显改善周围血管疾病的临床症状，但在长期用药不良反应还不明确的情况下，采用己酮可可碱治疗替代外科旁路手术或动脉栓塞清除手术显然并不合适。有关己酮可可碱临床应用不良反应的报道较少，个别研究发现己酮可可碱或可引起严重的心悸，对此应予重视。

（二）维生素 E 的作用机制

根据分子中铬甘醇环上甲基数量和位置不同，生育酚可分为 α、β、γ 和 δ 等四种类型，其中 α- 生育酚即维生素 E，具有抑制血小板聚集、抑制内皮细胞一氧化氮合成，以及抑制中性粒细胞和巨噬细胞产生超氧化物的抗氧化作用。一般认为，作为一种弱抗氧化剂，维生素 E 可通过诱导细胞膜过氧化来清除参与 ORNJ 发病过程的活性氧，从而发挥 ORNJ 治疗作用。

（三）氯膦酸盐的作用机制

氯膦酸盐是治疗甲状旁腺功能亢进、骨质疏松、多发性骨髓瘤和恶性肿瘤高钙血症的非氮双膦酸盐，对 ORNJ 的治疗机制还不完全清楚。与其他双膦酸盐一样，氯膦酸盐可通过抑制破骨细胞活性来抑制骨破坏。有证据显示，双膦酸盐的另一治疗机制很可能与保护未受累骨，而不是重新钙化已破坏骨有关。在动物实验中，及时使用地膦酸酯、氯膦酸盐、帕米膦酸盐和利塞膦酸盐均可显著减少肿瘤细胞诱导的骨溶解。目前尚无治疗剂量双膦酸盐细胞毒性研究报道，但可以肯定的是，这些化合物在破骨细胞和巨噬细胞中均可诱导细胞凋亡。也有报道认为，双膦酸可改变乳腺癌细胞和骨基质表面的黏附分子。根据目前的认识，氯膦酸盐主要通过

减少破骨细胞数量和活性来抑制骨吸收。此外，氯膦酸盐还可直接作用于成骨细胞，促进骨形成，并减少成纤维细胞的增殖。总之，在 ORNJ 治疗过程中，氯膦酸盐可通过减轻慢性炎症反应、抑制破骨细胞活性、抑制成纤维细胞增殖并缩短破骨细胞寿命来发挥作用。

（四）抗纤维化药物的协同作用

己酮可可碱可通过抑制 TNF-α 来抑制炎症反应，并提供胶原酶活性；维生素 E 能清除氧自由基；氯膦酸盐可通过减少破骨细胞数量和活性来抑制骨吸收；三种药物的协同抗纤维化作用被诸多临床研究证实。在一项针对严重 ORNJ 的 II 期临床试验中，联合应用己酮可可碱、维生素和氯膦酸治疗 6 个月后，所有患者临床症状均得到显著改善，按照 SOMA 评分标准（评分表附后），67% 的患者 SOMA 评分下降，89% 的患者完全康复。相关后续研究也表明，联合用药的临床效果明显优于单一用药的临床效果。

三、抗纤维化药物应用方法

抗纤维化治疗主要用于早期 ORNJ 的治疗，特别是 0 期和部分 I 期患者。推荐药物包括己酮可可碱、维生素 A 和维生素 E，并可根据病情决定是否加用氯膦酸。在 Delanian 等的临床试验中，54 例难治性放射性骨坏死患者的用药情况为：己酮可可碱（800 mg/d）+ 维生素 E（1 000 U/d）+ 氯膦酸（1 600 mg/d），三种药物联合治疗，星期一至星期五连续服用。以上病例经过平均 9 个月治疗后，所有患者均显示有效。

四、抗纤维化药物疗效评价

2005 年，Delanian 等首先报道了抗纤维化药物治疗 ORNJ 的前瞻性临床试验，他们对 18 例下颌 ORNJ 患者采用己酮可可碱联合维生素 E 治疗，在前 3 个月未见任何改善的情况下，再次加入氯膦酸盐继续治疗 6 个月，结果 16 例（89%）完全愈合。以此为基础，2011 年他们又对 54 例难治性

ORNJ 在开始就给予氯膦酸盐治疗，平均 9 个月后所有患者均完全愈合。而 McLeod 等的回顾性研究显示，若只采用己酮可可碱和维生素 E 联合治疗，其临床效果明显下降。经过平均 14.8 个月的治疗，12 例 ORNJ 中 5 例改善，5 例无明显变化，2 例恶化需要行显微重建手术。2014 年，D'Souza 等采用己酮可可碱 800 mg/d、维生素 E 1 000 U/d、多西环素 100 mg/d 治疗 ORNJ，结果发现Ⅰ、Ⅱ期患者治愈率可达 70%，而Ⅲ期患者治愈率仅为 40%。进一步病例资料分析显示，抗纤维化治疗对延缓 ORNJ 进程、降低手术复杂程度有积极作用。在采用该方案以前，39 例 ORNJ 患者最终有 20 例（51%）需行下颌骨切除术和游离皮瓣重建，而在采用该方案后，32 例 ORNJ 患者中仅有 8 例（25%）需行下颌骨术及游离皮瓣重建手术。以上研究充分证实了抗纤维化治疗的临床价值。

抗纤维化治疗临床疗效可以受其他因素影响。一项回顾性研究显示，治疗过程中继续饮酒或吸烟患者的创口愈合率明显较低。由于晚期 ORNJ 局部感染的普遍存在，有研究建议在抗纤维化治疗前先予抗感染和抗炎治疗，可以取得更好的临床效果。但也有研究认为，联合应用抗生素并不能提高 ORNJ 治疗效果。虽然抗纤维化药物对 ORNJ 的疗效得到了广泛认可，但 ORNJ 病变程度不同，治疗效果也会存在明显差异。证据显示，己酮可可碱联合维生素 E 和氯膦酸盐的抗纤维化药物治疗模式可在早期、中期 ORNJ 中获得最佳愈合率和临床改善效果（对应于 Epstein，Robard，Lyons 和 Notani 分类方法下的Ⅰ期和Ⅱ期 ORNJ），但对晚期 ORNJ（Ⅲ期和Ⅳ期），抗纤维化治疗方案往往难以获得完全治愈。此时，死骨切除和显微外科重建仍是唯一有效的治疗方式。

关于抗纤维化药物的最佳治疗剂量和治疗周期尚无共识。一般认为，晚期 ORNJ 治疗周期相对较长，但超过 2~3 年的治疗并不必要。有人认为，治疗周期短于 18 个月容易出现反弹效应。目前的证据显示，ORNJ 患者对己酮可可碱、维生素 E 和氯膦酸盐联合治疗方案的耐受性较好，个别报道认为己酮可可碱可引起严重心悸。此外，需要特别强调联合用药的重要性，已有的研究表明，单独使用任何一种抗纤维化药物很难有效治疗 ORNJ。目前，尚无法确定抗纤维化治疗是否会影响癌症治疗。

除了治疗已经发生的 ORNJ 外，己酮可可碱联合维生素 E 和氯膦酸盐还具有预防作用，可以有效减少放疗后拔牙患者发生 ORNJ 的机会。Patel 等回顾分析 82 例头颈部放疗患者 390 颗放疗后拔牙的临床资料，在 53 例接受术前 11 周、术后 13.6 周抗纤维化治疗的患者中，ORNJ 发生率为 1.2%，而同期文献报道的 ORNJ 发生率则为 7%。

五、抗纤维化治疗的前景及亟待解决的问题

抗纤维化治疗的理论基础是"放射－纤维化"学说。目前，仍缺乏肌成纤维细胞在放射性骨坏死临床标本中过度表达和持续存在的直接证据。虽然很多临床研究表明，己酮可可碱和维生素 E 联合应用可以有效治疗放射性纤维化，但多为软组织纤维化研究，对骨组织，特别是颌骨的研究仍相对较少。McLeod 等曾回顾 12 例应用己酮可可碱和维生素 E 治疗放射性骨坏死的临床记录，结果发现 5 例好转，5 例无变化，另外 2 例恶化。根据上述结果，他们认为己酮可可碱和维生素 E 联合治疗放射性骨坏死的临床效果并不理想。由此可见，要充分阐明放射性骨坏死的放射性纤维化理论，明确己酮可可碱和维生素 E 联合治疗 ORNJ 的确切疗效，仍然需要大量临床研究予以支持。

另一方面，虽然 ORNJ 抗纤维化治疗完全治愈率或临床改善率可达 60% 以上，但临床改善效果最佳的病例多局限于早期和中期 ORNJ（Ⅰ期和Ⅱ期），对于晚期 ORNJ（Ⅲ期和Ⅳ期），治疗效果往往有限，手术仍是目前唯一有效的治疗方式。抗纤维化治疗药物具有服用方便、安全、疗效好、成本低的优点，但考虑到长期用药可能带来的副作用，以及最佳治疗剂量和治疗周期还不明确的现状，进一步开展大样本、前瞻性随机对照临床试验仍然非常必要。此外，如何有效联合应用己酮可可碱、维生素 E 和氯膦酸盐预防 ORNJ 的发生，也是亟待研究的重要课题。

第五节　疼痛治疗

ORNJ 发病初期，患者可呈现出持续性、针刺样疼痛，程度不一，主要表现为颌骨深部疼痛或麻木感。同时由于放射治疗可导致辐射区域内黏膜或皮肤破溃、牙槽突及颌骨外露，容易继发局部软硬组织感染和坏死，最后瘘道形成，创口长期流脓、经久不愈。随着炎症刺激的加重，局部疼痛症状也会逐渐加剧，严重影响患者夜间睡眠和日常生活，甚至诱发患者心理功能障碍。因此，对 ORNJ 患者的疼痛治疗，临床医师应该给予足够重视。

一、ORNJ 疼痛机制

（一）骨性疼痛

ORNJ 的主要临床病理改变是颌骨骨质破坏和骨细胞坏死，在此过程中，持续的血栓形成合并纤溶活性降低，并最终导致颌骨骨髓腔静脉和血窦血液回流受阻，骨髓腔压力增加是颌骨内产生慢性、持续性疼痛的主要原因，表现为骨坏死诱导的神经疼痛。此外，颌骨感染后局部坏死产物和炎症因子的刺激，也是颌骨疼痛的原因之一。

（二）软组织痛

放疗损伤诱发的软组织纤维化和血供不足可导致局部黏膜或皮肤破溃，上皮保护屏障的丧失又可造成局部组织抗感染能力不足，一旦细菌侵入，即可发生创口感染。细菌产物、组织坏死分解产物及炎症介质共同作用，刺激口腔及颌面部神经形成慢性疼痛。

（三）神经性疼痛

若颌骨坏死范围累及三叉神经等颅神经，颌骨炎症和坏死组织的刺激可致病变区神经纤维受损，神经纤维受损后又可自主激发神经冲动，引起的痛感会投射到神经起源部位，即可产生神经性疼痛。对于 ORNJ 引起的神经性疼痛的治疗，也应包括抗炎、抗感染治疗，并合理应用止痛药物，以更有效地控制疼痛。

二、疼痛分级及处理原则

ORNJ 诱发的疼痛可持续存在，多为慢性疼痛。长期的疼痛可导致抑郁和焦虑情绪，对患者身心造成极大伤害，严重影响患者的生活质量。对 ORNJ 疼痛的处理原则，应针对不同病因采取相应的治疗措施。对口内黏膜破溃引起的疼痛，可使用含有麻醉和清凉作用的漱口液，或在破溃黏膜和皮肤表面涂布药物，保护创面并隔离外界刺激；对于无明显局部炎症和感染症状颌骨疼痛，可采用促进局部血液循环的物理治疗；对局部炎症和感染症状明显 ORNJ，则不宜采用物理治疗，而应首先进行抗炎和抗感染治疗；对于死骨压迫或刺激神经引起的疼痛，去除死骨、解除刺激是必要的治疗措施。在进行上述处理后，若疼痛仍不能控制，则应根据患者疼痛程度，联合应用镇痛药物。

对于镇痛药物的选择，应遵循循序渐进原则。一般先选择低级别镇痛药物，只有在症状无法控制的情况下，才逐步选择更高级别的镇痛药。根据世界卫生组织的建议，疼痛可划分为 10 级，用 0~10 代表不同程度的疼痛。0 为无痛，1~3 为轻度疼痛，4~6 为中度疼痛，7~10 为重度疼痛，其中 10 为剧痛。治疗前对疼痛级别进行准确诊断，也是合理选择镇痛药物的重要依据。

三、ORNJ 疼痛治疗方法

针对不同原因引起的 ORNJ 局部疼痛，可以采用的镇痛方法包括抗感染和抗炎治疗、药物治疗、物理治疗以及中医治疗。抗感染和抗炎治疗主要目的是杀灭致病细菌，减轻组织水肿，减轻或避免炎症介质引起的疼痛刺激。抗感染治疗的具体方法前一节已有详述，在此不再重复。

（一）物理治疗

物理治疗 ORNJ 疼痛的主要原理是促进局部血液循环，改善骨髓腔静脉回流，减轻骨髓腔压力，并进一步提高局部代谢水平以刺激细胞和组织修复。常用的物理镇痛方法包括电疗、磁疗、红外光疗法、温热疗法、超声波疗法等。因相关研究资料不足，上述方法对 ORNJ 疼痛治疗的效果尚有待验证。

（二）药物治疗

1. **药物治疗种类**　临床上常用的镇痛药物主要包括非甾体抗炎药及阿片类药物。非甾体抗炎药根据其化学结构可分为水杨酸类（如阿司匹林）、吡唑酮类（如安乃近）、芳基烷酸类（如双氯芬酸、吲哚美辛、布洛芬、甲芬那酸、依托考昔）。非甾体抗炎药一般用于轻度和中度疼痛的治疗。阿片类镇痛药为疼痛治疗的主要药物，又称麻醉性镇痛药。临床上常用的阿片类镇痛药包括吗啡、芬太尼等。该类药物可与中枢神经系统的阿片受体结合而产生强烈的镇痛效果，一般用于重度疼痛的治疗。其他镇痛药物还包括糖皮质激素、抗抑郁药、抗惊厥药，以及作用于兴奋性氨基酸受体的药物和局部麻醉药等。

2. **给药途径**　镇痛药物治疗的给药途径包括口服给药、经皮给药、直肠给药、肌内注射、静脉给药、椎管内给药、黏膜给药以及局部给药等。近年来，患者自控镇痛（patient controlled analgesia，PCA）成为一种有效的镇痛给药方式。该方式是一种由医护人员根据患者疼痛程度和身体情况，预先设置镇痛药物剂量，再交由患者"自我管理"的疼痛控制技术。PCA 备有患者自控按键控制器，当患者感觉到疼痛时，可通过调节控制器按键将镇痛药物注入体内，从而达到有效止痛目的。

3. **药物治疗原则**　对于伴发持续性、慢性疼痛的 ORNJ 患者，无论采用哪种给药方式，都应注意维持血液循环中的有效药物浓度。在药物治疗的同时可给予其他方式的辅助治疗，以加强镇痛效果、减少镇痛药物的剂量。镇痛药物的使用应遵循"由弱到强"原则，一般首选非阿片类药物，若非阿片类药物治疗剂量内无法止痛，则可提升到弱效阿片类药物。若仍无法止痛，则可使用强效阿片类药物。切忌长期、反复使用同一种镇痛药，以免产生药物耐受。可多种镇痛药物交替使用。镇痛药物的使用剂量应从小到大，直到能有效缓解疼痛症状。不可擅自加大药量。同时还应注意预防药物副作用，常见的镇痛药物不良反应包括胃肠道损伤、肝肾功能损伤及过敏反应等。

（三）中医药治疗

传统中医学认为放射性颌骨骨髓炎患者的疼痛属于血瘀证范畴。最新中医研究认为，放射治疗中的电离辐射是一种"热"杀伤性物质，在热与癌毒作用下，产生淤血和热毒等副作用。故中医认为，治疗放射性骨髓炎，应遵循清热解毒、活血化瘀的原则。

第六节　超声波治疗

近年来，物理治疗的应用范围逐步拓展，一些新技术、新疗法陆续被应用于临床，并取得了较好的治疗效果。超声波是一种频率高于 20 000 Hz 的声波，它具有方向性好、穿透力强的特点，且易于获得较集中的声能，在医学、军事和工业中都有广泛的应用。由于超声波可以促进血管生成，改善局部血液循环，因此作为常规物理治疗手段应用于多种疾病的治疗。而将超声波作用于人体以达到治疗疾病目的的方法，则称之为超声波疗法。

一、超声波治疗原理

（一）超声波的机械作用

1. 细胞按摩　细胞按摩也称"内按摩"，为超声波独有的特性。超声振动可使物质内部发生有节律的疏密变化，并可引起组织细胞内物质运动，促进胞浆流动，产生细胞摩擦现象，从而发挥细胞按摩作用。这种摩擦可以使细胞体积产生细微变化，促进细胞代谢过程，改善细胞缺血缺氧状态，提高细胞的再生能力。

2. 机械作用产生的生物学效应　超声波的细胞按摩作用还可加速局部组织血液循环，改善局部微环境，通过提高局部组织氧气和营养输送而促进组织再生，并可松解坚硬的结缔组织。而以上生物学效应，均可发挥临床治疗作用。

（二）超声波的热作用

超声波的热作用是声波在介质传播时由声波转换为热能的过程，即内生热。超声波作用于人体组织时，组织可吸收声能转化为热量，且大部分转化的热量由组织吸收和血液循环散发，不会因局部温度过高而烫伤组织。超声波的热作用也可促进血液循环，改善局部软硬组织微环境，缓解疼痛并增强代谢活力，从而促进创口愈合。一般情况下，超声波的热作用在不同组织界面处产生最多，以骨和结缔组织界面最为显著，因此，常被用于骨创伤的康复治疗。

（三）超声波的空化作用

超声波在媒介中传播时还可产生声压。声压可导致媒介中出现细小的空腔，即空化现象。此空腔可在超声波产生的声压下发生振动，当声波作用于病患组织时，可使患处组织液产生单向流动，此单向流动又称微流。微流既可以改变细胞膜的通透性，加速病患组织修复，又可缓解疼痛，在超声波治疗中发挥重要作用。

（四）超声波的理化作用

超声波的理化作用为机械效应和温热效应促发的继发性物理化学变化。主要表现在提高细胞生物膜通透性、促进离子交换及组织代谢等方面，并可促进血管生成、增加血管通透性而有利于创伤愈合及自我修复。

二、超声波治疗方法

超声波治疗方法包括直接接触法和间接接触法。直接接触法是将超声波声头直接与患部皮肤接触，超声波头与皮肤间应加以接触溶剂。间接接触法常用于不规则体表，可将超声波声头和治疗肢体一起浸入温开水中，声头与皮肤保持 5 cm 有效距离进行治疗。

三、超声波在 ORNJ 治疗中的应用

（一）ORNJ 超声治疗频率和强度

低强度超声波（low intensity ultrasound，LIUS）是指频率和强度较低的超声波，其频率一般为 1~3 MHz，强度可低至 30 mW/cm²。应用低强度超声波作用于生物组织，可改变组织理化特性而不对组织造成热效应损伤，治疗 ORNJ 具有安全、无创的特点。胡晓光等通过建立 ORNJ 动物模型并予 LIUS 处理，发现低强度超声波对 ORNJ 的愈合确实具有促进作用。分析认为，这种促进作用主要是通过增加局部血管密度、改善局部骨结构重建环境来实现的。同时，有相关研究证实 LIUS 在促进放射线损伤的骨愈合过程中，还可促进坏死骨周围软组织的血管生成，从而改善局部软组织微环境，促进创口愈合。

（二）ORNJ 超声治疗机制

既往观念认为，ORNJ 的发生与放射损伤组织出现的"低氧、低细胞、低血管"的"三低"状态有关。超声治疗可促进放射部位血管生成并同时增加血管通透性，因此可逆转 ORNJ 中出现的"三低"状态，促进骨组织的愈合过程。Doan 等

研究发现，超声治疗可以促进血管内皮生长因子（vascular endothelial growth factor，VEGF）的生成，从而促进成骨细胞和成纤维细胞的增殖，进而促进骨质形成。Reher 等发现，超声治疗还可促进成骨细胞生成因子前列腺素 E_2（prostaglandin E_2，PGE_2）的表达，调控骨质形成。

（三）超声治疗不良反应及注意事项

超声治疗应用得当一般较为安全。应用于颌面部疾病治疗时偶可出现头晕、头痛、恶心、呕吐、局部皮疹及咀嚼肌痉挛等不良反应，以上症状一般在降低超声强度后即可得到有效缓解。超声治疗时应对眼球、脑部进行防护，以免对其造成不良影响。同时，如果治疗部位出现急性炎症或有可疑恶性肿瘤时，应尽量避免使用超声治疗，以防急性炎症扩散或恶性肿瘤转移。此外，超声治疗禁用于装有心脏起搏器的患者，以免对起搏器产生干扰。

第七节　中医中药治疗

一、病名认识

放射性颌骨坏死，在古代中医文献中并无此命名。此病名是在近代伴随放射治疗发展后出现的。但根据其症状和体征，该病与我国传统医学中的"骨槽风，骨疽瘘，附骨痛，附骨疽"等类似。多表现为邪毒内陷，深入筋骨，结聚骨槽，致骨槽腐败，化腐成脓。某些症状也和"骨痹""骨痿""骨蚀"类似。"骨痹"以疼痛为主要临床表现，这与放射性颌骨坏死伴随感染后反复肿痛症状相似。"骨痿"以功能退化、萎缩不用为主要表现，与放射性颌骨坏死局部髓减筋痿、功能受损、致张口受限、咀嚼无力等症状相似。"骨蚀"以骨质破坏、死骨形成为主要症状，与放射性颌骨坏死死骨形成、牙脱落、病理性骨折等导致下颌功能受损表现相似。但综合本病的整体特点，放射性颌骨坏死可属于中医病症名"附骨疽"的范畴，类似于现代医学的急、慢性骨髓炎。但该中医病症名仍不能准确完整地概括放射性颌骨坏死的全部特点。

二、病因病机

中医古代文献中一般认为"附骨疽"多为湿热，血瘀，脓腐侵袭营血，导致气滞血瘀，损筋败骨而致；病久失治，则气血伤耗。中医理论认识下，"放射线"可被视为一种外在致病因素，即为"外邪"。按照中医理论，电离辐射是一种"热邪"，热与癌毒互搏，而致毒热互蕴，热可化火，火能灼津而演成阴虚证候，所以热毒与阴虚是放疗最常见的反应。再者，患者有基础恶性肿瘤病史，素体正气不足，精血亏虚，是该病的病机基础。结合放射性颌骨坏死的病程特点和中医病因病机理论，可将该病大致分为早、中、晚期。

（一）疾病早期：邪毒雍盛，痰阻血瘀

邪气初入机体，邪毒（放射线）深窜入里，侵附于肌肉、筋骨之中，损伤筋骨，形成瘀血，瘀血化热，湿热蕴蒸，致使经络阻塞，凝滞筋骨，故而发病。临床上可表现为局部反复肿痛，脓液黄稠；口干舌燥，舌质瘀紫，苔黄脉弦滑。

（二）疾病中期：正气耗伤，邪毒内陷

痰瘀邪毒炽盛，邪毒博结气血，气血亏虚，伤阴耗气，髓减筋伤，邪毒内陷，功能受损。临床上可表现为局部硬软组织破坏，脓液清稀，张口受限；饮食减少，面色无华，气短懒言，舌红少苔，脉细数。

（三）疾病后期：阴损及阳，脾肾气虚，髓减精亏

日久阴损及阳，阴阳俱虚；脾虚失运，生化无力；肾精亏虚，髓减精亏，骨坏失养。临床上可表现为局部组织坏死，流脓不止，死骨暴露，甚至病理性骨折；面色苍白无华，筋少肉萎；少气懒言，舌淡苔少，甚至光面舌，脉沉迟无力。

三、治法

由于本病是伴随放射治疗而出现的新兴疾患，古代中医文献中并无治疗此病的丰富经验和记载。最近几年，陆续有关于此病的中医内治和外治的研究成果发表，但仍处于早期探索阶段，并无统一治疗标准。结合古代文献和现代文献报道，此病一般采用内外兼治方法，内治旨在治"本"，外治重在治"标"。

（一）内治

1. 早期 邪毒壅盛，痰阻血瘀。以驱邪为主，多用清热解毒，活血化瘀，疏筋通络之法。

代表方：

五味消毒饮加减，出自《医宗金鉴》：清热解毒，散结消肿。

仙放活命引加减：出自《校注妇人良方》：清热解毒，消肿溃坚，活血化瘀止痛。

常用药：

金银花，野菊花：性味甘寒，善清热解毒，为治疮疡肿毒之要药；

白芷，细辛：祛风解毒，散结消肿止痛；

皂角刺，炮穿山甲，全蝎：通络消肿，拔毒排脓；

丹参，当归，川芎：活血祛瘀，凉血通络。

热毒滞盛明显者，可加蒲公英、紫花地丁清热解毒。《本草纲目》述：紫花地丁，苦辛寒用于一切痈疽发背，疔疮瘰疬，无名肿毒恶疮。

痰湿阻络明显者，可加土茯苓解毒除湿；桔梗祛痰排脓。

血瘀络阻明显者，可加用没药、牡丹皮散血去瘀，乳香调气活血。

2. 中期 正气耗伤，邪毒内陷。其治疗要点在于"托透"，即扶正托毒外出以防毒内陷。《外科证治全生集》云："脓之来，必由气血。"诸疮肿痈脓成外溃可使邪毒外泄，是正胜邪却之兆。若正气不足，气血衰弱，则化脓缓慢，即使脓成也难以速溃。故治法以益气养血，托毒溃脓为主。

代表方：

透脓散加减，出自《外科正宗》卷一：黄芪，当归，穿山甲，皂角刺。

托里透脓汤，出自《医宗金鉴·外科心法要诀》卷六十三：人参，白术，穿山甲，白芷，升麻，甘草，当归，黄芪，皂角刺，青皮。托里消毒散，出自《医学六要》卷四：人参，黄芪，当归，川芎，芍药，白术，陈皮，茯苓，金银花，连翘，白芷，甘草。

常用药：

生黄芪：益气托毒，鼓动血行，大补元气以扶正，为疮家圣药。

人参，白术：补气醒脾，扶正固本。

当归，川芎：和血补血，养新血而破宿血，畅血中之元气，散脉络之腐气。

穿山甲：气腥而窜，无微不至。

皂角刺：化痰软坚，溃脓消积。

升麻：清热解毒，升阳举陷。

白芷：结消肿止痛。

若气血亏虚明显者，可加党参，熟地，山药等，以增强补益气血之功；

若邪毒壅盛明显者，可加全蝎，蜈蚣，水蛭等，以加强解毒而散结消肿；

脉络瘀阻明显者，可化裁血府逐瘀汤。

3. 后期 阴损及阳，脾肾气虚，髓减精亏。治法以温阳滋阴，补血和营、健脾益肾，生精填髓为主。

代表方：

阳和汤加减：熟地、肉桂、白芥子、姜炭、生甘草、麻黄、鹿角胶。

常用药：

熟地：滋补阴血，填精益髓。

鹿角胶：补肾助阳，益精养血，生精补髓。

麻黄：功于宣通经络。

生甘草：生用为使，解毒而调诸药。

肉桂：善温通血脉。

白芥子：善祛皮里膜外之痰。

姜炭：温中散寒之要药。

脾虚食少，倦怠无力，纳差，面色萎黄者，可化裁参苓白术散；

肾虚精亏甚者，可化裁济生肾气丸；

阴虚阳亢甚者，可化裁大补阴丸，或加用鳖甲、鲜石斛、地骨皮等。

此病后期常采用手术治疗，截骨及重建术后，患者气血俱损，正气受损，应根据临床辨证，予以温补气血，健脾益气，益精填髓等，扶助正气，辅助伤口愈合。

此病的中医病症分期目前并不严格，无统一标准，临床上常遇合并多种兼夹症，如血瘀、痰阻、气滞、气虚、血亏、阴阳俱虚等，可根据患者临床表现辨证论治，灵活运用，合理兼顾多种兼夹症。处方用药务必慎重，防止方中虫类、寒凉之药攻伐太过而有碍于脾胃，故治疗全程均应兼顾后天之本，以健脾固胃，使气血得以补充，正气得以巩固。同时使用毒性药物时应注意把握适应证，不可久用。

（二）外治

（1）当局部肉腐成脓、皮肤溃烂、死骨形成时，可予以扩创与搔刮、剔除腐肉、破坏窦道，取出死骨后，此时可采用七厘散外敷，以化瘀消肿、止痛止血，以助腐肉脱落。

常用药：血竭、乳香、没药、红花、儿茶、冰片、麝香、朱砂等。

血竭：可活血止血，散瘀止痛，生肌敛疮；

乳香、没药、红花：活血止痛，祛瘀消肿；

儿茶：收敛止血；

冰片、麝香：辛香走窜，能除瘀滞而止痛；

朱砂：清热解毒，镇心安神，尚可防腐。

诸药合用，共奏化瘀消肿、止痛止血之功效。

（2）若腐肉脱尽，创面肉芽组织开始生长，此时可用生肌散外敷，收敛生肌、活血止血。

常用药：寒水石、滑石、密陀僧、海螵蛸、淀粉、枯矾、龙骨、干胭脂等。

石膏、滑石，解肌热；

螵蛸、密陀僧、淀粉，收湿燥脓；

龙骨、枯矾，善收敛；干胭脂，活血解毒。合用以敛疮生肉。

四、总结

放射性颌骨坏死目前无统一的中医预防和治疗措施。中医中药在该病的预防方面，可体现在放疗前及放疗过程中加强扶正卫外，滋阴补阳，活血化瘀，减少放射性颌骨坏死的发生。在放射性颌骨坏死的围手术期，可发挥中医中药辨证论治优势，增强体质，帮助机体正气恢复，起到辅助治疗作用。目前中医中药在放射性颌骨坏死治疗中的作用缺乏高质量的循证证据，缺乏基础研究，其临床疗效和作用机制均有待进一步研究。

第八节　组织工程及生物治疗

对于多数严重 ORNJ 患者，需要手术切除病变组织才能达到治疗效果。手术切除通常会造成颌面部软硬组织缺损，影响患者的生存质量。由于辐射区骨组织内往往出现血管及细胞减少，这样就给 ORNJ 患者颌骨缺损及颜面畸形功能重建带来了挑战。随着材料学、分子生物学及基因治疗学的发展，目前干细胞治疗、组织工程技术及其产品的转化应用得到了积极推进，初步显现出良好的治疗前景，也为 ORNJ 临床治疗和修复重建提供了新的选择。

一、组织工程技术

（一）原理及技术要点

组织工程是应用生命科学和工程学原理与方法，研究和开发用于修复、增进或改善人体各种组织器官损伤后功能和形态的一门学科。组织工程的提出、建立和发展为最终实现无损伤修复组织缺损和真正意义上的结构、形态与功能重建开辟了新途径。组织工程技术是继细胞生物学和分子生物学之后，生命科学发展史上又一里程碑，是对外科领域组织器官缺损和功能障碍传统治疗方法的一次革命。

组织工程研究的核心是种子细胞、生物材料及组织工程化组织构建。运用血管化组织工程骨修复 ORNJ 骨缺损是组织工程骨转化医学的重要研究方向。虽然自体骨移植是当前临床修复 ORNJ 大范围骨缺损最常用的方法，但由于机体可供切取的骨来源较少，取骨量有限，切取后还会造成供区正常骨结构和功能的破坏。因此，传统修复方法仍有其局限。根据组织工程原理构建的组织工程化骨，不仅模拟了自体骨再生的过程，也符合骨再生的生物学原理。而且，与自体骨移植相比还有以下优点：①需要的供体组织少（细胞可在体外培养、增殖），供给来源不受限制，供体损伤小。②可根据缺损修复需要将植入物制成精确的三维形状。③可利用仿生技术，设计出与天然骨相似的组织工程化骨，为大段骨缺损修复提供选择。④组织工程化人工骨具有生命力，是活骨移植，可缩短骨缺损修复时间，并提高骨缺损的修复质量。因此，采用骨组织工程技术修复颌骨缺损，将是一种较为理想的修复方法。

目前，在骨组织工程中应用最广泛的种子细胞是骨髓间充质干细胞（BMMSC）。BMMSC 是指骨髓基质内具有多向分化能力的前体细胞群。体外培养的 BMMSC 具备干细胞的两个最重要的特征：自我更新和多向分化能力。此外，BMMSC 易于从骨髓中分离及体外扩增纯化。随着组织工程与再生医学的发展，它可作为种子细胞为人类细胞或组织移植提供资源，为组织缺损修复和器官移植奠定细胞基础。将其用于细胞和基因治疗的研究成为当前热点。

应用 BMMSC 构建骨组织至少有三种策略：①直接将体外培养扩增的 BMMSC 复合到生物材料，然后植入骨缺损部位。BMMSC 在局部损伤微环境作用下分化为成骨细胞，并诱导局部自体 BMMSC 增殖分化。通过破骨细胞及各种细胞因子的作用，构建的人工骨逐渐矿化、血管化，生物材料被吸收，最终形成具有功能的骨组织。此过程称为正位成骨或骨缺损区成骨。在构建之前，还可利用多种促骨形成因子修饰生物材料，以促进正位成骨。这些因子包括骨形态发生蛋白 -2（bone morphogenetic protein-2，BMP-2）裸 DNA 载体或 BMP-2 蛋白、BMP-7 裸 DNA 或其蛋白等。此外，应用间充质干细胞的多向分化特性，还可进行关节等复杂结构的组织修复。这也是 BMMSC 直接复合生物材料的一个优点。②在地塞米松、β- 磷酸甘油、BMP-2 及 BMP-7 等因素作用下，BMMSC 不但可获得成骨细胞表型特征，还能分泌特异性细胞外基质并出现胞外基质钙化。利用 BMMSC 这种体外特性，可使 BMMSC 体外定向分化为成骨细胞，之后再将分化的成骨细胞复合于一定形状的生物材料。或者直接将 BMMSC 复合于生物材料，进行体外诱导立体培养形成类骨组织，直接用于组织缺损的修复。③局部 BMMSC 的应用。对于小的缺损，可将高浓度细胞直接注射到病变部位，依靠局部微环境作用使 BMMSC 分化并成骨。由于 BMMSC 免疫原性低，可用异体正常 BMMSC 作为替代细胞，为临床推广提供了便利。

除种子细胞外，骨组织工程还需要应用生物支架材料。合适的生物材料可在新生骨组织完全形成之前提供足够的空间和机械支撑，更重要的是，作为细胞外基质成分或其替代成分，能够介导细胞间信号传导和相互作用，诱导新骨形成。骨组织工程的支架材料不仅应符合一般组织工程材料的要求（例如良好的生物相容性、生物可降解性、三维多孔状结构和一定的力学强度等），还必须具备以下的特点：能够维持成骨细胞的形态和表型，促进细胞的黏附和增殖，诱导骨组织形成；材料降解速率必须与骨再生速率相匹配；支架材料可制备成至少 90% 的孔性结构并具一定的韧性，能在一定应力下维持原有三维立体结构。骨组织工程所用的支架材料需要有适中的强度，既能满足局部负荷要求，又不致产生应力遮挡，可在外力作用下促进成骨细胞分泌骨基质，逐渐形成新生骨并取代支架材料。目前，在骨组织工程中应用最多的支架材料是无机材料，即生物陶瓷类材料。生物陶瓷的优点包括：①主要由钙、磷组成，是骨组织的主要无机成分，可为骨组织的生成提供钙磷元素。②具有良好的生物相容性、生物可降解性和骨传导性。③材料可加工成多孔隙结构，利于组织细胞长入及营养物质出入。④材料轻度溶解所形成的高钙离子层及微碱性环境，可有效促进成骨细胞的黏附、增殖及基质分泌。⑤材料中的微量氟元素能促进成骨细胞合成 DNA，并能提高碱性磷酸酶活性。羟基磷灰石（hydroxyapatite，HA）、β- 磷酸三钙（tricalcium phosphate，TCP）是目前最为常用的生物陶瓷。HA 具有很好的生物活性，但降解性差。TCP 具有优良的降解性，但缺乏生物活性。将两者结合后形成的羟基磷灰石 /β- 磷酸三钙（hydroxyapatite/tricalcium phosphate，HA/TCP）作为一种新型生物活性材料，既具有三维立体多孔结构、易降解、生物相容性好的特点，同时又降低了单纯 HA 生物材料的脆性，提高了机械强度。而且 HA/TCP 双向生物材料诱导成骨能力比单纯 HA 强，可以更好地修复骨缺损。

（二）组织工程在 ORNJ 的应用

1. 骨髓间充质干细胞及羟基磷灰石 /β- 磷酸三钙的应用　目前 BMMSC 以及 HA/TCP 复合体已经应用于 ORNJ 相关治疗和研究。Jose 等运用上述组织工程材料对 3 例下颌骨 ORNJ 进行治疗，取得了满意效果。他们首先在患者髂骨中获得 BMMSC，并在体外培养和扩增大量内皮细胞、前体间充质细胞和造血干细胞。随后在术中去除坏死骨组织，保留下牙槽神经。在显微镜下对受损下牙槽神经清创，并用聚碳酸酯注射器将 BMMSC 混悬液注入神经鞘和下颌神经管，再用缺乏血小板的浆细胞膜包裹保护神经。然后以 HA/TCP 为支架，将扩增细胞接种到下颌骨骨缺损、肌肉组织、皮下和

面神经分布区域。术后 4 个月在患者自体骨及复合材料上行种植体植入和上部结构修复。结果显示，3 例因 ORNJ 造成严重畸形及病理性骨折患者的颌骨得到较好重建，口腔生物功能也得到良好的恢复。与此同时，该团队还发现骨髓间充质干 / 祖细胞可以有效改善下牙槽神经支配区域的麻木症状，并能促进皮肤再生、血管重建、面神经及咬肌功能的恢复。

2. 基因增强组织工程技术的应用　在运用基因增强组织工程技术修复骨缺损的研究中，基因调控种子细胞的成骨和成血管作用日益受到关注，并在一系列动物实验中获得满意效果。王松灵等在建立小型猪下颌骨 ORNJ 模型基础上，进行了小型猪下颌骨 ORNJ 组织工程修复研究。结合基因增强技术，他们发现 BMMSC-HA/TCP 复合体回植后皮肤瘘管消失，皮肤愈合良好。CT 示骨质破坏区明显修复，形态接近正常。组织病理学检查发现，移植部位为骨性愈合，形成典型的板层骨、骨松质和髓腔结构，同时骨质内还可见大量新生血管形成。

二、生物治疗

（一）概念及内涵

生物治疗是一个广义的概念，涉及一切应用生物大分子进行疾病治疗的方法，种类繁多，而且还在不断发展和完善。狭义的生物治疗是指利用活体细胞或具有表达活性的基因、蛋白进行疾病的预防和治疗，从操作模式上可分为细胞治疗和非细胞治疗。上述骨髓干细胞治疗既属于组织工程技术，也属于生物治疗中的细胞治疗范畴。而在非细胞治疗领域，相关的生物因子治疗也取得了一些新进展。

（二）生物治疗在 ORNJ 的应用

骨基质中有多种生长因子在骨形成、吸收与重建中发挥重要作用，如转化生长因子 -β（transforming growth factor-β，TGF-β）、骨形态发生蛋白（bone morphogenetic protein，BMP）、碱性成纤维细胞生长因子（basic fibroblast growth factor，bFGF）、血

管内皮生长因子（vascular endothelial growth factor，VEGF）等。众多成骨细胞体外培养模型、体内试验以及临床研究揭示，以上生长因子在成骨细胞的增殖、分化与蛋白合成中发挥重要调控作用。骨组织工程要在体外和体内模拟骨修复与形成的自然过程，构建人工骨组织，就不能不研究和应用这些在骨形成过程中发挥重要生物学作用的生长因子。

有研究表明，TGF-β 能促进骨细胞的骨基质合成、Ⅰ型胶原合成及间充质干细胞向成骨细胞的转化。TGF-β 是一类多肽内源性生长因子，在血小板和骨组织中含量最为丰富。在骨生长发育中，TGF-β 可由多种细胞产生并以自分泌形式对间充质细胞、成骨细胞和破骨细胞发生作用，对骨形成和骨吸收起双相调节作用。在人胚胎发育时期，TGF-β 在 3 月龄胚胎肥大软骨细胞中有表达，在 4~6 月龄胚胎骺板软骨细胞、血管周围间充质细胞中有表达，而在骨化中心的成骨细胞中表达较少。TGF-β 对成骨细胞作用的研究结果不尽相同，这可能与 TGF-β 的种属特异性、浓度、成骨细胞浓度以及不同骨发育阶段有关。大多数体外细胞培养研究认为，TGF-β 能够促进发育期和骨折后新骨形成过程中间充质细胞的增殖和成骨细胞向分化，可提高成骨细胞中前胶原蛋白 mRNA 的稳定性并促进胶原多肽在细胞外基质中的沉积，并且能够诱导成骨细胞合成分泌胶原、碱性磷酸酶、骨连蛋白等细胞外基质。同时 TGF-β 能够促进成骨细胞中蛋白酶抑制剂的产生，进一步增加骨基质的沉积，有利于成骨。

此外，BMP 在骨发生发育、骨再生和骨缺损修复方面的作用越来越受到重视。BMP 是一种疏水性酸性糖蛋白，基本生物学作用是诱导间充质细胞向成骨细胞转化。在骨发育方面，胎儿长骨扁骨内存在大量的 BMP，间充质细胞、骨原细胞和成骨细胞能够合成 BMP，在胚胎肢芽中 BMP-mRNA 含量也显著高于非骨化部位。在人体内 BMP 主要由成骨细胞产生，并发挥诱导成骨的作用，BMP 的诱导成骨作用无种属特异性，但存在剂量依赖关系。目前已了解到它可通过诱导趋化、增殖和分化来完成诱导成骨。诱导趋化是指细胞对去钙骨基质中释放的化学信号的浓度梯度变化所做出的方向性移行，在 BMP 趋化下，细胞通过血浆纤连蛋白（fibronectin）介导黏着于胶原层，并在其上铺展。在 BMP 诱导下，细胞通过有丝分裂得到增殖。BMP 还可诱导广泛存在于结缔组织中的诱导性骨母细胞（inducible osteogentic precursor cell，IOPC）分化为成软骨细胞、成骨细胞，进而形成软骨组织及骨组织。Okubo 等通过结扎和切断大鼠右股动脉，对低血供的小腿肌肉进行研究。发现高压氧可增强 BMP-2 的骨诱导活性，从而显著提高碱性磷酸酶活性并增加钙含量。另外，低血供实验显示，高压氧能增强缺血组织的氧压力，进而诱导 BMP-2 的骨诱导活性。因此，该研究认为可利用高压氧来加速 BMP-2 诱导成骨的活性和速率，从而促进骨缺损修复。虽然在实际临床治疗中，一般认为高压氧对严重 ORNJ 疗效甚微或基本无效。但是，上述高压氧与生物因子治疗相结合的研究思路，对 ORNJ 的临床治疗仍然具有一定探索价值。

Uchida 等进行了大鼠股骨骨膜成骨实验，发现 bFGF 具有诱导骨生成的作用，而且能显著促进新生血管形成并增加肌皮瓣的存活率。bFGF 可以抑制Ⅰ型胶原蛋白的合成和碱性磷酸酶的活性，能刺激成骨细胞内的 DNA 合成增加，使成骨细胞内骨钙素增加，加速骨的钙化，使新骨形成。因此，在理论上也可作为 ORNJ 骨修复生物治疗策略之一。

VEGF 作为血管内皮细胞特异性丝裂原，被认为是诱导血管生成作用最强、特异性最高的一种细胞因子，而其本身也和骨形成有着密切关系。Rabie 等在研究生长因子与下颌骨髁状突发育的关系时发现，肥大软骨细胞表达 VEGF，且在成骨高峰前表达最旺盛。Gerber 等认为 VEGF 可通过促进血管化和软骨钙化方式在软骨内成骨中发挥作用。VEGF 对膜内成骨也有促进作用，Zelzer 等观察到在小鼠颅骨胚胎发育过程中，间充质细胞分化为成骨细胞区域的 VEGF 表达增强，而体外颅骨片培养中加入 $VEGF_{164}$，5 天后检测发现骨片厚度明显增加。Mayr-Wohlfart 等体外培养人成骨细胞时，加入 rh-$VEGF_{165}$ 后，其增殖能力提高 70%。而在 10 ng/mL 的 rh-$VEGF_{165}$ 作用下，细胞趋化性迁移指数也明显增高。此外，在骨缺损部位，VEGF 可通过作用于成骨细胞强表达的血管内皮生长因子受体 -1（vascular endothelial growth factor receptor-1，VEGFR-1），促进成骨细胞发生趋化作用而加速骨损伤的愈合。

综合而言，运用生物因子治疗 ORNJ 的机制可能包括以下几个方面：首先，放疗后细胞发生凋亡，骨基质蛋白的合成及表达降低，导入外源性促成骨及成血管生成因子可促进 ORNJ 区新血管及骨的生成；其次，导入生物因子可以激活组织瓣成骨及成血管潜能；最后，生物因子还可诱导不成熟的间叶细胞向成骨细胞分化。

近年来多重作用因子日益受到重视。如低氧诱导因子 -1α（hypoxia-inducible factor-1α，HIF-1α）作为一种重要的血管 – 成骨耦合调节因子有提高 BMMSC 血管生成和成骨分化的双重作用，可以有效应用于骨缺损修复。另外，鞘氨醇 1- 磷酸（sphingosine 1-phosphate，S1P）是一种具有生物活性的磷脂，可影响内皮细胞、平滑肌细胞和成骨样细胞等多种细胞的迁移和增殖能力。研究证明，持续释放 S1P 可以促进微血管扩张、改善组织工程骨重建的愈合效果。

骨和血管形成是由多种生长因子共同参与调节的。在体内任何时候，骨细胞和血管内皮细胞的微环境都包含有多种生长因子，而且各种生长因子在体内不同部位也有着不同的作用。这些生长因子之间的相互作用机制目前还不十分清楚，但有一点可以肯定，成骨和成血管过程依赖于各种生长因子的共同调节。由于各种生长因子对 BMMSC 的作用有很大的差异，所以，目前的骨修复生物治疗策略倾向于多种因子联合使用或贯序使用，期望能够使各种生长因子最大限度地发挥诱导分化和促进增殖的作用。

第九节　营养支持治疗

放射性颌骨坏死（ORNJ）是口腔颌面 – 头颈部肿瘤放疗严重并发症之一。头颈部放疗可引起舌下神经、迷走神经、舌咽神经的损伤及肌肉、软组织的纤维化，导致患者吞咽功能、咽喉感觉功能和咳嗽反射能力下降，而且，大多数放疗患者还伴有口腔干燥症、张口受限，甚至完全不能张口等症状，以上因素均可导致患者无法正常进食，影响患者饮食结构和（或）进食量，多数患者出现营养物质摄入不足，进而造成其体重丢失，发生营养不良。

放射性颌骨坏死保守治疗效果欠佳时，往往需住院手术治疗。对于临床症状较轻，病变仅局限于牙槽突者可采用死骨刮治术；对于颌骨破坏严重，刮治术失败或病理骨折的病例需行颌骨切除术。颌骨切除术造成的骨及软组织缺损严重影响患者的外形、颌骨功能和生存质量，需行同期修复术。住院治疗期间由于手术出血、体液丢失、术后创口疼痛，以及手术应激导致的高分解代谢状态又会加剧营养不良。营养不良不仅影响术后创口愈合和机体防御机制的恢复，还使抗感染能力下降，导致并发症的发生，直接对患者结局产生不利影响，将延长患者住院时间，增加治疗费用。因此，对于营养不良患者要尽早开展营养干预，改善其营养状况。

一、营养风险筛查及营养评价

营养治疗包括营养筛查、营养评价、营养实施及营养监测。要进行合理的营养治疗，首先需要正确评定每名住院患者的营养状况，筛选出具备营养治疗适应证的患者，及时给予治疗。围手术期营养治疗是一个动态的过程，为了客观评价营养治疗的疗效，则需要在治疗过程中不断进行再评价，根据患者疾病、代谢及功能等状况进行动态调整治疗方案。

评价住院患者的营养状况，首先进行营养风险筛查，然后进行综合评价。

（一）营养风险筛查

欧洲肠外肠内营养学会（ESPEN）将营养风险（nutrition risk）定义为现存的或潜在的、与营养因素相关的、导致患者出现不利临床结局的风险。中华医学会肠外肠内营养学分会（CSPEN）推荐住院患者营养筛查采用欧洲营养风险筛查量表 2002（NRS-2002）。目前我国大部分医院采用 NRS-2002 对患者进行营养风险筛查。住院患者应在入院后 24 小时内由医师、营养师或护士完成首次营养风险筛查。NRS-2002 评估表见表 8-1。

NRS-2002 营养风险筛查内容包括三项：①疾病严重程度评分。②营养状态受损评分。③年龄评分。每项评分选最高分，三项分数总和，即为营养筛查总分。总分为 0~7 分。NRS-2002 评分 ≥ 3 分表示存在营养风险，< 3 分则无营养风险。对存在营养风险的患者，则需进行营养评价，根据营养评价的结果给予合适的营养支持。对未发现营养风险的患者，可暂不采取营养支持，但需 1 周后再次做营养风险筛查，依此类推。

在实际临床工作中，若患者营养风险筛查发现无营养风险，但该患者择期手术，而且预计患者术后需要营养支持，则可考虑在术前进行一段时间且适量的肠内营养支持，以便使患者在术后能尽快地适应和耐受肠内营养支持。

（二）营养评价

营养评价是通过营养调查、人体测量、生化检查等多项方法，判断机体营养状况，确定营养不良的类型和程度，有助于制订营养支持方案，并监测营养支持的疗效。目前常用的方法包括，膳食摄入量评价、人体成分分析、身体活动评价和代谢模式评估。此外，也可用一些简易的量表进行评估，如主观全面评定量表（subjective global assessment，SGA）、患者自评主观全面评定量表（patient-generated subjective global assessment，PG-SGA）、微型营养评定量表

表 8-1　住院患者营养风险筛查 NRS-2002 评估表（适用人群：18~90 岁）

（1）疾病严重程度

疾病状态	分数
无下列疾病	0
髋关节骨折、慢性疾病有急性并发症者（肝硬化、慢性阻塞性肺疾病、血液透析、糖尿病、恶性肿瘤）	1
腹部重大手术、脑卒中、重症肺炎、血液恶性肿瘤	2
颅脑损伤、骨髓移植、重症监护患者（APACHE > 10 分）	3

（2）营养状态受损评分

营养状况指标（单选）	分数
正常营养状态	0
3 个月内体重丢失 > 5%；或最近 1 周进食量（与需要量相比）减少 25%~50%	1
2 个月内体重丢失 > 5%；或最近 1 周进食量（与需要量相比）减少 50%~75%	2
1 个月内体重丢失 > 5%；或 3 个月内减轻 > 15%；或 BMI < 18.5 kg/m^2；或血清白蛋白 < 30 g/L；或最近 1 周进食量（与需要量相比）减少 75%~100%	3

（3）年龄

年龄	分数
年龄 ≥ 70 岁加算 1 分	1

（mini nutritional assessment，MNA）等。目前尚无营养评价的"金标准"，需根据患者的特点和评估目的选择适当工具。SGA 适用于一般住院患者，包括肿瘤患者及老年患者；肿瘤患者优先选择 PG-SGA；65 岁以上非肿瘤老年人优先选择 MNA。

放射性颌骨坏死患者营养综合评价还需要考虑以下方面。

1.临床检查　吞咽障碍是放射性颌骨坏死患者营养不良的一个重要因素。放射性颌骨坏死患者的营养治疗应首先根据患者的饮食情况及吞咽功能进行全面评估，为制订个性化的摄食方式或途径提供依据。

（1）病史收集：可由患者本人、照顾者及家属提供，包括主诉、既往相关检查及医疗处理等。医护人员在首次接诊患者时，应详细询问病史，重视患者的主诉及有关症状。头颈部放疗可致舌下神经、迷走神经及舌咽神经受损，易引起舌肌、软腭、咽缩肌等食团咀嚼和运动的机构功能障碍及咽腔感觉消失，从而导致食物无法顺利推送食管；另放疗还可以引起肌肉、软组织的纤维化，使肌肉的活动性降低，从而加剧吞咽动力障碍。因此，患者存在不同程度吞咽功能障碍，常主诉吞咽时或吞咽后出现咳嗽或呛咳；进食时咽部有异物感或咽喉部有残留感；唾液分泌减少及唾液黏稠，出现口干，食物难以下咽；进食时或进食后出现声音改变、痰液增多等吞咽功能异常的临床表现。

（2）误吸风险评估、吞咽障碍筛查：①反复唾液吞咽试验：可评估反复吞咽的能力，与误吸的相关性高，是一种安全的筛查检查。适用于放射性颌骨坏死误吸高风险患者，如修复重建术后、拔除胃管前、首次经口进食前的吞咽风险评估筛查。先进行口腔清洁湿润，然后空吞咽。患者取坐位或半坐卧位，检查者将手指放在患者的喉结及舌骨处，让患者尽量快速反复吞咽，越过手指，向前上方移动然后再复位，通过手指确认这种上下运动，下降时即为吞咽完成。观察患者在 30 秒内完成吞咽动作的次数，高龄患者 30 秒内完成 3 次为正常。②洼田饮水试验：通过饮用 30 mL 水来筛查患者有无吞

咽功能障碍，并可反映其严重程度。要求：患者意识清醒配合状态下进行，并确定患者无严重的呼吸困难，吞咽反射存在的情况下方可进行。方法：患者坐位，先让患者单次喝 2~3 茶匙水，如无问题，再让患者像平时喝下 30 mL 水，观察和记录饮水时间、有无呛咳、饮水状况等。饮水状况的观察包括啜饮、含饮、水从嘴角流出、边饮边呛、小心翼翼地喝、饮后声音变化、患者反应、听诊情况等。测试过程要严密观察患者呼吸及呛咳情况，如果患者出现呼吸困难或误吸则立即停止测试（表 8-2）。③功能性经口摄食分级（functional oral intake scale，FOIS）：根据患者进食情况、食物类型、管饲依赖程度和营养补充等情况，采用 FOIS 间接判断患者的吞咽功能。FOIS 量表见表 8-3。

表 8-2　洼田饮水试验评分标准和诊断标准

评价标准（分级）：

- Ⅰ级：5 秒内能顺利地 1 次将水咽下，无呛咳；
- Ⅱ级：5 秒以上 1 次将水咽下或分 2 次及以上咽下，无呛咳；
- Ⅲ级：能 1 次喝完，但有呛咳；
- Ⅳ级：分 2 次及以上喝完，且有呛咳；
- Ⅴ级：常常呛咳，难以全部喝完。

诊断标准：

- 正常：在 5 秒内喝完，分级在 Ⅰ 级；
- 可疑：饮水喝完时间超过 5 秒以上，分级在 Ⅰ、Ⅱ 级；
- 异常：分级在 Ⅲ~Ⅴ 级。

表 8-3　功能性经口摄食分级（FOIS）

级别	摄食状况
1 级	完全不能经口进食
2 级	管饲依赖，极少尝试进食普通食物和液体食物
3 级	管饲依赖，经口进食同一质地的普通食物和液体食物
4 级	完全经口进食单一黏稠度的食物
5 级	完全经口进食多种黏稠度的食物，但需特殊制备或补给
6 级	完全经口进食多种黏稠度食物而无须特殊制备，但有特殊食物限制
7 级	完全经口进食，无任何限制

2. 实验室检查　血浆蛋白水平可以反映机体蛋白质营养状况，是目前临床上最常用的营养评价指标之一。放射性颌骨坏死患者病因特点，大多数患者伴有不同程度的吞咽困难，导致其进食量减少。因其长期营养摄入不足，造成血浆白蛋白水平不同程度的下降，机体抵抗力、免疫系统均受到影响。营养干预前，需要完善各项营养相关的实验室检查，包括血浆白蛋白、淋巴细胞计数等。在住院期间，对于存在营养风险患者或者有营养不良患者还需定期监测患者血清前白蛋白水平和转铁蛋白水平的变化，相比于白蛋白，血清前白蛋白和转铁蛋白的半衰期较短，对于了解营养状况有更高的敏感性，是早期诊断营养不良的有效检测指标，可动态反映患者蛋白水平变化。

二、营养治疗

通过营养风险筛查、营养评估及综合评价后，对存在营养风险及营养不足的患者进行营养干预，即营养治疗。放射性颌骨坏死患者营养干预及治疗对象主要包括以下几点：BMI 小于 18.5 kg/m^2；无明显原因体重下降，短时间体重下降愈明显，营养风险越大：6 个月体重下降超过 10%，或 1 个月内体重下降超过 5%；由于患区疼痛、张口受限、吞咽障碍等原因，仅能经口进食流质饮食者或经口进食不足；管饲患者；并发创口感染，创口渗出多，创口经久愈合不良者；术后并发大量乳糜漏患者；电解质紊乱；血清白蛋白低于 30 g/L，有些文献认为 35 g/L。

（一）营养治疗的途径

营养治疗包括营养教育和营养支持。营养教育的方法主要有营养咨询、指导和心理干预等。指导内容包括改善饮食结构，平衡膳食；增加能量摄入，增加餐次；注意体位管理，进行吞咽评估，防止误吸、呛咳、胃食管反流等。

放射性颌骨坏死患者的营养治疗应遵循中国抗癌协会石汉平教授提出的五阶梯治疗原则（图 8-6）：首先选择营养教育 / 饮食指导，然后依次向上晋级选择口服营养补充（oral nutritional supplement，ONS）、全肠内营养（total enteral nutrition，TEN）、部分肠外营养（partial parenteral nutrition，PPN）、全肠外营养（total parenteral nutrition，TPN）；当下一阶梯不能满足 60% 目标能量需求 3~5 天时，应该选择上一阶梯。

1. 口服营养补充　放射性颌骨坏死患者术前营养治疗的途径主要采取的是饮食 + 口服营养补充。ONS 是以特殊医学用途配方食品（foods for special medical purpose，FSMP），经口服途径摄入，主要包括含多种营养物质的液态、半固体或粉状的肠内

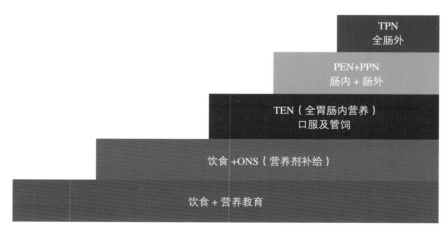

图 8-6　营养不良的五阶梯治疗模式

TPN，total parenteral nutrition，全肠外营养；TEN，total enteral nutrition，全肠内营养；PPN，partial parenteral nutrition，部分肠外营养；PEN，partial enteral nutrition，部分肠内营养；ONS，oral nutritional supplement，口服营养补充。营养教育包括营养咨询、饮食指导与饮食调整

营养剂，能提供完整或部分营养素的需求，既可以作为三餐以外的营养补充，也可作为人体唯一的营养来源满足机体需要。ONS 具有符合人体生理特点、方便、安全、经济、易于吸收且依从性较好等特点，是营养治疗的首选手段。ONS 可作为放射性颌骨坏死患者术前饮食不足的营养补充及术后康复期患者的营养支持治疗。

2. 管饲营养支持 对于严重吞咽功能障碍的患者，因其进食量明显减少，单纯 ONS 往往不能满足全部的营养需求而需要经鼻胃肠管进行营养补给。管饲途径分为两大类：一是无创置管途径，主要是指经鼻途径放置导管，根据病情需要，导管远端可放置在胃、十二指肠或空肠中；二是有创置管途径，包括微创（内镜协助）和外科手术下的各类造瘘技术。经鼻置管是最常用的肠内营养管饲途径，具有无创、简便、经济等优点，但留置时间短（一般 4 周内），其缺点是可能导致鼻咽部刺激、溃疡形成、出血、导管脱出或堵塞、反流性肺炎等并发症。肠内营养时间超过 4 周的患者，或吞咽反射差、胃食管反流误吸风险高的患者可以考虑行经皮内镜下胃造瘘术（percustanous endoscopic gastrostomy，PEG）或经皮内镜下空肠造瘘术（percustanous endoscopic jejunostomy，PEJ）。

3. 肠外营养支持

（1）部分肠内营养支持联合部分肠外营养支持（PEN+PPN）：在肠内营养不能满足患者目标需要量的条件下，应该选择 PEN+PPN，即在肠内营养的基础上补充性增加肠外营养。尽管完全饮食或完全肠内营养是理想的方法，但是，在临床实际工作中更多选择 PEN+PPN 进行营养补充，对肿瘤患者尤为如此。放射性颌骨坏死手术患者术后受口腔创口影响暂时不能经口进食，需管饲，由于部分患者全麻术后肠道功能影响易出现厌食、腹胀、早饱或肿瘤相关性胃肠病等导致患者进食量少，影响能量及蛋白质的摄入，此时的 PPN 或称补充性肠外营养（supplemental parenteral nutrition，SPN）就显得特别重要。PEN 与 PPN 两者提供的能量比例没有一个固定值，主要取决于肠内营养的耐受情况，肠内营养耐受越好，需要 PPN 提供的能量就越少，反之则越多。

（2）完全肠外营养支持（TPN）：在肠道完全不能使用的情况下，TPN 是维持患者生存的唯一营养来源。一般适用于手术前、术中、术后需禁食期间患者的营养治疗。

（二）营养治疗时机、指征

1. 术前营养支持治疗 营养不良不仅损害机体组织、器官的生理功能，而且可增加手术风险、手术后并发症发生率及病死率。

围手术期营养支持的目的是改善患者的营养状况或减轻营养不良程度，维持机体有效的代谢和机体器官、组织功能，提高其对手术创伤的耐受性，减少或避免术后并发症和降低病死率。对于营养状况良好的患者无须营养支持；然而重度营养不良患者、中等程度营养不良而需要接受大手术的患者，尤其是重大、复杂手术后预计出现严重应激状态的危重患者，往往不能耐受长时间的营养缺乏。

欧洲肠外肠内营养学会指南建议：对于 6 个月内体重下降大于 10%，血清白蛋白低于 30 g/L，SGA 评分 C 级或 BMI 小于 18.5 kg/m^2 等营养不良患者，术前应给予 7~14 天的营养治疗。同理，放射性颌骨坏死患者术前营养治疗的途径首选饮食 + ONS 补充。由于张口受限、疼痛及吞咽问题等导致经口进食量明显减少者，术前则需选择管饲进行营养支持。

由于住院前检查、手术排期等因素影响患者住院时间，往往围手术期营养治疗无法完全在住院期间实施，因此术前患者居家期间的营养治疗一样重要。放射性颌骨坏死患者由于放疗导致的不同程度的口腔干燥症、张口受限、吞咽障碍等，部分患者在术前即出现无法进食固体食物或只能进食少量的固体食物，而普通半流质或流质饮食并不能满足其营养需求，此时 ONS 就成为该类患者获得营养补充的主要方式。

2. 术后营养支持治疗 术后应根据患者手术创伤、代谢、饮食等情况及结合血生化检查中的营养指标再次进行营养评价，调整营养治疗方案。有以下情况的，术后应尽早开展营养支持治疗：术前营养不良的患者；放射性颌骨坏死颌骨切除修复重建术，一般于术后 7 天或以上方可经口进食者；预计经口进食无法达到能量和蛋白质目标需要量的 60%~75% 超过 10 天的患者；术后出现严重并发症需长时间禁食；存在代谢明显增加的患者。

3. 出院后营养治疗　研究显示，外科患者出院时的营养风险发生率高于入院，给予出院患者 ONS 营养补充可以改善术后体重，降低并发症发生率，提高患者生活质量。因此对于出院时仍存在营养不良的患者 ONS 营养补充应延续至患者出院后。

放射性颌骨坏死患者术后由于创口愈合，吞咽功能未完全恢复，部分患者仍需戴鼻胃管出院，需继续营养治疗。待患者吞咽功能评估后可经口进食，且经口营养摄入量达到 60% 的目标营养量时可考虑停用管饲。后期，尽管患者可经口进食，但由于其康复期仍无法进食固体食物或只能进食少量的固体食物，而进食单一质地的食物不能满足其营养需求，此时需继续予 ONS 进行营养补充，每天 ONS 不少于 400~600 kcal（1 kcal = 4.184 kJ）。

（三）营养治疗能量及蛋白质需求

1. 能量需要量　能量摄入量是影响营养疗效和临床结局的重要因素，能量缺乏或摄入不足可造成不同程度的蛋白质消耗，影响器官的结构和功能，从而影响患者预后。临床上可通过理想体重公式计算法估算机体的能量需要量。围手术期患者按 25~30 kcal/（kg·d）的标准给予，可满足大多数非肥胖患者的能量需求，而体重指数 ≥ 30 kg/m² 的肥胖患者，推荐的能量摄入量为目标需要量的 70%~80%。举例说明：患者身高 165 cm，目前体重 55 kg。体质指数（BMI）= 体重（kg）÷[身高（m）]²，即 BMI=55÷（1.65×1.65）=20.2 kg/m²，属正常体重范围；理想体重：165−105=60 kg；则按理想体重计算患者每天总能量的目标推荐量 [按 30 kcal/（kg·d）] 为：60 kg×30 kcal/kg=1 800 kcal。首先给予目标能量推荐量的 60%，然后逐渐增量。临床上，能量的计算还应考虑患者的具体情况。某些疾病状态下机体能量代谢率通常有所升高，如严重创伤、合并全身感染、大量渗出、乳糜漏等。

2. 蛋白质需要量　围手术期患者蛋白质需要量推荐按 1.5~2.0 g/（kg·d）供给。如患者身高 165 cm，理想体重为：165−105=60 kg；则每天蛋白质的目标推荐量 [按 1.5 g/（kg·d）] 为 90 g。临床上，需结合患者的病情情况及监测患者血清蛋白水平进行相应调整。

目前，营养制剂有很多种，常规全营养制剂，按配方调制成相应浓度，能量一般为 1 kcal/mL。例如，普通整蛋白型肠内营养制剂 43 g，加温开水至总液体量为 200 mL，可提供能量 200 kcal。

（四）营养制剂的选择

1. 肠内营养制剂　肠内营养制剂是指用于临床肠内营养支持的各种产品的统称，最新的名称为特殊医学用途配方食品（FSMP）。随着应用领域的扩大和使用数量的上升，肠内营养制剂的分类方法也很多。不同的文献分类方法名称不一样，大致有如下几种：按照组成成分可以分为非要素制剂、要素制剂、组件制剂和特殊治疗制剂；按组成模块可以分为氨基酸模块、短肽模块、整蛋白制剂模块、糖类制剂模块、长链或中长链制剂模块和维生素制剂模块；按氮源分类为整蛋白型、氨基酸型和短肽型，其中整蛋白型分平衡型（包含膳食纤维、不含膳食纤维）、疾病导向型（包括糖尿病型、肿瘤型、肺病型、免疫增强型等）。

以下列举按氮源分类的常用肠内营养制剂。

（1）整蛋白型肠内营养剂：剂型可以分为粉剂、混悬剂或乳剂。临床上最常用的是标准整蛋白质配方型营养剂，适合大部分患者使用，包括机械性胃肠道功能紊乱患者、厌食及相关疾病患者、代谢性胃肠道功能障碍患者、营养不良患者的围手术期喂养、危重疾病患者、术前或诊断前肠道准备等，也是口腔疾患患者常用剂型。根据膳食纤维含量，整蛋白型肠内营养剂分为不含膳食纤维的安素、能全素和瑞素等，及含膳食纤维的全营素、全安素、佳膳优选、能全力和佳维体等。适合高血糖患者的有益力佳、伊力佳、瑞代和高纤匀浆膳等。

（2）氨基酸型肠内营养剂：单个分子的氨基酸型营养剂，主要品种有爱伦多（elental），含有 18 种氨基酸，含有少量谷氨酰胺；维沃（vivonex），含游离氨基酸、谷氨酰胺、脂肪、硒、铬等微量元素。

（3）短肽型肠内营养剂：水解蛋白小分子的短肽型营养剂，主要由乳清蛋白水解物、麦芽糖糊精、植物油、矿物质、维生素、微量元素等组成。主要品种有百普系列（百普素、白普力），其含有麦芽糊精、水解乳清蛋白、矿物质、维生素和微量元素等。

氨基酸型及短肽型肠内营养剂的特点：无渣、无须消化分解、易吸收，适于胃肠功能低下的患者（如胰腺炎、短肠综合征、炎性肠道疾病）。

以下表 8-4 为临床常用肠内营养制剂的能量及主要营养素含量。

2. 肠外营养制剂 临床上常用的肠外营养制剂主要类型包括碳水化合物制剂、脂肪乳制剂、氨基酸制剂、维生素制剂、微量元素制剂和全营养混合液。

在临床上，由于单瓶输入脂肪乳剂容易发生心悸、胸闷、发热等不良反应，而且由于没有同时输

入含氮物质而不能促进蛋白质的合成。氨基酸液单瓶输入，由于缺乏能量，其中一部分氨基酸液将作为能量物质消耗而不能合成蛋白质，且氨基酸溶液渗透压高，较易发生代谢性并发症，及增加静脉炎的风险。为减少肠外营养液单瓶输注带来的不良反应，肠外营养液最合理的方式是使用"全合一"，即将各种营养物质包括脂肪乳、氨基酸、葡萄糖、多种维生素及微量元素等科学地混合配制于同一容器内，同时输注给患者。"全合一"营养液各种营养素的同时输入，营养物质可以更好地利用与吸收，符合人体生理吸收模式，对合成代谢更合理。

"全合一"营养液需现配现用，且要严格执行无菌技术，对配制和输注条件要求严格。为简化操作，避免医院内配制营养液的污染问题，目前已生产即用型隔膜袋包装的新型全营养液产品即双腔袋或三腔袋，分别盛有含微量元素和维生素的碳水化合物溶液、氨基酸和脂肪乳剂，中间有隔膜，互不接触，使用时只要稍加挤压，即可推开隔膜而混合成"全合一"全营养混合液。该制剂不需额外配

表 8-4 常用肠内营养制剂的能量及主要营养素含量

品名	分量	能量 /kcal	蛋白质 /g	脂肪 /g	碳水化合物 /g
瑞素	1 瓶（500 mL）	500	19	17	69
瑞代	1 瓶（500 mL）	450	17	16	60
能全力 1.0	1 瓶（500 mL）	500	20	19.5	61.5
全安素	6 勺（53.8 g）	230	8.6	7.5	30.9
佳维体	1 瓶（500 mL）	525	20	17	70
百普素	1 袋（125 g）	502.5	18.4	8.4	88.8
百普力	1 瓶（500 mL）	500	20	8.5	88
安素	6 勺（55.8 g）	230	8.5	7.5	30.8
能全素	9 勺（43 g）	200	8	7.8	24.2
佳善优选	7 勺（55 g）	250	10	9.6	29.3
益力佳	6 勺（52 g）	220	11	8	29
伊力佳	1 瓶（500 mL）	495	20.9	27.2	40.7
瑞能	1 瓶（200 mL）	260	11.7	14.4	20.8
康全力	1 袋（1 000 mL）	750	32	32	84

制，使用简单方便，保存时间延长，在密闭容器内滴注降低了气栓和污染的机会，减少高浓度葡萄糖输注的并发症，还能改善脂肪乳剂中长链脂肪酸的氧化，避免脂肪乳剂输注过快的不良反应。临床常使用的产品卡文，通用名：脂肪乳氨基酸（17）葡萄糖（11%）注射液，有 2 400 mL、1 920 mL、1 440 mL 共 3 种包装规格。该产品配方可满足患者的基本能量和氨基酸需要，使用的时候，还应该根据临床需要，添加维生素、矿物质、微量元素和胰岛素等。"全合一"营养液无法做到配方的个体化，还应根据患者的身体特点和病情针对性地计算能量和营养需要，增加相应的能量、氨基酸和其他营养物质。

三、营养监测与跟踪

（一）疗效评价

营养治疗需要及时进行营养评估，评价其疗效。营养治疗的疗效评价，要求动态监测营养治疗前、营养治疗过程中及治疗后的各营养及相关指标的变化。部分营养指标较敏感，但有些指标出现变化较慢，综合各指标的变化，以 4 周为一个评估疗程为宜。

营养治疗后不同指标对治疗发生反应的时间不一致，因此，不同指标评价的间隔时间也各不相同。根据反应时间长短分为 3 类：①快速反应指标：如实验室检查、摄食量、体能等，每 1~2 周检测 1 次。②中速反应指标：人体学测量（体重、小腿围）、人体成分分析、影像学检查、肿瘤病灶体积、肿瘤代谢活性、生活质量及心理变化，每 4~12 周复查 1 次。③慢速反应指标：生存时间，每年评估 1 次。对于严重营养不良患者出院后应定期到医院营养门诊或接受电话营养随访，每月 1 次营养评估，评估间隔不得超过 3 个月。

（二）并发症观察及处理

1. 肠内营养并发症观察及处理　肠内营养是一种简便、安全、有效的营养支持方式，但如果使用不当，也会发生一些并发症，增加患者痛苦且影响营养支持治疗的效果。临床上常见的肠内营养并发症主要有胃肠道并发症、代谢并发症、感染并发症和机械性并发症等。

（1）胃肠道并发症及发生原因：胃肠道方面的并发症是肠内营养支持治疗过程中最常见的并发症，主要表现为腹胀、腹泻、恶心、呕吐、便秘、倾倒综合征等，较多见为腹泻、腹胀、便秘。一旦患者出现腹泻，应鉴别腹泻的原因并做出相应处理。肠内营养制剂所引起腹泻多为功能性，多数通过调整肠内营养输注速度和浓度、减少肠内营养制剂用量可得到缓解，必要时更换肠内营养制剂，或使用益生菌调理。引起便秘的主要原因是肠内营养制剂所含膳食纤维种类或量不足，可增加膳食纤维组件与肠内营养制剂同时给予，或更换成富含膳食纤维的肠内营养制剂，必要时可用低聚果糖、益生菌或开塞露等治疗。总之，肠内营养支持治疗过程中出现腹胀、腹泻、恶心、呕吐、便秘的因素有多种，重点是做出正确的评估，并对症处理，使患者逐步适应肠内营养。胃肠道并发症的常见原因与防治见表 8-5。

（2）代谢并发症：营养代谢相关并发症有水、电解质及酸碱代谢紊乱，糖代谢异常，微量元素、维生素及必需脂肪酸缺乏，以及肝肾功能异常，其中，较常见且急需处理的为高血糖及高渗性脱水。高血糖与输入营养液中葡萄糖浓度过高或输入速度过快有关。高渗脱水多发生在人工气道、危重症患者，或长期采用高渗和（或）高蛋白质配方的营养液。

（3）感染并发症：肠内营养治疗相关的感染并发症主要包括营养液被污染及误吸两方面。①营养液被污染的可能原因有：配置过程污染、滴注装置污染及储存不当污染等。因此，在肠内营养制剂的使用过程中，应严格遵守无菌操作原则，现配现用，建议配制后的溶液在 8 小时内使用完。未开封的营养液如需长期保存，应放入 40 ℃冰箱中，在保质期内使用。②误吸主要表现为吸入性肺炎，也是肠内营养治疗最严重的并发症。主要原因为胃排空不良或胃潴留导致胃液及输入的营养液反流，引起误吸；鼻饲管位置不当、鼻饲管太粗、误吸高风

表 8-5　肠内营养胃肠道并发症的原因与防治

胃肠道并发症	原因	预防与处理
腹胀、腹泻（与管饲有关）	·膳食纤维摄入不足	·选用富含膳食纤维配方
	·快速输注	·从小剂量及低浓度的肠内营养液开始实施，滴速由低到高，根据患者耐受慢慢加量
	·不耐受乳糖	·选用不含乳糖的营养液
	·高渗配方	·选用等渗配方或将营养液稀释至等渗
	·微生物感染	·规范操作
	·胃排空迅速	·延缓胃排空
	·糖类吸收不良	·选用水解程度高的营养液
	·脂肪吸收不良	·选用低脂营养液
	·冷的营养液	·将营养液稍加热
腹胀、腹泻（与管饲无关）	·同时进行药物治疗，如抗菌药物引起的肠道菌群失调	·停用相关药物
	·低蛋白血症（血清白蛋白低于 30 g/L）引起肠黏膜萎缩	·静脉补充白蛋白纠正低蛋白血症，同时从小剂量及低浓度的营养液开始进行肠内营养，使患者逐渐适应
	·胃肠道功能障碍的其他疾病，如短肠综合征、胰腺炎等	·必要时补充胰酶；改用要素型制剂；加用补充性肠外营养
便秘	·膳食纤维摄入不足	·膳食纤维组件与肠内营养制剂同时给予，或更换成富含膳食纤维的肠内营养制剂
	·脱水	·补充足够水分
	·长期卧床	·鼓励患者早下床，适量活动
恶心、呕吐	·胃潴留	·抬高床头 30°~45°，加用胃动力药，促进胃排空
	·快速输注高渗配方	·选用等渗配方或将营养液稀释至等渗
	·不耐受乳糖	·选用不含乳糖的营养液
	·配方的气味	·选用整蛋白质配方或增加调味剂
	·配方脂肪含量过高	·选用低脂营养液

险患者（如体弱、幼儿、老年人、昏迷、吞咽功能障碍者等）亦容易发生胃食管反流，增加误吸风险。防范措施包括：选择适宜大小的鼻饲管；建议延长鼻胃管置入长度，保证胃管末端达到胃幽门后；鼻饲时若病情允许，应抬高床头 30°~45°，并在鼻饲后半小时内仍保持半卧位；建议采取低流速、匀速喂养方式进行鼻饲；每 4 小时测定胃内残留量，根据胃残留量多少调整进食量及营养液浓度；肠内营养行人工气道患者需行声门下吸引。

（4）机械性并发症：肠内营养的机械性并发症与鼻饲管的质地、粗细以及置管方法及部位有关，主要包括鼻、咽及食管损伤，喂养管堵塞，喂养管拔除困难，造口并发症等。①鼻、咽及食管损伤：经鼻置管长期放置后，由于管径粗、质硬，可引起鼻、咽、食管等损伤并发症，应选用较细、质软的鼻饲管。经常检查局部，做好口鼻部护理；对需长期置管者，应改用胃造口或空肠造口方式。②喂养管堵塞：肠内营养液黏度大、管饲药品未研碎、膳食残渣和粉碎不全的药碎片黏附于管腔内或药物膳食不相溶造成混合液凝固、喂养管内径小、管道冲洗不及时均有可能造成营养管的堵塞。选择合适口径喂养管，可使用喂养泵匀速输注，每次输注后或每输注 4 小时用 30~50 mL 温水冲管；尽量使用液体状药物，使用固体药物时要充分研磨或溶解，注意配伍禁忌，分开给药；经管给药前后均需用约 30 mL 温水冲洗以防堵管。

2. 肠外营养并发症观察及处理　肠外营养并发症包括置管并发症、输注路径并发症、营养代谢并发症等。按时间可分为急性和慢性并发症。常见有血糖和电解质紊乱、相关性肝病、肠功能障碍、过度喂养等。

（1）导管相关并发症：均与放置中心静脉导管有关。常见的有气胸、血胸、动脉损伤、神经损伤、胸导管损伤、空气或导管栓塞、静脉血栓形成等。

（2）感染性并发症：如导管感染、肠源性感染、营养液污染等。导管感染主要是导管性败血症，是肠外营养治疗时最严重的并发症。可因穿刺时未严格执行无菌技术、导管维护不当、营养液细菌污染、导管置管时间过长或患者局部存有感染病灶引起。预防导管感染的关键是严格执行无菌技术原则，置管期间做好管道维护，注意观察患者体温变化及血常规实验室检查结果变化。

（3）代谢性并发症：多见血糖代谢异常，例如高血糖、低血糖，故应注意输注速度和胰岛素的使用，严密监测血糖、尿糖、电解质的变化，及时调整纠正。肠外营养支持治疗时，不应立即停止营养液输注，可用等渗葡萄糖液作为过渡，并逐渐减量，直至完全停用。

（4）肝胆系统并发症：肠外营养治疗时易引起胆汁淤积性肝功能不全，与长期过高的能量供给，葡萄糖、脂肪与氮量的提供不合理等因素有关。可通过调整营养液用量和配方使其纠正。

（5）肠道屏障受损：全肠外营养支持治疗患者，由于长期禁食，肠道空置较久，肠黏膜上皮绒毛萎缩、变稀，褶皱变平，肠壁变薄，导致肠黏膜正常结构受损，肠道吸收功能逐渐减退，且无法正常发挥肠道屏障功能，导致细菌异位等严重后果。因此，在肠道功能存在时，宜尽早给予肠内营养支持，甚至只给予很少的肠内营养，也称滋养性肠内营养支持，就可很大程度减少肠道结构和功能失常的发生。研究表明，在肠外营养支持时，在肠外营养液中加入谷氨酰胺注射液，有助于促进肠道黏膜生长，以及保护肠道黏膜屏障的作用。

（侯劲松　刘敏　黄秋雨）

参 考 文 献

[1] 何悦，代天国，田卓炜，等 . 一种新的放射性颌骨坏死的临床分类分期——120 例临床分析 [J]. 中国口腔颌面外科杂志，2014, 12(03): 215-222.

[2] HE Y, LIU Z, TIAN Z, et al. Retrospective analysis of osteoradionecrosis of the mandible: proposing a novel clinical classification and staging system[J]. International journal of oral and maxillofacial surgery, 2015, 44(12): 1547-1557.

[3] 刘舒畅，胡静，侯劲松，等 . 507 例放射性颌骨坏死回顾性分析及临床新分期的建立：单一中心 20 年经验 [J]. 中华口腔医学研究杂志 (电子版), 2016, 10(05): 337-342.

[4] 张辉，王成，翁军权，等 . 放射性颌骨坏死局部病灶菌群分析及药物敏感性研究 [J]. 中华口腔医学研究杂志 (电子版), 2016, 10(03): 198-201.

[5] FARMER J C, JR., SHELTON D L, ANGELILLO J D, et al. Treatment of radiation-induced tissue injury by hyperbaric oxygen[J]. The annals of otology, rhinology, and laryngology, 1978, 87(5 Pt 1): 707-715.

[6] MAINOUS E G, BOYNE P J, HART G B. Elimination of sequestrum and healing of osteoradionecrosis of the mandible after hyperbaric oxygen therapy: report of case[J]. Journal of oral surgery, 1973, 31(5): 336-339.

[7] 李昌义，陈力行，任庆尧 . 高压氧治疗放射性颌骨坏死的初步经验 [J]. 中华口腔科杂志，1981, 16(02): 74-76.

[8] 李少萍，姚小武，李锐球，等 . 高压氧在放射性下颌骨骨髓炎治疗中的应用 [J]. 第一军医大学学报，1995, 03: 267-268.

[9] MAYER R, HAMILTON-FARRELL M R, VAN DER KLEIJ A J, et al. Hyperbaric oxygen and radiotherapy[J]. Strahlentherapie und onkologie: organ der deutschen rontgengesellschaft [et al], 2005, 181(2): 113-123.

[10] JACOBSON A S, BUCHBINDER D, HU K, et al. Paradigm shifts in the management of osteoradionecrosis of the mandible[J]. Oral oncology, 2010, 46(11): 795-801.

[11] NABIL S, SAMMAN N. Incidence and prevention of osteoradionecrosis after dental extraction in irradiated patients: a systematic

review[J]. International journal of oral and maxillofacial surgery, 2011, 40(3): 229-243.

[12] HOWARD M A, ASMIS R, EVANS K K, et al. Oxygen and wound care: a review of current therapeutic modalities and future direction[J]. Wound repair and regeneration: official publication of the Wound Healing Society[and] the European Tissue Repair Society, 2013, 21(4): 503-511.

[13] THOM S R. Hyperbaric oxygen: its mechanisms and efficacy[J]. Plastic and reconstructive surgery, 2011, 127 Suppl 1: 131S-141S.

[14] GOLDMAN R J. Hyperbaric oxygen therapy for wound healing and limb salvage: a systematic review[J]. PM & R: the journal of injury, function, and rehabilitation, 2009, 1(5): 471-489.

[15] CHOUINARD A F, GIASSON L, FORTIN M. Hyperbaric oxygen therapy for head and neck irradiated patients with special attention to oral and maxillofacial treatments[J]. Journal, 2016, 82: g24.

[16] THOM S R, BHOPALE V M, VELAZQUEZ O C, et al. Stem cell mobilization by hyperbaric oxygen[J]. American journal of physiology heart and circulatory physiology, 2006, 290(4): H1378-H1386.

[17] THOM S R, MILOVANOVA T N, YANG M, et al. Vasculogenic stem cell mobilization and wound recruitment in diabetic patients: increased cell number and intracellular regulatory protein content associated with hyperbaric oxygen therapy[J]. Wound repair and regeneration: official publication of the Wound Healing Society[and] the European Tissue Repair Society, 2011, 19(2): 149-161.

[18] STOEKENBROEK R M, SANTEMA T B, LEGEMATE D A, et al. Hyperbaric oxygen for the treatment of diabetic foot ulcers: a systematic review[J]. European journal of vascular and endovascular surgery: the official journal of the European Society for Vascular Surgery, 2014, 47(6): 647-655.

[19] VAN MERKESTEYN J P, BALM A J, BAKKER D J, et al. Hyperbaric oxygen treatment of osteoradionecrosis of the mandible with repeated pathologic fracture. Report of a case[J]. Oral surgery, oral medicine, and oral pathology, 1994, 77(5): 461-464.

[20] PITAK-ARNNOP P, SADER R, DHANUTHAI K, et al. Management of osteoradionecrosis of the jaws: an analysis of evidence[J]. European journal of surgical oncology: the journal of the European Society of Surgical Oncology and the British Association of Surgical Oncology, 2008, 34(10): 1123-1134.

[21] TENG M S, FUTRAN N D. Osteoradionecrosis of the mandible[J]. Current opinion in otolaryngology & head and neck surgery, 2005, 13(4): 217-221.

[22] BENNETT M H, FELDMEIER J, HAMPSON N, et al. Hyperbaric oxygen therapy for late radiation tissue injury[J]. The Cochrane database of systematic reviews, 2012, 5: CD005005.

[23] HUNT T K, ZEDERFELDT B, GOLDSTICK T K. Oxygen and healing[J]. American journal of surgery, 1969, 118(4): 521-525.

[24] HUNT T K, PAI M P. The effect of varying ambient oxygen tensions on wound metabolism and collagen synthesis[J]. Surgery, gynecology & obstetrics, 1972, 135(4): 561-567.

[25] MARX R E, AMES J R. The use of hyperbaric oxygen therapy in bony reconstruction of the irradiated and tissue-deficient patient[J]. Journal of oral and maxillofacial surgery: official journal of the American Association of Oral and Maxillofacial Surgeons, 1982, 40(7): 412-420.

[26] CARL U M, FELDMEIER J J, SCHMITT G, et al. Hyperbaric oxygen therapy for late sequelae in women receiving radiation after breast-conserving surgery[J]. International journal of radiation oncology, biology, physics, 2001, 49(4): 1029-1031.

[27] GOTHARD L, STANTON A, MACLAREN J, et al. Non-randomised phase II trial of hyperbaric oxygen therapy in patients with chronic arm lymphoedema and tissue fibrosis after radiotherapy for early breast cancer[J]. Radiotherapy and oncology: journal of the European Society for Therapeutic Radiology and Oncology, 2004, 70(3): 217-224.

[28] FELDMEIER J J, HAMPSON N B. A systematic review of the literature reporting the application of hyperbaric oxygen prevention and treatment of delayed radiation injuries: an evidence based approach[J]. Undersea & hyperbaric medicine: journal of the Undersea and Hyperbaric Medical Society, Inc, 2002, 29(1): 4-30.

[29] HAMPSON N B, HOLM J R, WREFORD-BROWN C E, et al. Prospective assessment of outcomes in 411 patients treated with hyperbaric oxygen for chronic radiation tissue injury[J]. Cancer, 2012, 118(15): 3860-3868.

[30] MAIER A, GAGGL A, KLEMEN H, et al. Review of severe osteoradionecrosis treated by surgery alone or surgery with postoperative hyperbaric oxygenation[J]. The British journal of oral & maxillofacial surgery, 2000, 38(3): 173-176.

[31] ANNANE D, DEPONDT J, AUBERT P, et al. Hyperbaric oxygen therapy for radionecrosis of the jaw: a randomized, placebo-controlled, double-blind trial from the ORN96 study group[J]. Journal of clinical oncology: official journal of the American Society of Clinical Oncology, 2004, 22(24): 4893-4900.

[32] D'SOUZA J, LOWE D, ROGERS S N. Changing trends and the role of medical management on the outcome of patients treated for osteoradionecrosis of the mandible: experience from a regional head and neck unit[J]. The British journal of oral & maxillofacial surgery, 2014, 52(4): 356-362.

[33] NOTANI K, YAMAZAKI Y, KITADA H, et al. Management of mandibular osteoradionecrosis corresponding to the severity of osteoradionecrosis and the method of radiotherapy[J]. Head & neck, 2003, 25(3): 181-186.

[34] VUDINIABOLA S, PIRONE C, WILLIAMSON J, et al. Hyperbaric oxygen in the therapeutic management of osteoradionecrosis of the facial bones[J]. International journal of oral and maxillofacial surgery, 2000, 29(6): 435-438.

[35] METSELAAR M, DUMANS A G, VAN DER HULS M P, et al. Osteoradionecrosis of tympanic bone: reconstruction of outer ear canal with pedicled skin flap, combined with hyperbaric oxygen therapy, in five patients[J]. The Journal of laryngology and otology, 2009, 123(10): 1114-1119.

[36] SHARON J D, KHWAJA S S, DRESCHER A, et al. Osteoradionecrosis of the temporal bone: a case series[J]. Otology & neurotology: official publication of the American Otological Society, American Neurotology Society[and] European Academy of Otology and Neurotology, 2014, 35(7): 1207-1217.

[37] MARX R E, JOHNSON R P, KLINE S N. Prevention of osteoradionecrosis: a randomized prospective clinical trial of hyperbaric oxygen versus penicillin[J]. Journal of the American Dental Association, 1985, 111(1): 49-54.

[38] GRANSTROM G. Radiotherapy, osseointegration and hyperbaric oxygen therapy[J]. Periodontology 2000, 2003, 33: 145-162.

[39] ESPOSITO M, GRUSOVIN M G, COULTHARD P, et al. A 5-year follow-up comparative analysis of the efficacy of various osseointegrated dental implant systems: a systematic review of randomized controlled clinical trials[J]. The International journal of oral & maxillofacial implants, 2005, 20(4): 557-568.

[40] GRANSTROM G, TJELLSTROM A, BRANEMARK P I. Osseointegrated implants in irradiated bone: a case-controlled study using adjunctive hyperbaric oxygen therapy[J]. Journal of oral and maxillofacial surgery: official journal of the American Association of Oral and Maxillofacial Surgeons, 1999, 57(5): 493-499.

[41] SCHOEN P J, RAGHOEBAR G M, BOUMA J, et al. Rehabilitation of oral function in head and neck cancer patients after radiotherapy with implant-retained dentures: effects of hyperbaric oxygen therapy[J]. Oral oncology, 2007, 43(4): 379-388.

[42] CHAMBRONE L, MANDIA J, JR., SHIBLI J A, et al. Dental implants installed in irradiated jaws: a systematic review[J]. Journal of dental research, 2013, 92(12 Suppl): 119S-130S.

[43] ESPOSITO M, WORTHINGTON H V. Interventions for replacing missing teeth: hyperbaric oxygen therapy for irradiated patients who require dental implants[J]. The cochrane database of systematic reviews, 2013, 9: CD003603.

[44] HARDING S A, HODDER S C, COURTNEY D J, et al. Impact of perioperative hyperbaric oxygen therapy on the quality of life of maxillofacial patients who undergo surgery in irradiated fields[J]. International journal of oral and maxillofacial surgery, 2008, 37(7): 617-624.

[45] LYONS A, GHAZALI N. Osteoradionecrosis of the jaws: current understanding of its pathophysiology and treatment[J]. The British journal of oral & maxillofacial surgery, 2008, 46(8): 653-660.

[46] DESHPANDE S S, THAKUR M H, DHOLAM K, et al. Osteoradionecrosis of the mandible: through a radiologist's eyes[J]. Clinical radiology, 2015, 70(2): 197-205.

[47] 张志愿. 口腔颌面外科学. 7 版 [M]. 北京：人民卫生出版社, 2013.

[48] HEIBEL H, SCHEER M, REUTHER T, et al. Ampicillin and sulbactam concentrations in the irradiated mandible after oral squamous cell cancer[J]. Mund-, Kiefer- und Gesichtschirurgie: MKG, 2005, 9(4): 214-219.

[49] STORE G, ERIBE E R, OLSEN I. DNA-DNA hybridization demonstrates multiple bacteria in osteoradionecrosis[J]. International journal of oral and maxillofacial surgery, 2005, 34(2): 193-196.

[50] HANSEN T, KUNKEL M, SPRINGER E, et al. Actinomycosis of the jaws--histopathological study of 45 patients shows significant involvement in bisphosphonate-associated osteonecrosis and infected osteoradionecrosis[J]. Virchows Archiv: an international journal of pathology, 2007, 451(6): 1009-1017.

[51] 何悦, 侯劲松, 李晓光, 等. 下颌骨放射性骨坏死临床诊疗专家共识 [J]. 中国口腔颌面外科杂志, 2017, 15(05): 445-456.

[52] DELANIAN S, LEFAIX J L. Mature bone radionecrosis: from recent physiopathological knowledge to an innovative therapeutic action[J]. Cancer radiotherapie: journal de la Societe francaise de radiotherapie oncologique, 2002, 6(1): 1-9.

[53] MADRID C, ABARCA M, BOUFERRACHE K. Osteoradionecrosis: an update[J]. Oral oncology, 2010, 46(6): 471-474.

[54] 何悦, 代天国, 孙坚, 等. 血管化骨组织瓣在下颌骨放射性骨坏死临床治疗中的应用研究 [J]. 中国肿瘤临床, 2015, 42(16): 827-833.

[55] DELANIAN S, DEPONDT J, LEFAIX J L. Major healing of refractory mandible osteoradionecrosis after treatment combining pentoxifylline and tocopherol: a phase II trial[J]. Head & neck, 2005, 27(2): 114-123.

[56] 肖维维, 陈媛丽, 宗春琳, 等. 己酮可可碱和维生素 E 联合治疗放射性颌骨骨坏死的 Meta 分析 [J]. 中华口腔医学研究杂志 (电子版), 2017, 11(04): 218-224.

[57] DELANIAN S, CHATEL C, PORCHER R, et al. Complete restoration of refractory mandibular osteoradionecrosis by prolonged treatment with a pentoxifylline-tocopherol-clodronate combination (PENTOCLO): a phase II trial[J]. International journal of radiation oncology, biology, physics, 2011, 80(3): 832-839.

[58] DELANIAN S. Striking regression of radiation-induced fibrosis by a combination of pentoxifylline and tocopherol[J]. The British journal of radiology, 1998, 71(848): 892-894.

[59] DELANIAN S, BALLA-MEKIAS S, LEFAIX J L. Striking regression of chronic radiotherapy damage in a clinical trial of combined pentoxifylline and tocopherol[J]. Journal of clinical oncology: official journal of the American Society of Clinical Oncology, 1999, 17(10): 3283-3290.

[60] KAYA V, YAZKAN R, YILDIRIM M, et al. The relation of radiation-induced pulmonary fibrosis with stress and the efficiency of antioxidant treatment: an experimental study[J]. Medical science monitor: international medical journal of experimental and clinical research, 2014, 20: 290-296.

[61] DELANIAN S, LEFAIX J L. Complete healing of severe osteoradionecrosis with treatment combining pentoxifylline, tocopherol and clodronate[J]. The British journal of radiology, 2002, 75(893): 467-469.

[62] DELANIAN S, LEFAIX J L. The radiation-induced fibroatrophic process: therapeutic perspective via the antioxidant pathway[J]. Radiotherapy and oncology: journal of the European Society for Therapeutic Radiology and Oncology, 2004, 73(2): 119-131.

[63] MCLEOD N M, PRATT C A, MELLOR T K, et al. Pentoxifylline and tocopherol in the management of patients with osteoradionecrosis, the Portsmouth experience[J]. The British journal of oral & maxillofacial surgery, 2012, 50(1): 41-44.

[64] OKUNIEFF P, AUGUSTINE E, HICKS J E, et al. Pentoxifylline in the treatment of radiation-induced fibrosis[J]. Journal of clinical

oncology: official journal of the American Society of Clinical Oncology, 2004, 22(11): 2207-2213.

[65] DELANIAN S, PORCHER R, BALLA-MEKIAS S, et al. Randomized, placebo-controlled trial of combined pentoxifylline and tocopherol for regression of superficial radiation-induced fibrosis[J]. Journal of clinical oncology: official journal of the American Society of Clinical Oncology, 2003, 21(13): 2545-2550.

[66] HONESS D J, DENNIS I F, BLEEHEN N M. Pentoxifylline: its pharmacokinetics and ability to improve tumour perfusion and radiosensitivity in mice[J]. Radiotherapy and oncology: journal of the European Society for Therapeutic Radiology and Oncology, 1993, 28(3): 208-218.

[67] BERMAN B, DUNCAN M R. Pentoxifylline inhibits the proliferation of human fibroblasts derived from keloid, scleroderma and morphoea skin and their production of collagen, glycosaminoglycans and fibronectin[J]. The British journal of dermatology, 1990, 123(3): 339-346.

[68] AVIADO D M, PORTER J M. Pentoxifylline: a new drug for the treatment of intermittent claudication. Mechanism of action, pharmacokinetics, clinical efficacy and adverse effects[J]. Pharmacotherapy, 1984, 4(6): 297-307.

[69] LYONS A J, BRENNAN P A. Pentoxifylline - a review of its use in osteoradionecrosis[J]. The British journal of oral & maxillofacial surgery, 2017, 55(3): 230-234.

[70] FAN H, KIM S M, CHO Y J, et al. New approach for the treatment of osteoradionecrosis with pentoxifylline and tocopherol[J]. Biomaterials research, 2014, 18: 13.

[71] AZZI A, RICCIARELLI R, ZINGG J M. Non-antioxidant molecular functions of alpha-tocopherol (vitamin E)[J]. FEBS letters, 2002, 519(1-3): 8-10.

[72] CARANO A, TEITELBAUM S L, KONSEK J D, et al. Bisphosphonates directly inhibit the bone resorption activity of isolated avian osteoclasts in vitro[J]. The journal of clinical investigation, 1990, 85(2): 456-461.

[73] DIEL I J, SOLOMAYER E F, COSTA S D, et al. Reduction in new metastases in breast cancer with adjuvant clodronate treatment[J]. The New England journal of medicine, 1998, 339(6): 357-363.

[74] VAN DER PLUIJM G, VLOEDGRAVEN H, VAN BEEK E, et al. Bisphosphonates inhibit the adhesion of breast cancer cells to bone matrices in vitro[J]. The Journal of clinical investigation, 1996, 98(3): 698-705.

[75] BOISSIER S, MAGNETTO S, FRAPPART L, et al. Bisphosphonates inhibit prostate and breast carcinoma cell adhesion to unmineralized and mineralized bone extracellular matrices[J]. Cancer research, 1997, 57(18): 3890-3894.

[76] ROBARD L, LOUIS M Y, BLANCHARD D, et al. Medical treatment of osteoradionecrosis of the mandible by PENTOCLO: preliminary results[J]. European annals of otorhinolaryngology, head and neck diseases, 2014, 131(6): 333-338.

[77] PATEL V, MCGURK M. Use of pentoxifylline and tocopherol in radiation-induced fibrosis and fibroatrophy[J]. The British journal of oral & maxillofacial surgery, 2017, 55(3): 235-241.

[78] EPSTEIN J B, WONG F L, STEVENSON-MOORE P. Osteoradionecrosis: clinical experience and a proposal for classification[J]. Journal of oral and maxillofacial surgery: official journal of the American Association of Oral and Maxillofacial Surgeons, 1987, 45(2): 104-110.

[79] LYONS A, OSHER J, WARNER E, et al. Osteoradionecrosis--a review of current concepts in defining the extent of the disease and a new classification proposal[J]. The British journal of oral & maxillofacial surgery, 2014, 52(5): 392-395.

[80] DELANIAN S, LEFAIX J L. Current management for late normal tissue injury: radiation-induced fibrosis and necrosis[J]. Seminars in radiation oncology, 2007, 17(2): 99-107.

[81] PATEL V, GADIWALLA Y, SASSOON I, et al. Prophylactic use of pentoxifylline and tocopherol in patients who require dental extractions after radiotherapy for cancer of the head and neck[J]. The British journal of oral & maxillofacial surgery, 2016, 54(5): 547-550.

[82] 宗春琳, 郭宇轩, 窦庚, 等. 兔下颌骨放射性骨坏死模型的建立及评估 [J]. 中国口腔颌面外科杂志, 2014, 12(06): 481-486.

[83] MARTOS-FERNANDEZ M, SAEZ-BARBA M, LOPEZ-LOPEZ J, et al. Pentoxifylline, tocopherol, and clodronate for the treatment of mandibular osteoradionecrosis: a systematic review[J]. Oral surgery, oral medicine, oral pathology and oral radiology, 2018, 125(5): 431-439.

[84] GLUECK C J, MCMAHON R E, BOUQUOT J E, et al. A preliminary pilot study of treatment of thrombophilia and hypofibrinolysis and amelioration of the pain of osteonecrosis of the jaws[J]. Oral surgery, oral medicine, oral pathology, oral radiology, and endodontics, 1998, 85(1): 64-73.

[85] POON P, JACKSON K, PLATT T. When managing established osteonecrosis of the jaw, don't forget the not-infrequent chronic refractory pain[J]. Internal medicine journal, 2010, 40(3): 243-244.

[86] KOBAYASHI Y, SAKAI D, IWASHINA T, et al. Low-intensity pulsed ultrasound stimulates cell proliferation, proteoglycan synthesis and expression of growth factor-related genes in human nucleus pulposus cell line[J]. European cells & materials, 2009, 17: 15-22.

[87] 胡晓光, 王彦亮, 吴高义, 等. 超声波理疗治疗下颌骨放射性骨坏死的实验研究 [J]. 现代肿瘤医学, 2011, 19(08): 1507-1510.

[88] SCHORTINGHUIS J, STEGENGA B, RAGHOEBAR G M, et al. Ultrasound stimulation of maxillofacial bone healing[J]. Critical reviews in oral biology and medicine: an official publication of the American Association of Oral Biologists, 2003, 14(1): 63-74.

[89] DOAN N, REHER P, MEGHJI S, et al. In vitro effects of therapeutic ultrasound on cell proliferation, protein synthesis, and cytokine production by human fibroblasts, osteoblasts, and monocytes[J]. Journal of oral and maxillofacial surgery: official journal of the American Association of Oral and Maxillofacial Surgeons, 1999, 57(4): 409-19; discussion 20.

[90] REHER P, HARRIS M, WHITEMAN M, et al. Ultrasound stimulates nitric oxide and prostaglandin E2 production by human osteoblasts[J]. Bone, 2002, 31(1): 236-241.

[91] MENDONCA J J, JUIZ-LOPEZ P. Regenerative facial reconstruction of terminal stage osteoradionecrosis and other advanced craniofacial diseases with adult cultured stem and progenitor cells[J]. Plastic and reconstructive surgery, 2010, 126(5): 1699-1709.

[92] ZHAO Z, WANG Z, GE C, et al. Healing cranial defects with AdRunx2-transduced marrow stromal cells[J]. Journal of dental research, 2007, 86(12): 1207-1211.

[93] TSUDA H, WADA T, ITO Y, et al. Efficient BMP2 gene transfer and bone formation of mesenchymal stem cells by a fiber-mutant adenoviral vector[J]. Molecular therapy: the journal of the American Society of Gene Therapy, 2003, 7(3): 354-365.

[94] QU D, LI J, LI Y, et al. Angiogenesis and osteogenesis enhanced by bFGF ex vivo gene therapy for bone tissue engineering in reconstruction of calvarial defects[J]. Journal of biomedical materials research Part A, 2011, 96(3): 543-551.

[95] XU J, ZHENG Z, FANG D, et al. Mesenchymal stromal cell-based treatment of jaw osteoradionecrosis in Swine[J]. Cell transplantation, 2012, 21(8): 1679-1686.

[96] SCHULTZE-MOSGAU S, LEHNER B, RODEL F, et al. Expression of bone morphogenic protein 2/4, transforming growth factor-beta1, and bone matrix protein expression in healing area between vascular tibia grafts and irradiated bone-experimental model of osteonecrosis[J]. International journal of radiation oncology, biology, physics, 2005, 61(4): 1189-1196.

[97] VOGELIN M D E, JONES N F, LIEBERMAN J R, et al. Prefabrication of bone by use of a vascularized periosteal flap and bone morphogenetic protein[J]. Plastic and reconstructive surgery, 2002, 109(1): 190-198.

[98] OKUBO Y, BESSHO K, FUJIMURA K, et al. Preclinical study of recombinant human bone morphogenetic protein-2: application of hyperbaric oxygenation during bone formation under unfavourable condition[J]. International journal of oral and maxillofacial surgery, 2003, 32(3): 313-317.

[99] UCHIDA K, MATSUSHITA O, NISHI N, et al. Enhancement of periosteal bone formation by basic fibroblast-derived growth factor containing polycystic kidney disease and collagen-binding domains from Clostridium histolyticum collagenase[J]. Journal of tissue engineering and regenerative medicine, 2017, 11(4): 1165-1172.

[100] RABIE A B, HAGG U. Factors regulating mandibular condylar growth[J]. American journal of orthodontics and dentofacial orthopedics: official publication of the American Association of Orthodontists, its constituent societies, and the American Board of Orthodontics, 2002, 122(4): 401-409.

[101] GERBER H P, VU T H, RYAN A M, et al. VEGF couples hypertrophic cartilage remodeling, ossification and angiogenesis during endochondral bone formation[J]. Nature medicine, 1999, 5(6): 623-628.

[102] ZELZER E, MCLEAN W, NG Y S, et al. Skeletal defects in VEGF(120/120) mice reveal multiple roles for VEGF in skeletogenesis[J]. Development (Cambridge, England), 2002, 129(8): 1893-1904.

[103] MAYR-WOHLFART U, WALTENBERGER J, HAUSSER H, et al. Vascular endothelial growth factor stimulates chemotactic migration of primary human osteoblasts[J]. Bone, 2002, 30(3): 472-477.

[104] BLAU H M, BANFI A. The well-tempered vessel[J]. Nature medicine, 2001, 7(5): 532-534.

[105] GALLESIO G, DEL FABBRO M, POL R, et al. Conservative treatment with plasma rich in growth factors-Endoret for osteoradionecrosis[J]. The Journal of craniofacial surgery, 2015, 26(3): 731-736.

[106] ZOU D, ZHANG Z, YE D, et al. Repair of critical-sized rat calvarial defects using genetically engineered bone marrow-derived mesenchymal stem cells overexpressing hypoxia-inducible factor-1alpha[J]. Stem cells (Dayton, Ohio), 2011, 29(9): 1380-1390.

[107] SEFCIK L S, PETRIE ARONIN C E, WIEGHAUS K A, et al. Sustained release of sphingosine 1-phosphate for therapeutic arteriogenesis and bone tissue engineering[J]. Biomaterials, 2008, 29(19): 2869-2877.

[108] 窦祖林 . 吞咽障碍评估与治疗 [M]. 北京 : 人民卫生出版社 , 2009.

[109] 石汉平 , 许红霞 , 李苏宜 , 等 . 营养不良的五阶梯治疗 [J]. 肿瘤代谢与营养电子杂志 , 2015, 3(2): 29-32.

[110] 石汉平 , 曹伟新 , 江志伟 , 等 . 口服营养补充的临床应用 [J]. 肿瘤代谢与营养电子杂志 , 2016, 3(04): 229-233.

[111] 石汉平 , 赵青川 , 王昆华 , 等 . 营养不良的三级诊断 [J]. 中国癌症防治杂志 , 2015, 7(05): 313-319.

[112] MAGNE H, SAVARY-AUZELOUX I, REMOND D, et al. Nutritional strategies to counteract muscle atrophy caused by disuse and to improve recovery[J]. Nutrition research reviews, 2013, 26(2): 149-165.

[113] DICKERSON R N, PITTS S L, MAISH G O, 3RD, et al. A reappraisal of nitrogen requirements for patients with critical illness and trauma[J]. The journal of trauma and acute care surgery, 2012, 73(3): 549-557.

[114] 李涛 , 吕家华 , 郎锦义 , 等 . 恶性肿瘤放射治疗患者肠内营养专家共识 [J]. 肿瘤代谢与营养电子杂志 , 2017, 4(03): 272-279.

[115] 黄金 . 营养管理护士临床工作手册 [M]. 北京 : 人民卫生出版社 , 2018.

[116] 李轶 , 朱琳 . 双花芷辛甘汤加减治疗放射性颌骨骨髓炎疗效观察 [J]. 新中医 , 2014, 46(09): 142-143.

[117] 王涛 , 张鹏 , 李建虎 , 等 . 中西医结合治疗放射性颌骨骨髓炎的效果 [J]. 临床医学研究与实践 , 2018, 3(18): 115-116.

[118] 王晓山 . 高压氧加中药辅助治疗放射性颌骨骨髓炎的疗效观察——附 39 例报告 [J]. 新医学 , 2009, 40(03): 182-183.

[119] 薛凡 , 邓豪 , 仇湘中 . 仇湘中教授治疗放射性颌骨骨髓炎验案 1 则 [J]. 中医药导报 , 2019, 25(01): 126-7+30.

[120] 朱琳 , 李轶 . 中药内外合治放射性颌骨骨髓炎疗效观察 [J]. 广西中医药大学学报 , 2013, 16(04): 19-21.

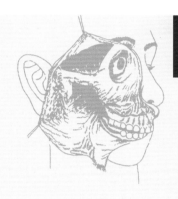

第九章

放射性颌骨坏死的手术治疗

第一节　下颌骨放射性骨坏死的手术治疗

一、下颌骨放射性骨坏死手术治疗概况

放射性颌骨坏死（ORNJ）的手术治疗针对保守治疗无效或张口重度受限，口腔皮肤瘘管，饱受疼痛折磨，影像学检查可以观察到颌骨骨质溶解、病理性骨折的患者。手术治疗的方法包括：局部组织瓣、游离组织皮瓣或骨瓣移植、重建钛板等，其中血管化的游离骨组织瓣移植为最有效的治疗方法，骨组织瓣的供区可来源于髂骨、腓骨、桡骨、肩胛骨等，其中又以腓骨肌皮瓣最为常用。而游离骨移植于术区，其移植骨存活率非常低，尤其是放疗后的病变区域，软组织血供较差，游离骨通常无法存活，且并发症的发生率高达80%，因此不建议使用。对于软组织缺损较大不适宜应用骨组织瓣修复的患者，可行软组织瓣修复，首选胸大肌皮瓣、股前外侧穿支皮瓣，其次为腹直肌皮瓣、背阔肌皮瓣等。

由于ORNJ患者局部软组织炎症和纤维化显著，且常伴感染，行血管化骨组织瓣或软组织瓣修复术后常会出现不同程度的感染、坏死、钛板外露，甚至皮瓣或骨瓣坏死，往往需要再次行局部换药、清创，去除钛板等措施来促进创面愈合。有研究报道行游离组织瓣移植的失败率达到9.8%，术后出现并发症发生率达到39.7%，最常见的并发症为窦道形成（8.4%）、钛板外露（7.1%）、术区感染（6.5%）。因此，对于ORNJ患者进行修复重建手术时，应与患者及家属进行充分沟通，使其意识到手术有较高风险，避免产生医疗纠纷。

ORNJ的治疗方案应根据病变部位、患者年龄及职业、依从性、医院综合条件、医师临床技能等因素全面考虑，进行个体化选择。由于上颌骨血供丰富，一般很少出现大范围坏死，因此其临床表现和处理方法较下颌骨骨坏死存在一定差异，一般采取保守治疗方法以及坏死颌骨刮除等相对保守的手术方法。而对于下颌骨放射性骨坏死（ORN），我们建议根据BS分类分期（见第七章）选择所对应的治疗方法（表9-1）。Stage 0期患者建议采取保守治疗的措施，门诊密切随访，如病情进展则参照Stage Ⅰ~Ⅲ期处理。Stage Ⅰ期患者建议采取局部死骨刮治或摘除的策略，如有皮肤黏膜瘘管可一并切除。Stage Ⅱ期患者最多，除了极少数患者病灶主要集中在牙槽突未累及下颌骨下缘的患者可以考虑边缘性切除坏死骨质外，其余的建议彻底切除坏死颌骨及不健康软组织，首选血管化骨组织瓣修复。Stage Ⅲ期患者建议彻底切除坏死颌骨及坏死软组织，并根据患者全身及局部条件选择一期血管化骨组织瓣修复或软组织瓣修复或不修复。对于双侧下颌骨放射性骨坏死的患者，为了保证其良好的咬合关系，建议分期手术治疗，先处理相对严重的一侧，二期再处理另外一侧。随着数字化技术

表9-1　"BS"分类分期及治疗策略

分期	"BS"分类	治疗策略
Stage 0	B0S0	保守治疗
Stage Ⅰ	B1S0，B1S1，B1S2	病灶刮除术/边缘性切除术
Stage Ⅱ	B2S0，B2S1，B2S2	边缘性切除术/截骨+血管化骨瓣
Stage Ⅲ	B3S0，B3S1，B3S2	截骨+血管化骨瓣/截骨+软组织瓣/截骨后不修复

的进步，也可同期处理双侧下颌骨放射性骨坏死患者。

下颌骨 ORN 往往是进行性加重，由于缺乏有效的保守治疗手段，在重建外科技术不成熟的年代，治疗效果不尽理想。20 世纪 80 年代以后，随着显微重建外科技术的发展，口腔颌面外科医师运用血管化的骨肌皮瓣修复切除坏死颌骨后造成的形态和功能障碍，显著提高了疗效。下颌骨手术方法主要包括病灶刮除术、下颌骨边缘性切除术、下颌骨节段性切除术、下颌骨节段性切除＋血管化组织瓣修复术。

二、放射性龋齿拔除术

放疗后由于射线损伤口腔黏膜，局部微循环受到破坏，另外唾液腺分泌受到抑制，口腔自洁作用降低，口腔干燥，易滋生细菌，均会导致放射性龋齿的增加（图 9-1）。放疗后，患者牙齿发黑，发生龋病，放射性龋一旦发生，往往进展迅速，治疗困难，给患者带来极大痛苦，如若处理不当，可发

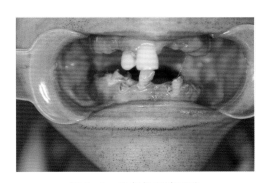

图 9-1　放射性龋齿形成

展为骨髓炎，严重者导致颌骨坏死。因此，及时规范的治疗放射性龋齿是预防颌骨坏死的重要方法。

（一）术前准备

（1）口腔全景片（图 9-2A）或 CT/CBCT 检查，了解患牙详细情况。

（2）术前常规检查 [包括血常规，肝肾功能、电解质、血糖、凝血功能、传染病相关检查（如乙肝、梅毒、HIV 等）、心电图、胸片等]。大于 60 岁或全身条件差的还需完善心肺功能检查。

（3）常规皮肤准备。

（二）麻醉和体位

（1）麻醉：局麻或全身麻醉。
（2）体位：仰卧位或半坐位。

（三）手术步骤

（1）切口设计：手术多采用龈缘连续切口，对于单个患牙也可以不翻瓣。

（2）翻瓣：用骨膜分离器翻瓣，用颊拉钩牵拉和保护周围的软组织瓣，避免在使用切割工具时损伤软组织。吸引器及时清除血液、唾液，保持术野清晰。

（3）拔牙：术中使用拔牙钳或牙挺拔除换牙。

（4）去骨：用咬骨钳咬除突起的牙槽骨，也可用骨动力系统逐步磨除突起及病变颌骨使其边缘光整（图 9-2B），直至颌骨骨面流出鲜血为止。

（5）创口处理：彻底刮除根尖下坏死组织及炎性肉芽，反复用氯霉素或生理盐水冲洗创面，严密缝合口内黏骨膜瓣。

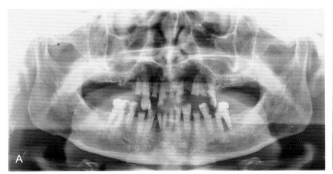
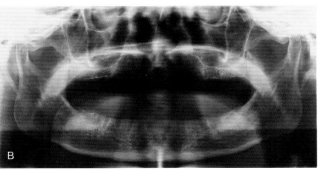

图 9-2　放射性龋牙拔除前后全景片表现
A. 放射性龋牙拔除前全景片表现。B. 放射性龋牙拔除后全景片表现

（四）术后处理

（1）术后给予冷敷，继续应用抗生素 3~7 天。

（2）一般术后 2 周以上再拆除口内缝线，加强口腔护理。

三、病灶刮除术

病灶刮除术一般适用于下颌骨 ORN 早期阶段，病灶较局限，手术时拔除松动Ⅱ度以上的病灶牙，咬除病变骨质，彻底清除病变颌骨直到颌骨创面新鲜出血，严密拉拢缝合，2 周后拆线；对于不能拉拢缝合的患者，可以局部覆盖碘仿纱条打包，8~10 天后拆除纱条，术后给予加强抗感染治疗，局部换药、口腔护理等促进伤口愈合。如患者周围软组织纤维化不严重，也可以采用局部软组织瓣覆盖颌骨创面，如颊脂垫及颊黏膜瓣、鼻唇沟瓣、颏下岛状瓣等。此方法适用于 BS 分类分期的 Stage Ⅰ 和部分 Stage Ⅱ 的患者。

（一）术前准备

（1）口腔全景片或 CT 检查，确定死骨形成。

（2）术前常规检查（包括血、尿、粪三大常规，肝肾功能，电解质，血糖，凝血功能，传染病相关检查如乙肝、梅毒、HIV 等，心电图，胸片等）。大于 60 岁或全身条件差的还需完善心肺功能检查。

（3）常规皮肤准备。

（二）麻醉和体位

（1）麻醉：局麻或全身麻醉。

（2）体位：仰卧位或半坐位。

（三）手术步骤

（1）切口设计：一般选择在口内做病变区牙槽骨平行或梯形切口切开黏骨膜瓣切口，逐层分离直达下颌骨骨面，如口内死骨外露，可直接沿死骨周围黏骨膜切开。

（2）显露病灶：沿病变颌骨向周围剥离黏膜，彻底刮除病变颌骨表面的坏死组织和炎性肉芽，彻底清除脓液，送病理检查并做细菌培养及抗生素敏感测定，充分显露病变颌骨。

（3）病灶清除：术中用美兰划出切除病变颌骨范围，用咬骨钳刮除病变颌骨，也可用骨动力系统逐步磨除病变颌骨，直至颌骨骨面流出鲜血为止。用骨动力系统磨平颌骨边缘，保证下颌骨边缘光整。

（4）创口处理：彻底刮除骨腔内、窦道内坏死组织和炎性肉芽，反复用氯霉素冲洗骨腔，并用大量生理盐水冲洗创面后严密缝合口内黏骨膜瓣。如果口内创口不能严密缝合，可使用碘仿纱条填塞打包缝合。

（四）术后处理

（1）术后继续应用抗生素 7 天。

（2）一般术后 2 周拆除口内缝线；口内打包者一般于术后 8~10 天拆除碘仿纱条，加强口腔护理。

（3）预防病理性骨折，最佳的方法是制动，另外避免受到外伤及咀嚼坚硬食物。

四、下颌骨边缘性切除术

对病变范围较为局限、尚未达到下颌管平面，且有足够健康软组织支撑的病例，可行下颌骨边缘性切除。术中需彻底去除死骨，否则容易复发。术中难点同样在于如何明确死骨范围。有学者建议切除肉眼可见死骨范围外 1 cm 的颌骨，同时根据骨质颜色进行判断，此方式有复发病例报道。边缘性切除因保留了下颌骨连续性，颜面外形及颌骨功能得到较好保存。但余留骨质因局部血供较差，特别是在下颌管内下牙槽动脉损伤、颌骨表面骨膜广泛剥离的情况下，存在颌骨再次坏死风险，严重者可并发下颌骨骨折（图 9-3）。此方法适用于 BS 分类分期的 Stage Ⅰ 和部分 Stage Ⅱ 的患者。

（一）术前准备

（1）口腔全景片或 CT 检查，确定死骨形成。

（2）术前常规检查（包括血、尿、粪三大常规，肝肾功能，电解质，血糖，凝血功能，传染病相关

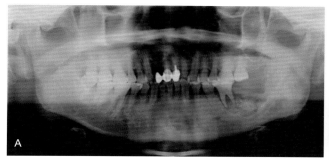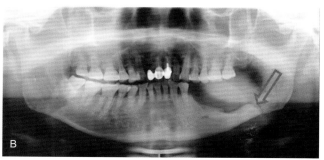

图 9-3　左侧下颌骨放射性骨坏死边缘性切除后并发下颌骨骨折

A. 左侧下颌骨坏死。B. 下颌骨边缘性切除术后并发下颌骨骨折

检查如乙肝、梅毒、HIV 等，心电图，胸片等）。大于 60 岁或全身条件差的还需完善心肺功能检查。

（3）常规皮肤准备。

（二）麻醉和体位

（1）麻醉：局麻或全身麻醉。

（2）体位：仰卧位或半坐位。

（三）手术步骤

（1）切口设计：下颌骨体部及颏部的边缘性切除术可以选择在口内做病变区牙槽骨平行或梯形切开黏骨膜瓣切口，如果患者张口度正常，下颌支前缘或喙突部位的边缘性切除术也可以在口内正对下颌支前缘处做黏膜切口。但对于张口受限的患者可沿下颌骨下缘或从下颌骨支后缘绕下颌角及下颌骨下缘 2 cm，做与下颌骨下缘平行的皮肤切口。

（2）如为口内切口，可沿切口切开黏骨膜，逐层分离直达下颌骨骨面，显露病变颌骨，可用美兰划出切除病变颌骨范围，用骨动力系统切除病变颌骨，直至颌骨骨面流出鲜血为止。用咬骨钳刮除不规则的锋锐骨缘后再用骨动力系统磨平颌骨边缘，保证下颌骨边缘光整。

（3）如为下颌骨下缘约 2 cm 做切口，切开皮肤、皮下组织、颈阔肌以后，在咬肌前缘与下颌骨下缘相交处的下方，显露、结扎颌外动静脉，注意勿损伤面神经下颌缘支。沿下颌角及下颌骨下缘切断咬肌附丽及下颌骨骨膜，用骨膜剥离器沿着骨膜剥离，拉钩往上方牵拉，将病变颌骨及周围组织显露清楚。术中用美兰划出切除病变颌骨范围，用骨

动力系统切除病变颌骨，直至颌骨骨面流出鲜血为止。咬骨钳刮除不规则的锋锐骨缘后再用骨动力系统磨平颌骨边缘，保证下颌骨边缘光整。

（4）大量生理盐水冲洗创面后严密缝合口内黏骨膜瓣。如果口内创口不能严密缝合，可使用碘仿纱条填塞打包。口外切口放置负压引流管引流，分层严密关闭创口。

（四）术后处理

（1）术后继续应用抗生素。

（2）一般术后 2 周以上再拆除口内缝线；口内打包者一般于术后 10~12 天拆除碘仿纱条，加强口腔护理。

（3）预防病理性骨折，最佳的方法是制动，另外避免受到外伤及咀嚼坚硬食物。

五、下颌骨节段性切除术

对于病变范围超过 2 cm，破坏深度超过下颌管平面，或已发生病理性骨折的病例，应考虑行下颌骨节段切除，骨切除范围应达到截骨面有新鲜血渗出为止。节段性切除后患者下颌骨连续性中断，临床上可出现下颌偏斜、咬合错乱、面容外形改变等系列问题（图 9-4）。若全身和局部条件允许，应考虑同期颌骨及软组织缺损修复重建。对于全身和局部条件差，不能耐受长时间手术，或局部条件不适合即刻修复的患者，可先行单纯颌骨节段切除，待条件允许时再考虑二期重建。此方法适用于"BS"分类分期的 Stage Ⅱ 和 Stage Ⅲ 患者。

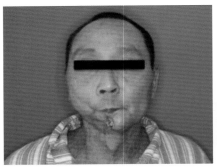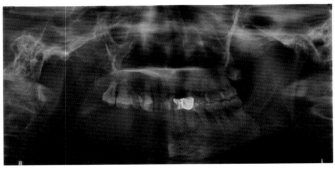

图9-4　右侧下颌骨节段性切除后出现下颌偏斜、面容外形改变

（一）术前准备

（1）口腔全景片或CT检查，明确死骨范围。

（2）术前常规检查（包括血、尿、粪三大常规，肝肾功能，电解质，血糖，凝血功能，传染病相关检查如乙肝、梅毒、HIV等，心电图，胸片等）。大于60岁或全身条件差的还需完善心肺功能检查。

（3）对于张口度正常的患者常规制作斜面导板，准备术后颌间牵引钉。

（4）常规皮肤准备。

（二）麻醉和体位

（1）麻醉：在鼻腔插管全身麻醉下进行手术。

（2）体位：仰卧位，垫肩，头偏健侧。

（三）手术步骤

（1）切口设计：根据术前全景片或CT影像定位死骨部位，于相应下颌骨下缘之下和下颌角之下2 cm处转向后上，向前可达颏部，如病变范围超过中线，可延长切口至对侧。

（2）翻瓣及结扎颌外动脉和面前静脉：在颈阔肌颈深筋膜浅层的深面，向上分离至下颌骨下缘。面神经下颌缘支在颈阔肌深面，颌外动脉和下颌下缘相交处的表面经过，要注意保护。在下颌骨下缘与嚼肌前缘交界处，分离、显露颌外动脉和面前静脉。为了避免损伤下颌缘支，应在下颌下缘的下方或下内方钳夹、切断并结扎动脉及静脉，在分离、结扎血管后均应检查面神经下颌缘支，勿使损伤。

（3）显露下颌骨：可从骨膜下剥离，即切开下颌骨下缘骨膜，从前向后翻瓣，如不能排除有肿瘤复发或放射性癌，应在骨膜上翻瓣。在牙龈处切开黏骨膜，尽量保留黏膜的完整。在颏孔处分离、钳夹、切断并结扎颏血管神经束。嚼肌紧密附着于下颌角及升支部，要配合锐性分离才能将嚼肌从骨面剥离。

（4）截骨：美兰划出截骨范围后拔去同侧最近端牙齿，用骨膜分离器从舌侧骨膜下插入，并紧贴骨面分离。用骨膜剥离器保护下颌骨内外侧的软组织，电锯锯断颌骨。

（5）摘除下颌骨：将下颌骨断端向外侧拉开，根据下颌骨病变情况，在骨膜下或骨膜上分离显露下颌骨内侧面。颏部舌侧肌肉应从骨面剥离，并分束结扎。分离至磨牙后区使其与颊侧黏膜切口相连。在下颌升支内侧面分离翼内肌附丽，并在下颌角后缘将茎突下颌韧带剥离。在下颌支内侧面中部显露下颌小舌，剥离附着在小舌的蝶下颌韧带。并分离显露下牙槽血管神经束，钳夹、切断、结扎。剥离附着在喙突及下颌升支前缘的颞肌，可用电刀紧贴骨面切断颞肌附着。用骨膜剥离器或电刀分离髁状突颈部的关节囊，并将翼外肌从髁突颈的前上内部附丽处剥离，将一侧下颌骨摘除。如髁突周围软组织未受到放疗累及，可保留髁突。

（6）缝合：尽可能将颏舌肌、颏舌骨肌残端拉向前缝合，以消灭无效腔，并可防止舌后坠。然后，间断及褥式缝合口腔黏膜，如口内缝合困难，可局部碘仿纱条打包。放置负压引流管1~2根。分层缝合肌肉、皮下组织及皮肤。

（7）全下颌骨切除可致舌后坠、呼吸困难，因此建议行气管切开术，保证术后安全。

（四）术后处理

（1）全身麻醉后常规护理。

（2）气管切开常规护理。一般于术后 10~12 天拆除碘仿纱条，加强口腔护理。

（3）鼻饲流质饮食。

（4）术后继续应用抗生素。

（5）口内及口外皮肤缝线建议术后 2 周左右再间断拆除。

（6）术后尽早佩戴斜面导板，或做颌间牵引，以防止残留下颌骨移位。

六、下颌骨放射性骨坏死的修复重建

颌骨缺损修复重建通常包括自体骨移植和生物材料植入等方式。自体骨移植又包括游离骨移植、带蒂骨组织瓣移植和血管化骨组织瓣游离移植。由于 ORNJ 病损的自身特点，上述术式用于死骨切除后缺损重建时，均会遇到一定困难。采用生物材料如重建钛板植入同样存在较高的失败风险，对此应有充分的认识。

下颌骨放射性骨坏死患者重建首先选择血管化骨组织皮瓣，例如腓骨肌皮瓣、髂骨肌皮瓣或者肩胛骨皮瓣。因为血管化骨组织瓣不但可以恢复下颌骨的外形结构，同时也为后期的牙列修复提供了条

件。而游离骨移植于 ORN 病变区域存活率非常低，并发症的发生率高达 80%，因此不建议使用。对于不适宜应用骨组织瓣修复的患者，可行软组织瓣修复。软组织瓣制备的大小常比预想的要大，主要因为放疗后的软组织缺乏弹性，常需切除周围不健康的软组织，而且下颌骨 ORN 患者常伴有口内、外软组织缺失，皮瓣需要折叠进行修复。因此建议病灶切下来后仔细测量好缺损大小再制备皮瓣，如在切除病灶的同时制备皮瓣，建议制备的皮瓣大小要比测量的多 2~3 cm。对于复杂缺损，如软硬组织均缺损较大的患者，单一骨瓣或软组织瓣不能满足需求时，可行血管化骨组织瓣 + 血管化软组织瓣串联修复。此方法适用于 Stage Ⅱ 和 Stage Ⅲ 的患者。

（一）自体骨游离移植

自体骨游离移植作为颌骨缺损修复方式之一，具有手术创伤小、操作简单的优点。临床上可用于下颌骨缺损修复的自体骨主要是髂骨和肋骨。因髂骨可取骨量较多、外形弧度与下颌骨形态相似，成为良性肿瘤术后自体骨游离移植的首选。然而，ORNJ 患者局部往往存在明显炎症反应（图 9-5），在软组织条件不佳的情况下，游离骨因抗感染能力差，移植多难以存活，一般不建议作为 ORNJ 术后骨缺损的修复方式。

（二）重建钛板植入

重建钛板也常用于下颌骨缺损修复。钛板植入

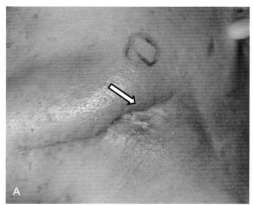
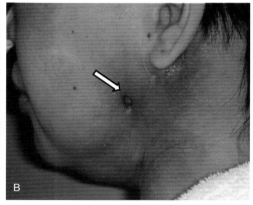

图 9-5　ORNJ 患者的局部软组织炎症和瘘管
A. ORNJ 患者局部皮肤软组织炎症反应。B. ORNJ 患者口外瘘管

后可恢复下颌骨连续性，并能在一定程度上维持颜面外形和余留牙咬合功能。但 ORNJ 患者由于辐射导致局部软组织纤维化，软组织弹性变差，结果不仅造成局部组织抗摩擦能力变弱，还容易出现创口缝合时张力过大、愈合困难和术后感染等问题，进而导致钛钉松脱、钛板外露。另外，由于咬合力负担较大，还可导致钛板疲劳折断，最终需取出钛板。为提高局部软组织抗摩擦能力或为同期修复因炎症坏死而切除的局部软组织，有研究将重建钛板和带蒂组织瓣联合应用于 ORNJ 术后颌骨及软组织缺损修复，包括颏下岛状皮瓣、胸大肌皮瓣等。何悦等对 12 例大剂量放疗引起的颈部受区血管破坏、无法进行显微外科修复的下颌骨放射性骨坏死患者采用重建钛板联合胸大肌皮瓣进行软硬组织缺损修复，取得满意效果。侯劲松等学者也验证了该方法的临床疗效（图 9-6）。此外，李金等对 20 例鼻咽癌放疗后的 ORNJ 患者采用颏下岛状皮瓣联合重建钛板修复颌骨及软组织的缺损，术后也获得良好

效果。

以上方法的优点在于：钛板穿过软组织瓣，表面有足够健康软组织覆盖，局部抗感染和抗摩擦能力较强，不易摩穿软组织造成钛板外露，对于受区无合适血管供区血管、高龄以及血管吻合风险较高的患者尤为适合，但其远期疗效仍有待观察。

（三）血管化软组织瓣修复

下颌骨 ORN 患者常伴有口内、外软组织缺失，对于软组织缺失为主的患者，或不适宜应用骨组织瓣修复的患者，可行血管化软组织瓣修复。因软组织瓣主要目的为填塞无效腔，覆盖创面，并不能重建患者术后咬合及吞咽等功能，因此术前应充分告知患者术后功能均会有不同程度的缺失。常用的血管化软组织瓣有股前外侧皮瓣、前臂皮瓣、背阔肌皮瓣、腹直肌皮瓣、胸背皮瓣等。

1. 术前准备

（1）口腔全景片或 CT 检查，明确死骨范围。

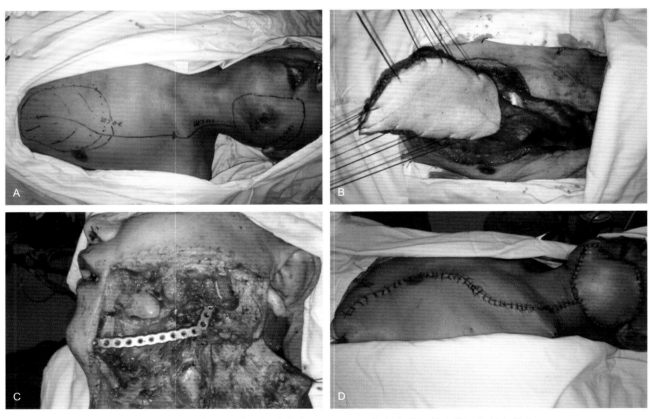

图 9-6　重建钛板和胸大肌瓣联合应用于 ORNJ 患者术后颌骨及软组织缺损修复
A. 胸大肌皮瓣设计。B. 胸大肌皮瓣制备。C. 重建钛板植入和固定。D. 关闭创口

（2）术前常规检查（包括血、尿、粪三大常规，肝肾功能，电解质，血糖，凝血功能，传染病相关检查如乙肝、梅毒、HIV 等，心电图，胸片等）。大于 60 岁或全身条件差的还需完善心肺功能检查。行多普勒彩超定位软组织瓣穿支血管，了解供区血管条件；多普勒彩超或 CTA 检查受区血管条件是否良好；准备显微外科手术器械等。

（3）对于张口度正常的患者，常规制作斜面导板，准备术后颌间牵引钉。

（4）备足量红细胞悬液及血浆。

（5）常规皮肤准备。

（6）术前应用抗生素 1~2 天。

2.麻醉和体位

（1）麻醉：在鼻腔插管全身麻醉下进行手术。

（2）体位：仰卧位，垫肩，头偏健侧。

3.手术步骤

（1）切口设计：根据术前全景片或 CT 影像定位死骨部位，于相应下颌骨下缘之下和下颌角之下 2 cm 处转向后上，向前可达颏部，如超过中线，可延长切口至对侧。如有口外瘘管，应设计把瘘管及周围严重炎性组织一并切除。

（2）翻瓣并制备受区血管：在颈阔肌颈深筋膜浅层的深面，向上分离至下颌骨下缘。面神经下颌缘支在颈阔肌深面，颌外动脉和下颌下缘相交处的表面经过，要注意保护。在下颌骨下缘与嚼肌前缘交界处，分离、显露颌外动脉和面前静脉。为了避免损伤下颌缘支，应在下颌下缘的下方或下内方钳夹、切断并结扎动脉及静脉，分离出面动、静脉 1~2 cm 作为受区血管，分离时动作应轻柔，避免血管痉挛。由于面动脉常位于放疗照射野内，应检查其血流动力学是否良好，如血流动力学不佳应果断弃用，可选择甲状腺上动脉或者更深部的舌动脉或者颈横动脉。

（3）显露下颌骨：可从骨膜下剥离，即切开下颌骨下缘骨膜，从前向后翻瓣，如不能排除有肿瘤复发或放射性癌，应在骨膜上翻瓣。在牙龈处切开黏骨膜，尽量保留黏膜的完整。在颏孔处分离、钳夹、切断并结扎颏血管神经束。嚼肌紧密附着于下颌角及升支部，要配合锐分离才能将嚼肌从骨面剥

离。在截断下颌骨之前可在下颌骨表面行钛板塑形，以维持正常的咬合关系。

（4）截骨：美兰划出截骨范围后拔去同侧最近端牙齿，用骨膜分离器从舌侧骨膜下插入，并紧贴骨面分离。用骨膜剥离器保护下颌骨内外侧的软组织，电锯锯断颌骨。

（5）摘除下颌骨：将下颌骨断端向外侧拉开，根据下颌骨病变情况，在骨膜下或骨膜上分离显露下颌骨内侧面。颏部舌侧肌肉应从骨面剥离，并分束结扎。分离至磨牙后区使其与颊侧黏膜切口相连。在下颌升支内侧面分离翼内肌附丽，并在下颌角后缘将茎突下颌韧带剥离。在下颌支内侧面中部显露下颌小舌，剥离附着在小舌的蝶下颌韧带。并分离显露下牙槽血管神经束，钳夹、切断、结扎。剥离附着在喙突及下颌升支前缘的颞肌，可用电刀紧贴骨面切断颞肌附着。用骨膜剥离器或电刀分离髁状突颈部的关节囊，并将翼外肌从髁突颈的前上内部附丽处剥离，将一侧下颌骨摘除。如髁突周围软组织未受到放疗累及，可保留髁突。

（6）制备软组织皮瓣：根据术区口内外软组织缺损情况制备皮瓣。

（7）植入牵引钉：于健侧上、下颌骨植入牵引钉。

（8）缝合：先把游离皮瓣与创口固定数针，摆好血管蒂位置，避免扭转、牵拉。显微镜下细致吻合动、静脉。血管吻合通畅仔细止血后，分层缝合肌肉、皮下组织及皮肤。注意口内缝合应严密、细致，避免术后口内外缝线裂开导致新的瘘管形成。

（9）下颌骨切除可致舌后坠、呼吸困难，因此建议行气管切开术，保证术后安全。

4.术后处理

（1）术后当日要严密观察生命体征，特别要保持呼吸道通畅。

（2）注意观察伤口出血情况，保持伤口引流通畅。一般情况下，伤口保持引流 72 小时，特殊情况下，要延长引流管的放置时间，以将伤口内的渗出物彻底引流出来。

（3）按显微外科手术后的要求给予活血、抗凝药物，保持室温在 25 ℃左右，要保持室内空气的

湿度，严密观察移植皮瓣的颜色，以防血管危象的发生。

（4）在术后 3 天内，尤其要注意观察供区伤口的疼痛情况以及局部肿胀情况，注意观察供区皮肤的颜色、张力。

（5）手术后第 2 天，将术前准备好的牙弓夹或齿间小环用以施行颌骨牵引或颌间结扎，使颌间固定制动可靠。术后 3~4 周拆除颌间固定，用带翼导板维持正常咬合关系。

（6）术后给予鼻饲 7~10 天，要保证足够的营养成分和饮食量。与此同时，每天要定时冲洗口腔，保持口腔内环境的清洁。

（7）术后应用广谱抗生素，以防伤口感染和肺部并发症的发生。

【典型病例】

患者，男，53 岁，鼻咽癌放疗后左耳屏前反复流脓 4 个月（图 9-7）。口腔全景片示左侧升支髁突坏死（图 9-8）。

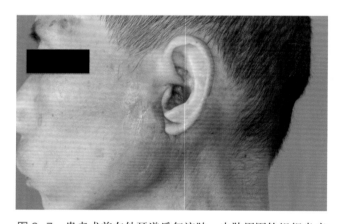

图 9-7　患者术前左外耳道反复流脓，皮肤周围软组织炎症

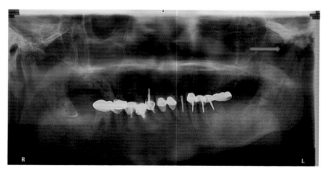

图 9-8　口腔全景片示左下颌骨升支及髁突坏死

患者坏死颌骨主要集中在左下颌骨升支、髁突部，周围软组织炎症反应显著，且外耳道反复流脓。考虑患者周围软组织缺失较大，且骨质破坏主要为升支关节部位，即使采用颌骨重建，并不能完全重建原颞颌关节功能，因此考虑采用软组织瓣修复（图 9-9）。

（四）ORNJ 颌骨缺损的显微外科和数字化重建

随着显微外科技术的发展及普及，血管化骨肌皮瓣在颌骨缺损修复中被广泛应用。目前修复下颌骨缺损最主要的骨组织瓣是腓骨肌皮瓣和髂骨肌皮瓣。相对于游离植骨，血管化骨肌皮瓣优势明显：有良好的血供，抗感染能力强，可同时重建颌骨缺损和软组织缺损，因此特别适用于存在局部软组织炎症的 ORNJ 患者。血管化腓骨肌皮瓣修复下颌骨缺损最初由美国学者 Hidalgo 等引入，其优势在于：①腓骨骨密度高，折叠后可恢复下颌骨高度，有利于后期种植修复，可有效恢复咬合功能。②骨段较长，容易塑形，可修复大范围下颌骨缺损。③骨膜和骨髓供血，可多节段截断塑形而不影响其骨愈合能力。近年来，随着皮瓣制备技术的改进，带旋髂浅动脉穿支皮瓣的髂骨肌瓣在颌骨缺损修复中的应用得到发展，该组织瓣克服了传统髂骨肌皮瓣皮瓣臃肿和血供不确切的缺点。

随着数字化技术的快速发展，计算机辅助设计（computer aided design，CAD）、计算机辅助制造（computer aided manufacturing，CAM）、快速成形技术（rapid prototyping，RP）和 3D 打印技术被广泛应用于医疗领域。ORNJ 患者术后颌骨缺损类型多样，传统的腓骨塑形方法存在精度不足、术中塑形时间较长、术后外形及咬合功能恢复欠佳的缺点，采用数字化技术术前设计截骨范围、预制截骨导板、塑形导板和就位导板，再结合导航技术，可极大地提高 ORNJ 患者颌骨重建的精度，并进一步改善局部外形及咬合功能（图 9-10）。对于颌骨重建后的咬合重建，可采用传统义齿修复或种植体修复。有研究发现，角化龈在种植修复中起重要作用，下颌骨腓骨修复重建术后造成了牙槽嵴和角化龈的缺失，比常规种植修复更容易发生种植体周围

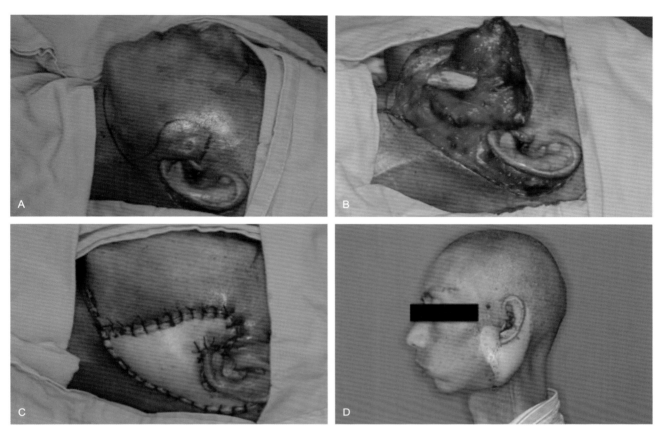

图 9-9 股前外侧皮瓣修复 ORNJ
A. 手术切口设计。B. 坏死颌骨及周围软组织切除后缺损。C. 股前外侧皮瓣修复术后。D. 股前外侧皮瓣修复术后 1 个月

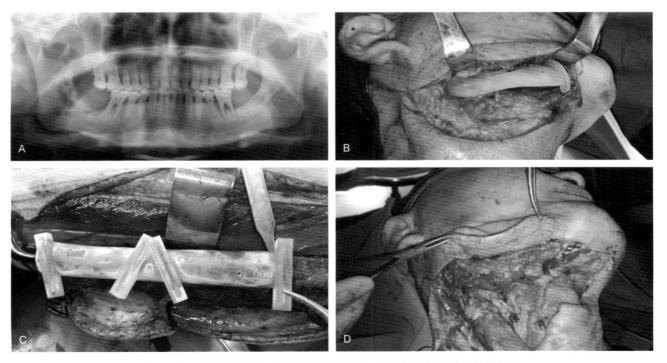

图 9-10 CAD/CAM 联合腓骨肌皮瓣移植修复右侧下颌骨放射性骨坏死
A. 全景片示病变位于右下颌骨。B. 固定下颌骨截骨导板。C. 腓骨的制取和截断、塑形。D. 腓骨肌皮瓣的就位和固定

炎。因此，在 ORNJ 患者中尽量保留角化龈，有利于术后种植体存活并减少种植体周围炎的发生。由于移植腓骨瓣未受放射损伤、有独立血供，行同期种植体植入重建咬合在理论上具有可行性，但实际效果有待大样本临床病例的长期验证。

1. 术前准备

（1）口腔全景片或 CT 检查，明确死骨范围。

（2）术前常规检查（包括血、尿、粪三大常规，肝肾功能，电解质，血糖，凝血功能，传染病相关检查如乙肝、梅毒、HIV 等，心电图，胸片等）。大于 60 岁或全身条件差的还需完善心肺功能检查。了解供区移植骨段及供区血管是否正常；受区血管条件是否良好（图 9-11）；准备显微外科手术器械及钛板、钛钉等内固定。

（3）对于张口度正常的患者常规制作斜面导板，准备术后颌间牵引钉。

（4）备足量红悬液及血浆。

（5）常规皮肤准备。

（6）术前应用抗生素 1~2 天。

2. 麻醉和体位

（1）麻醉：在鼻腔插管全身麻醉下进行手术。

（2）体位：仰卧位，垫肩，头偏健侧。

3. 手术步骤

（1）切口设计：根据术前全景片或 CT 影像定

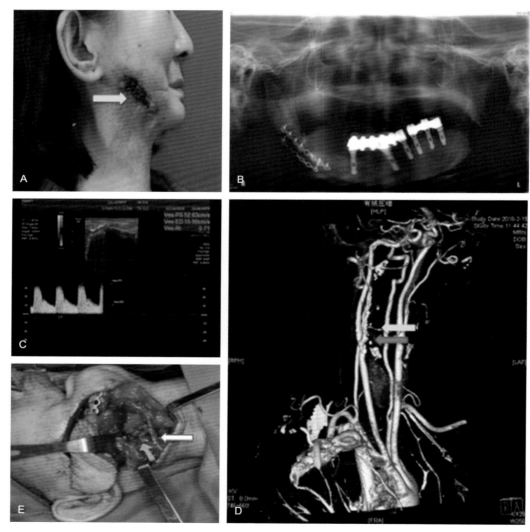

图 9-11　患者术前临床表现及影像学检查

A. 右颌下瘘口伴钛板外露。B. 全景片示右下颌骨骨不连。C. 术前 B 超示面动脉显示不清。D. 术前 CTA 可清楚显示甲状腺上动脉及舌动脉，但面动脉未显影。E. 术中证实面动脉闭锁，吻合舌动脉及颈外静脉

位死骨部位，于相应下颌骨下缘之下和下颌角之下 2 cm 处转向后上，向前可达颏部，如超过中线，可延长切口至对侧。

（2）翻瓣并制备颌外动脉和面前静脉：在颈阔肌颈深筋膜浅层的深面，向上分离至下颌骨下缘。面神经下颌缘支在颈阔肌深面，颌外动脉和下颌下缘相交处的表面经过，要注意保护。在下颌骨下缘与嚼肌前缘交界处，分离、显露颌外动脉和面前静脉。为了避免损伤下颌缘支，应在下颌下缘的下方或下内方钳夹、切断并结扎动脉及静脉，分离出面动、静脉 1~2 cm 作为受区血管，分离时动作应轻柔，避免血管痉挛。由于面动脉常位于放疗照射野内，应检查其血流动力学是否良好，如血流动力学不佳，应果断弃用，可选择甲状腺上动脉或者更深部的舌动脉或者颈横动脉。

（3）显露下颌骨并钛板塑形：可从骨膜下剥离，即切开下颌骨下缘骨膜，从前向后翻瓣，如不能排除有肿瘤复发或放射性癌，应在骨膜上翻瓣。在牙龈处切开黏骨膜，尽量保留黏膜的完整。在颏孔处分离、钳夹、切断并结扎颏血管神经束。嚼肌紧密附着于下颌角及升支部，要配合锐分离才能将嚼肌从骨面剥离。在截断下颌骨之前可在下颌骨表面行钛板塑形，以维持正常的咬合关系。

（4）截骨：美兰划出截骨范围后拔去同侧最近端牙齿，用骨膜分离器从舌侧骨膜下插入，并紧贴骨面分离。用骨膜剥离器保护下颌骨内外侧的软组织，电锯锯断颌骨。

（5）摘除下颌骨：将下颌骨断端向外侧拉开，根据下颌骨病变情况，在骨膜下或骨膜上分离显露下颌骨内侧面。颏部舌侧肌肉应从骨面剥离，并分束结扎。分离至磨牙后区使其与颊侧黏膜切口相连。在下颌升支内侧面分离翼内肌附丽，并在下颌角后缘将茎突下颌韧带剥离。在下颌支内侧面中部显露下颌小舌，剥离附着在小舌的蝶下颌韧带。并分离显露下牙槽血管神经束，钳夹、切断、结扎。剥离附着在喙突及下颌升支前缘的颞肌，可用电刀紧贴骨面切断颞肌附着。用骨膜剥离器或电刀分离髁状突颈部的关节囊，并将翼外肌从髁突颈的前上内部附丽处剥离，将一侧下颌骨摘除。如髁突周围

软组织未受到放疗累及，可保留髁突。

（6）制备腓骨肌皮瓣：根据术区软、硬组织缺损情况制备腓骨肌皮瓣或髂骨肌皮瓣，详细制备方法可参考何悦教授主编的《穿支皮瓣（口腔颌面与头颈部的应用）》。

（7）骨瓣塑形：先把截骨前塑形的钛板固定，根据钛板形态塑形腓骨。如术前行数字化设计，术中则根据术前设计截骨范围，预制截骨导板、塑形导板和就位导板，依次进行下颌骨重建即可，手术方便、快捷。数字化设计最大的缺点在于如术中截骨范围显著超过术前设计范围，则影响塑形导板及就位导板的应用。

（8）缝合：尽可能将颏舌肌、颏舌骨肌残端拉向前缝合，以消灭无效腔，并可防止舌后坠。然后，间断及褥式缝合口腔黏膜，如口内缝合困难，可局部碘仿纱条打包。放置负压引流管 1~2 根。分层缝合肌肉、皮下组织及皮肤。

（9）气管切开：ORNJ 患者常有张口受限，下颌骨切除可致舌后坠、吞咽困难以及呼吸困难，因此建议行气管切开术，保证术后安全。

4. 术后处理

（1）术后当日要严密观察生命体征，特别要保持呼吸道通畅。

（2）注意观察伤口出血情况，保持伤口引流通畅。一般情况下，伤口保持引流 72 小时，特殊情况下，要延长引流管的放置时间，以将伤口内的渗出物彻底引流出来。

（3）按显微外科手术后的要求给予抗凝、活血药物治疗，保持室温在 25 ℃左右，要保持室内空气的湿度，严密观察移植皮瓣的颜色，以防血管危象的发生。

（4）在术后 3 天内，尤其要注意观察供区伤口的疼痛情况以及小腿肿胀情况，注意观察供区小腿皮肤的颜色、张力、是否有水疱发生以及足背动脉的搏动情况，谨防筋膜间隙综合征的发生。

（5）手术后第 2 天，将术前准备好的牙弓夹或齿间小环用以施行颌骨牵引或颌间结扎，使颌间固定制动可靠。术后 3~4 周拆除颌间固定，用带翼导板维持正常咬合关系。

（6）术后给予鼻饲 7~10 天，要保证足够的营养成分和饮食量。与此同时，每天要定时冲洗口腔，保持口腔内环境的清洁。

（7）术后应用抗生素，具体使用方法可参考第八章抗感染治疗章节，预防伤口感染和肺部并发症的发生。

【典型病例】

患者男，右侧下颌骨放射性骨坏死伴病理性骨折（图 9-12）（李劲松教授团体提供）。

（1）术前行数字化设计：将下颌骨缺损模型数据、镜像数据以及重建腓骨数据进行融合，获得理想的下颌骨重建模型（图 9-13）。

（2）通过 3D 打印技术，采用医用树脂打印下颌骨模型，打印后在模型上行钛板塑形，根据截骨导板行腓骨截骨塑形（图 9-14）。

（3）将制备好的腓骨瓣按照术前设计的模板或导板进行三维塑形，转至受区。利用钛板将腓骨固定于剩余下颌骨。种植体植入腓骨，并关闭创口，术后密切随访（图 9-15）。

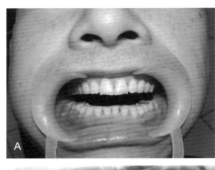
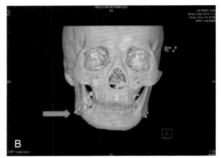
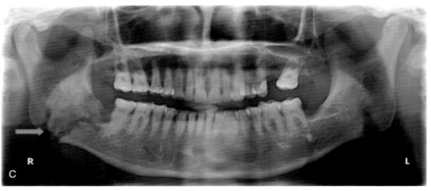

图 9-12　患者术前临床表现及影像学表现

A. 右下颌骨死骨外露伴张口受限。B. CT 三维成像示右下颌骨病理性骨折。C. 口腔全景片示右下颌骨死骨形成伴病理性骨折（箭头所示）

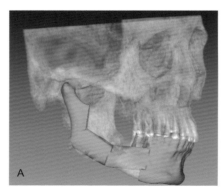
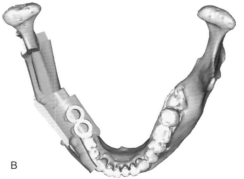

图 9-13　术前数字化设计

A. 术前数字化重建三维模型。B. 数字化下颌骨模型设计

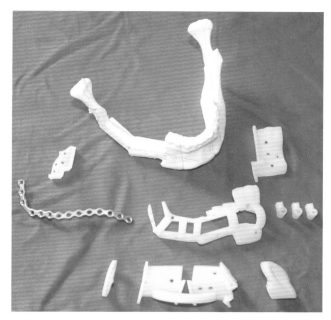

图 9-14 下颌骨数字化模型打印及腓骨截骨、成形导板

（五）导航引导下的 ORNJ 重建术

手术导航系统的发展为口腔颌面外科医师提供了立体可视化的术中定位，突破了传统颌骨重建手术在三维空间及手术视野上的局限性，提高了手术操作的精准度，不仅降低了手术风险，还显著提高了手术效果。目前，手术导航系统在放射性颌骨坏死修复重建、颌面部肿瘤切除后修复重建、口腔种植、颌面部骨折、颌面部深部穿刺活检等多个领域开展了广泛的探索和应用。

手术导航系统主要由工作站、显示屏、导航定位装置和参考坐标组成。工作站包括相应的硬件和软件系统，完成数据处理、手术设计及手术模拟等工作；显示屏可显示手术器械与手术区域之间的三维空间关系，以及预先设计的手术方案；导航定位装置有超声波、机械臂、电磁、红外线或激光等，目前应用最为广泛的是红外线定位装置；参考坐标来自预先设置的若干标记物，包括外加标记物和人体自身解剖标记物，外加性标记物可分为侵入性和非侵入性两种，侵入性标记物一般指固定于体表的框架或置入螺钉，置入螺钉位于骨内，可以提高精度。手术导航系统利用术前载入的带有参考标记的影像学资料与术中定位装置所获取的信息进行注册配准，在显示屏上实时显示病变区域、特殊解剖标志、探头位置等各项参数。

【典型病例】

患者女，63 岁，舌癌术后放化疗后 ORNJ 外院多次手术后钛板外露伴面部畸形（软组织皮瓣＋钛板人工关节植入）要求重建修复（图 9-16）。

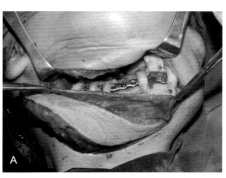
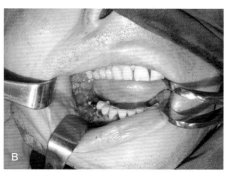
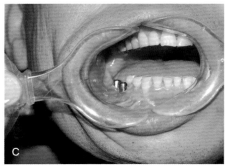
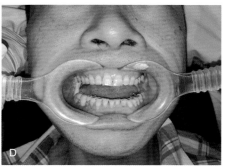

图 9-15 CAD/CAM 联合腓骨肌皮瓣移植修复右下颌骨放射性骨坏死及种植体植入

A. CAD/CAM 引导下腓骨肌皮瓣的就位和固定。B. 一期行口内种植体植入。C. 术后 1 个月后口内黏膜愈合后牙种植体在位。D. 种植牙植入后 1 年

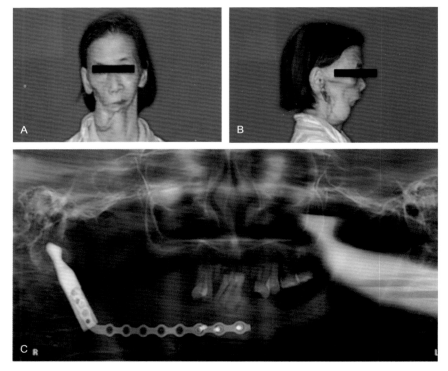

图 9-16　患者术前临床表现及影像学表现

A. 患者正面照。B. 患者侧面照。C. 口腔全景片表现

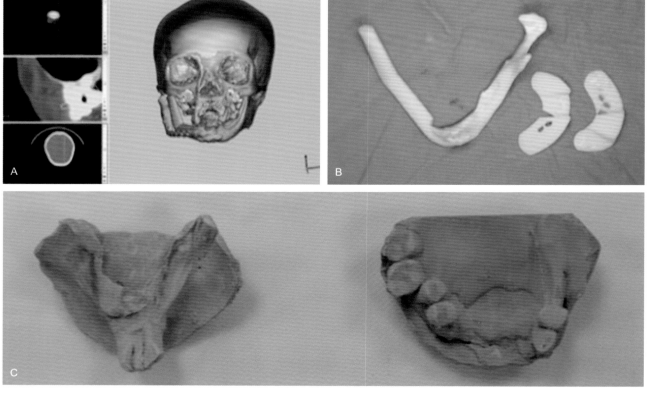

图 9-17　患者术前数字化及模型设计

A. CT 三维重建。B. 下颌骨模型及咬牙合板。C. 牙模设计

（1）术前将头颈部CT数据输入计算机软件中，在CT的三维层面上分别对下颌骨进行逐层描绘，获得下颌骨的三维影像。采用镜像技术，将健侧下颌骨镜像至患侧，恢复患侧下颌骨的外形轮廓。将理想的下颌骨重建模型数据以STL文件格式输出，通过3D打印技术，采用医用树脂进行打印，获得腓骨瓣重建下颌骨重建模型，指导术中腓骨瓣塑形（图9-17）。

（2）在计算机上使用导航系统辅助精确定位腓骨段的三维位置（图9-18）。

（3）导航辅助腓骨瓣重建下颌骨缺损：行颌间固定，将制备好的腓骨瓣按照术前设计的模板或导板进行三维塑形，转至受区。使用导航系统辅助精确定位腓骨段的三维位置，主要验证下颌角与髁突位置的准确性，尽可能使各段腓骨在三维位置上与术前设计吻合。利用钛板将腓骨固定于剩余下颌骨。固定完成后再次使用导航验证腓骨段位置（图9-19）。

（六）双侧下颌骨放射性骨坏死的手术治疗

下颌骨放射性骨坏死患者颌骨病变主要位于下颌前磨牙区、磨牙区和磨牙后区。主要因为这些部位的骨质结构更加致密，容易吸收更多射线；而且，这些部位血供更少，在受到射线照射时更易发生骨坏死。而颏部及髁突关节的位置往往放射剂量较小，较少出现骨坏死。为了保证其良好的咬合关系，建议分期手术治疗，先处理相对严重的一侧，二期再处理另外一侧（图9-20~图9-25）。对于双侧均严重的下颌骨放射性骨坏死，需要同期重建的患者，一种方案是把腓骨中间去除，把两端分别修复坏死颌骨（图9-26和图9-27）；另外一种方案是把腓骨截成两段分别修复双侧坏死颌骨，这种方案的缺点是双侧均需吻合动、静脉血管（图9-28）。

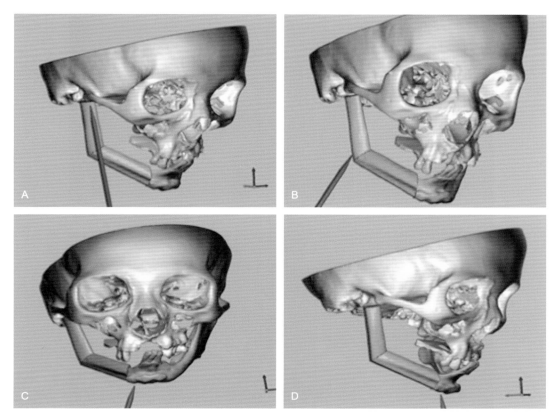

图9-18　导航确定重建腓骨的髁状突及重建的位置
A.导航确定重建腓骨的髁状突位置。B.导航确定重建腓骨重建位置。C.导航确定重建腓骨的前端位置（正面）。D.导航确定重建腓骨的前端位置（侧面）

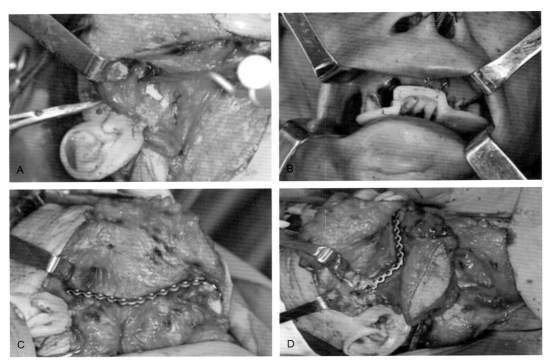

图 9-19   导航及数字化外科应用于血管化腓骨重建下颌骨
A. 导航确定髁状突位置。B. 咬牙合板。C. 根据下颌骨模型钛板塑形。D. 血管化腓骨就位及固定

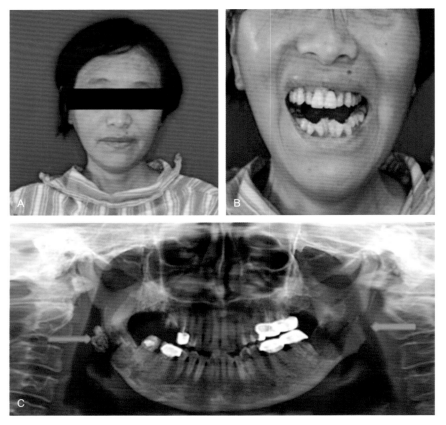

图 9-20   术前临床表现及影像学表现

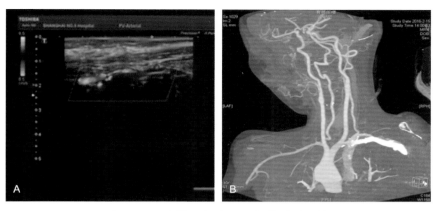

图 9-21　术前 B 超及 CTA 评估受区血管
A. 多普勒彩超检查受区血管。B. CTA 检查受区血管

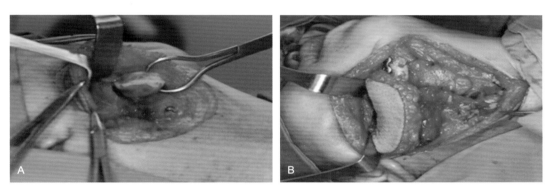

图 9-22　手术行坏死颌骨截骨及腓骨重建修复术
A. 右侧坏死下颌骨切除后。B. 血管化腓骨瓣修复后

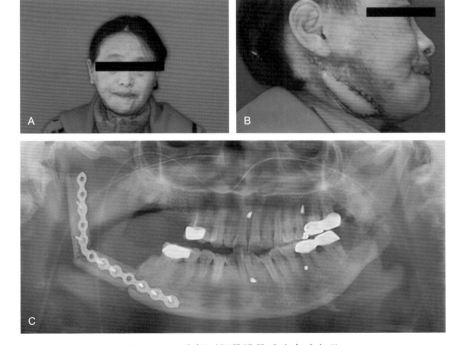

图 9-23　右侧下颌骨腓骨重建术后表现
A. 右侧下颌骨腓骨重建术后正面照。B. 右侧下颌骨腓骨重建术后侧面照。C. 右侧下颌骨腓骨重建术后全景片表现

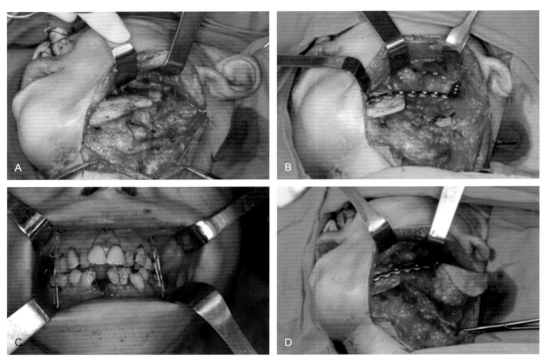

图 9-24　1 年后行左侧下颌骨重建修复术
A. 术中暴露左侧坏死颌骨。B. 钛板塑形。C. 固定咬合关系。D. 血管化腓骨修复

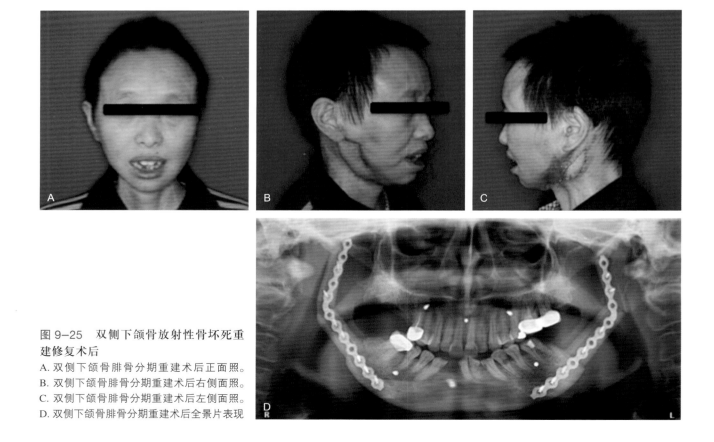

图 9-25　双侧下颌骨放射性骨坏死重建修复术后
A. 双侧下颌骨腓骨分期重建术后正面照。
B. 双侧下颌骨腓骨分期重建术后右侧面照。
C. 双侧下颌骨腓骨分期重建术后左侧面照。
D. 双侧下颌骨腓骨分期重建术后全景片表现

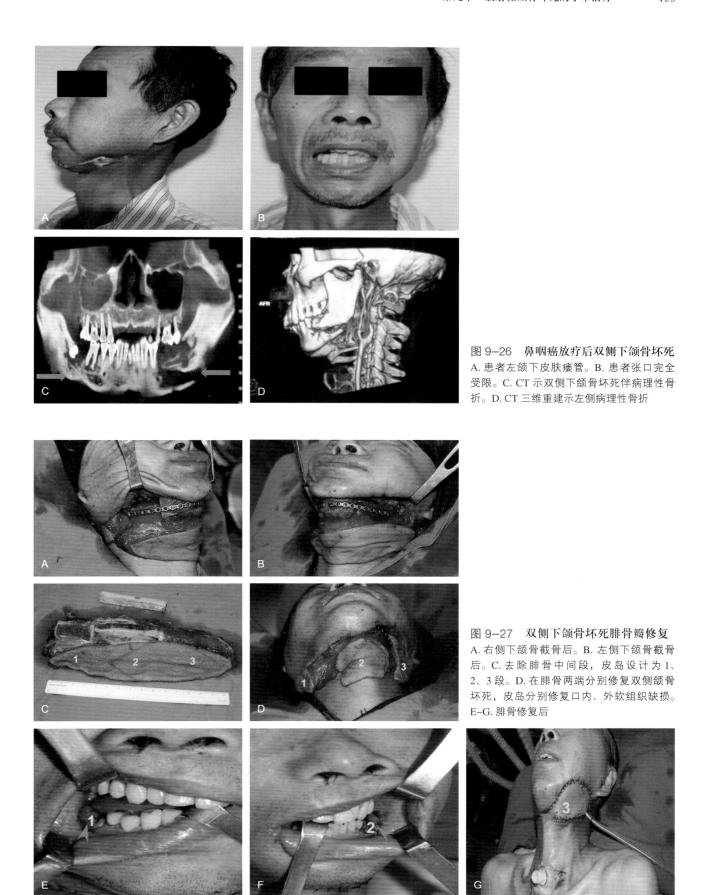

图9-26 鼻咽癌放疗后双侧下颌骨坏死
A. 患者左颌下皮肤瘘管。B. 患者张口完全受限。C. CT 示双侧下颌骨坏死伴病理性骨折。D. CT 三维重建示左侧病理性骨折

图9-27 双侧下颌骨坏死腓骨瓣修复
A. 右侧下颌骨截骨后。B. 左侧下颌骨截骨后。C. 去除腓骨中间段，皮岛设计为1、2、3段。D. 在腓骨两端分别修复双侧颌骨坏死，皮岛分别修复口内、外软组织缺损。E~G. 腓骨修复后

【典型病例】

女性患者，47 岁，因"鼻咽癌放疗术后 15 年，张口受限 3 月余"就诊，因双侧放射性颌骨坏死伴病理性骨折收治入院，拟分期行下颌骨重建修复术。

【典型病例】

男性患者，53 岁，鼻咽癌放疗后双侧下颌骨放射性骨坏死。单侧腓骨修复双侧下颌骨放射性骨坏死。

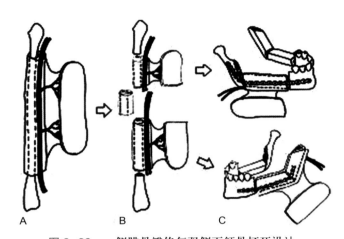

图 9-28　一侧腓骨瓣修复双侧下颌骨坏死设计
A. 制备一侧腓骨瓣，根据软组织缺损设计皮岛。B. 把腓骨上、下截为两段。C. 在腓骨两段分别修复双侧坏死颌骨

第二节　上颌骨放射性骨坏死的手术治疗

放疗是头颈肿瘤综合序列治疗的重要组成部分，放疗引起颌面部骨组织低氧、低血管及骨组织细胞减少，骨髓腔纤维化，进而导致颌面部放射性骨坏死发生，临床表现为颌面部迁延不愈的炎症感染，反复肿胀疼痛、瘘管形成。上颌骨血供及骨松质量较多，抗感染及修复损伤能力强，临床上发生于上颌骨的放射性骨坏死明显少于下颌骨。

预防是治疗放射性颌骨坏死的最佳方法，目前尚缺乏有效的放射性颌骨坏死治疗手段。保守治疗方法包括：高压氧、抗生素等，然而对于死骨及瘘管形成患者，外科手术干预是目前最为有效的治疗方法。

一、上颌骨死骨摘除术

1. 适应证　①经抗生素治疗，无明显疗效。②口内及面部遗留久治不愈的瘘管，长期流脓，或

从瘘管探得死骨。③虽无瘘管，但炎症反复发作者。④病变骨质局限，仅位于牙槽突。⑤术前 X 线片、CT 检查上颌骨骨质破坏且颌面部感染为慢性期。⑥各项常规术前检查，可耐受手术。

2. 禁忌证　全身健康状况差，无法耐受手术；颌面部急性感染，炎症急性期。

3. 术前准备

(1) 术前做牙周洁治，漱口水漱口。

(2) 术前应配合抗菌药物治疗。机体抵抗力弱，而且有贫血者，应给少量输血及相应支持治疗。

4. 麻醉　局麻或者全身麻醉。

5. 手术步骤

(1) 切口选择：①口内切口：一般死骨位于上颌骨牙槽突，局限性上颌骨的死骨摘除术，均可在口内牙龈上做梯形切口。②颌面部切口：面部有瘘管距离死骨位置较近，也可沿瘘管孔周围做皮肤梭形切口，在手术中同时切除瘘管；如果瘘管距离死

骨位置较远，可另选切口，但瘘管仍应切除。颌面部切口应注意逐层切开皮肤、皮下组织、肌及骨膜，尽量避免损伤手术区域内的重要解剖结构，如眶下神经等。

（2）牙槽突的死骨一般在切开剥离黏骨膜以后就可显露出来。可用刮匙刮除死骨及脓性肉芽组织直至骨面光滑为止。可使用骨凿和咬骨钳去除病变区骨质，充分暴露手术野，将病变骨质去除干净。如遗留病变骨质或脓性肉芽组织，容易造成炎症复发。

（3）拔除术区邻近的病灶牙齿，拔牙后可用咬骨钳去除部分牙槽突，并用骨锉或者动力系统修整锐利骨缘，由于上颌骨坏死病变骨与正常骨常界限不清，术中可适当扩大切除范围，标准为切缘骨髓腔内可见明显出血，最后严密缝合，术区较大时可放置引流条。

（4）上颌骨手术中如果发现病变已经波及上颌窦引起上颌窦黏膜炎症时，应同时行上颌窦根治术，彻底清除上颌窦内的炎性肉芽组织，术毕前应在上颌窦内填塞碘仿纱条，从下鼻道开窗建立引流。如果口内黏膜缺损过多，无法直接缝合时，可严密缝合面部皮肤，口内创面用碘仿纱条油纱包覆

盖，直至肉芽组织生长创口愈合为止（图9-29）。

6. 术后处理

（1）术后应配合抗菌药物，根据病情行口服或静脉注射。

（2）引流条可在术后2天抽出，也可根据病情需要定期更换引流条。

（3）上颌窦内填塞的碘仿纱条，可分期抽出；口腔及皮肤缝线，可于术后7天拆除。

（4）为了加速创口愈合，改善局部血运，术后可配合理疗。

二、上颌骨部分切除术：牙槽突或腭突切除

1. 适应证 上颌骨放射性骨坏死病变骨质局限于牙槽突和腭突，病变未累及上颌窦骨质。

2. 禁忌证 同前。

3. 术前准备

（1）同前。

（2）制作腭护板。

（3）备血300~600 mL。

4. 麻醉 全身麻醉。

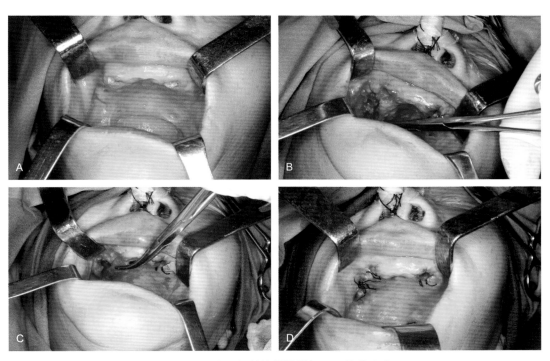

图9-29 右上颌骨放射性骨坏死死骨摘除术
A. 左上颌骨死骨暴露。B. 牙槽嵴顶切口，翻瓣暴露死骨。C. 彻底摘除死骨，修整锐利骨缘。D. 严密缝合覆盖骨创面

5. 手术步骤

（1）用长纱条填塞咽腔，防止血液流入气管内。掀开上唇并牵开颊部，要有充分的光源显露口腔内部。

（2）切口：自一侧前庭沟基部做切口，切透黏膜骨膜，并延伸直至上颌结节后部。改用骨膜分离器向上剥离，显露鼻棘及后侧上颌牙槽突骨面（图9-30）。

（3）凿骨：改用宽骨刀，自前庭基部、牙槽骨的牙根尖上方凿开骨组织，并沿牙槽突根部凿至上颌结节附近，骨裂隙内填塞纱条止血。纵行切开腭中缝部的黏骨膜，拔除患侧的中切牙，而后持宽骨刀置于两中切牙的骨中缝处进行纵劈，即可将腭中缝劈开，同法塞入纱布条止血。用弯刀片，自软硬腭交界处切断软腭黏膜、腭腱膜及鼻黏膜，并向后切至上颌结节的后缘，并绕向颊侧与颊侧前庭沟切口相连。迅速压迫止血，因切断腭大动脉，故出血汹涌。最后用骨凿凿开上颌结节与蝶骨翼突的连接，切除部分上颌骨（图9-31）。

（4）创口处理：结扎活泼出血点，用骨蜡充分止血，创面用碘仿覆盖后带入腭护板。

6. 术后处理

（1）术后应严密观察，特别要注意保持呼吸道通畅。

（2）注射抗生素、止血剂及地塞米松，适量补充液体。

（3）鼻饲全流质饮食。保持口腔清洁，雾化吸入。

（4）面部缝线5~7天拆除。

（5）应及早制作上颌赝复体，以恢复外形及咀嚼功能。

（6）预防并发症：预防伤口感染、继发性出血。

三、上颌骨次全切除术（保留眶下缘及眶底）

1. 适应证 上颌窦骨质同时发生病变但未累及眶底及眶下缘。

2. 禁忌证 全身健康状况差，无法耐受手术及感染急性期。

3. 术前准备 同前。

4. 手术步骤

（1）切口：自上唇中部至鼻小柱基部稍下方，而后沿鼻翼基底、向上沿鼻侧面沟边缘直抵内眦下1 cm。可自此沿眶下缘皮纹做横行切口直达外眦下1 cm处，做次全切除时，多数情况可不做此辅助切口，亦能获得术区的充分暴露。如需做全上颌骨切除，则此横切口可经颧部向外延伸，或直接切开眼裂。切开时可用拇指和示指紧捏上唇的两侧，而后切开皮肤、肌层及口腔黏膜，止血钳钳住两侧的上唇动脉断端止血。按设计切线自鼻底向上，沿鼻侧面沟切开，直抵内眦下部，切透皮肤、肌层直达骨面。断离的内眦动脉出血汹涌，需妥善钳夹止血。再沿前庭沟（跟颊沟）切开黏骨膜，直达上颌结节后缘（图9-32）。

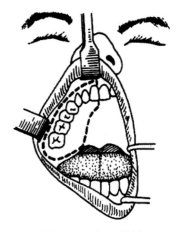

图9-30 切口设计

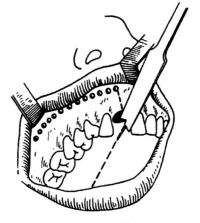

图9-31 截骨

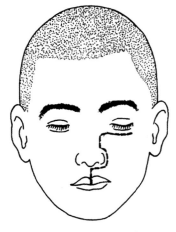

图9-32 切口设计

（2）翻瓣：用骨膜分离器自骨面将唇颊组织由中线向外侧掀起，直至上颌结节部。当分离至眶下孔处时，应觅出血管神经束，而后加以切断结扎。继续剥离骨面并向外侧牵拉，即可充分显露上颌骨、颧骨和上颌结节部（图 9-33）。

（3）截骨：鼻腔顶、鼻骨前端，沿眶下缘并斜向颧牙槽至上颌结节的骨面，用骨凿加以凿断，骨裂隙中塞入纱条止血。拔除患侧中切牙，切开硬腭中线的黏骨膜，而后选用宽骨刀自两中切牙间的牙槽中缝处垂直劈开腭中缝，使之纵折。折裂处填塞纱条止血，而后同前法步骤切开后缘软硬腭处的软组织，并与上颌结节的颊侧切口相连，最后在上颌结节与蝶骨翼突之间置入骨凿劈开其连接，取下骨块（图 9-34）。

（4）创面植皮及缝合包扎：充分止血后，在同侧大腿内侧取中厚皮片一块，皮片大小视创面大小并略做放宽。取下的皮片覆盖在掀起的唇颊瓣创面上，边缘与创缘做间断缝合。截骨创面内填塞碘仿纱条，同时戴入腭护板，然后将唇颊瓣复位做肌层和皮肤间断缝合。唇红部先缝合口腔黏膜，再将肌层对位间断缝合，最后缝合皮肤。要求对位精确避免错位扭曲畸形。在包扎伤口前，检查填塞碘仿纱条与植皮之间是否紧密贴附，不足时可继续填塞碘仿纱布直至紧贴创面为止，而后做缠头绷带加压包扎。供皮区的创面上，覆盖 2~3 层油纱布，并衬以棉垫，局部加压包扎。

5. 术后处理　同前。

植皮患者，适当制动以保护供皮区创面愈合，植皮缝线 10~12 天拆除，预防植入皮片坏死。

四、上颌骨全切除术

1. 适应证　广泛的上颌骨坏死累及一侧眶底骨质。

2. 禁忌证　全身健康状况差，无法耐受手术者及感染急性期。

3. 术前准备

（1）同前。

（2）全身检查，应做心、肺、肾、肝功能的系统评估及血液化验。

（3）备血 600~900 mL。

4. 麻醉　全身麻醉。

5. 手术步骤

（1）切口设计同上颌骨次全切除术，并自内眦部沿眶下缘至外眦下 1 cm 做横切口。操作时可用手指捏住上唇两侧，而后先切开皮肤和部分肌层，再自黏膜切透肌层。可取得整齐的层次。松手后，钳夹上唇动脉止血。继则沿前庭基部，绕过鼻翼侧面而达内眦部，做全层切开直达骨面，首先钳夹内眦动脉并做充分止血。

（2）翻瓣：掀开上唇，切开前庭沟黏骨膜并向上颌结节侧延伸，用骨膜分离器贴骨面向上、向外剥离，掀起唇颊瓣。在分离至眶下缘时，应游离出眶下神经血管束而加以切断结扎。继续切开内眦沿

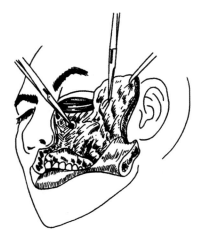

图 9-33　翻瓣

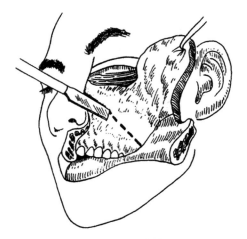

图 9-34　截骨

眶下缘至外眦部皮肤、皮下组织及肌层直达骨面，用骨膜分离器向外眦侧剥离，至此则一侧的唇颊瓣全部翻开，显露整个术区的上颌骨、颧骨及眶缘的骨面。

（3）截骨：①截断骨的连接部。切开鼻骨下缘的骨膜，充分暴露眶外侧缘上颌骨额突的骨面，而后牵开眶内容物，骨凿或电锯斜向鼻侧，切断上颌骨额突和泪骨，骨缝隙内塞入小纱布条止血（图9-35）。②向上牵开眶内容物，觅出眶下裂；同时切断部分嚼肌附丽，在颧骨根下伸入长血管钳，使其达眶下裂。自此引入线锯，使其经眶下裂，而达颧上颌突下，而后做上下牵拉摆动，即可锯断眶外缘与颧骨的连接（颧颌缝）。也可不必寻觅眶下裂，直接显露眶外侧缘骨面，剪断颧骨根下的嚼肌附丽，用骨凿或电锯斜向颧骨根部切断骨连接。骨断面处同样填入纱条止血（图9-36）。③拔除患侧中切牙，切开硬腭中线的黏骨膜，同时显露牙槽嵴和

鼻嵴部的骨面，用宽骨凿或骨刀，置于牙槽嵴正中位，自前向后做重击纵劈，即可劈开硬腭中缝。略做两侧撬动，证实确已劈开，填入纱布条止血（图9-37）。④用弯刀向外侧做横行全层切开硬软腭交界处的软组织，并绕过上颌结节与颊侧龈颊（前庭）沟切口相接。在用纱布块压迫止血的同时，迅速在上颌结节与蝶骨翼突的连接部置入宽骨凿，重击使其断离，用持骨钳将病变颌骨取下。伤口填入预先准备好的纱布球止血。注意：如果骨性连接已断离后，而上颌骨块不能顺利取下，应做以下检查：是否咀嚼肌附丽没有完全剪断；是否软腭后缘的软组织没有完全断离；进一步剥离和剪断遗留的连接组织后，上颌即可完整取下，切忌粗暴撕拉、扭曲而损伤颅底邻近血管而发生大出血。剪除中鼻甲，创面彻底止血。用生理盐水冲洗伤口，清除残留的碎骨片，修平锐利的骨缘，骨创缘涂骨蜡（图9-38）。

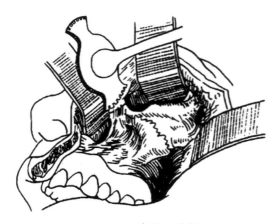

图9-35　翻瓣及截骨

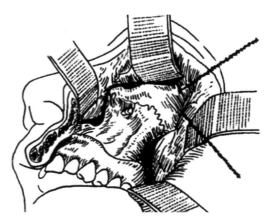

图9-36　截断眶外侧缘

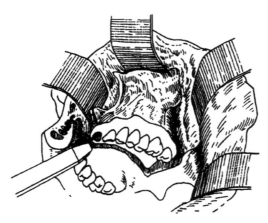

图9-37　离断腭骨

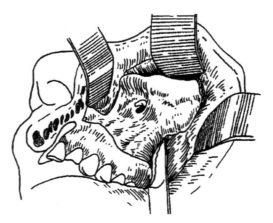

图9-38　离断翼突上颌连接

（4）创面植皮：取同侧大腿内侧或腹部中厚皮片，应大于实际创面的面积。将皮片覆盖于创底、眶面及颊部的创面上，而后与创缘相对做间断缝合，颊侧、腭中线及软腭缝线不剪断，留作最后加压敷料。软腭部的创缘做口腔侧与鼻腔侧黏膜相对缝合以消灭创缘。

（5）缝合及包扎：伤口内填入碘仿纱布团，戴入腭护板固位，而后将唇颊组织瓣复位原处，分层缝合切口。唇红部应先缝合口腔黏膜，再缝合肌层及皮肤，要求对位精确，避免唇缘不齐。最后检查碘仿纱团与皮片之间有无空隙存在，可继续用碘仿纱布片填塞，直至纱布团与皮片紧贴为止，相互结扎留置的长线头以固定皮片。

6. 术中注意点

（1）在截断上颌骨额突、切断眶外侧缘及颧突时，应牵开眶底组织，保护好眼球。特别在寻觅眶下裂及线锯穿过眶下裂时，更应保护好眶底组织。

（2）所有截断的骨裂隙中，均应及时填塞纱条，以减少骨腔出血。

（3）硬软腭后缘的软组织横断时要快速，要用力压迫止血，同时快速凿断蝶骨翼突。

（4）遇到骨块不能顺利取下时，首先用骨刀或骨凿撬动所有已断离的骨缝，证实是否已完全断离，需要时重复凿断1次。其次检查颧骨根及颧骨骨上的嚼肌附丽是否已完全剪断和剥离；再检查硬软腭后缘的软组织是否已完全剪断，上颌结节后缘的软组织是否已断离；最后检查是否因鼻前庭下鼻甲的软组织未剪断所致，切忌用暴力强行撕下。

（5）修整腭中缝部锐利的骨缘，并用骨蜡填压止血，防止术后渗血。

（6）咽腔操作时，注意不要切、割、刺破气管插管的管壁，注意防止插管滑脱。随时吸除咽腔部的血性分泌物。

（7）植皮片要大于实际的创面以防止术后皮片挛缩。创面要彻底止血，缝合后应冲洗其基部，将可能残留的血块冲出，必要时戳破1~2处以利引流。

（8）术中出血过多时，应压迫伤口，及时在髁状突后缘与翼内肌的深面，觅出颌内动脉而加以结扎，即可明显减少出血量。

7. 术后处理

（1）同前。

（2）患侧眼内涂抹眼膏，并用纱布块覆盖。

五、上颌骨扩大切除术

1. 适应证　广泛的上颌骨坏死及感染累及颅底骨质、蝶骨、眶内容物及颧骨颧弓等，此等大范围的上颌骨坏死极为少见，目前仅有个案报道。

2. 禁忌证　患者全身状况欠佳，无法耐受手术者。

3. 术前准备　同前。

4. 麻醉　全身麻醉。

5. 手术步骤

（1）切口设计：同前，越过睑裂至外眦，直达颞下颌关节后侧（图9-39）。

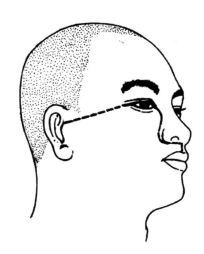

图9-39　上颌骨扩大切除切口设计

（2）翻瓣，显露手术野：结扎唇动脉后，沿唇颊沟切开黏骨膜，向外直切至磨牙后区的顶部，而后用骨膜分离器将唇颊瓣向上、外掀开。结扎内眦动脉，自内眦裂切开沿眶缘睑板下缘组织向外掀至外眦缘，结扎眶下动脉；继切开外眦裂向后延伸、越过颧弓表面达颞下颌关节表面。向上、下分离，结扎眶上动脉。整个掀开唇颊瓣。此时整个术区显露上颌窦前壁、眼眶、颧突、咬肌、下颌升支和颞下颌关节（图9-40）。

（3）解剖颞下窝、结扎颌内动脉：充分暴露颌升支后缘，并使向前牵拉，显露腮腺组织使之向后牵拉，在此空隙内颌内动脉自腮腺穿过，横过髁突后缘，分离出后，给予妥善结扎，当可明显减少伤口出血。

（4）横断颧骨稍下的咬肌及颧骨稍上的颞肌，一般在切断上述肌群后容易游离出颌内动脉。在颧骨两端可用骨剪或骨凿断离之，但不取下颧骨，任其附丽咬肌与颞肌的残端。继用电锯横断下颌升支，在关节窝内解脱颞下颌关节，并视需要结扎颞浅动脉。此时将颧突、颞肌下端、嚼肌上端及包括下颌升支上份的整个标本转向前方，抬起附丽于髁突上的翼外肌，保留其前份附丽处即翼窝的下份、邻近蝶骨大翼部分及翼突的侧面，这一步骤可充分显露颞下窝下份、眼眶的眶下裂外侧面和翼内肌上份的侧面。

（5）切开硬腭：用电刀自腭中缝直切至骨面并达硬腭边缘，而后在硬软腭交界处向外旋转90°，

全层切开软组织，直至达到磨牙后区顶端与颊侧前庭沟切口相接。压迫止血的同时，可在距第3磨牙1 cm 中间腭大动脉出口处处理腭大动脉。最后用电刀自同侧鼻棘基部至牙槽突中缝部切开软组织，使与腭中缝部的切口相连。

（6）截除骨连接，取下标本：①切开眼眶上1/2 骨壁的骨膜，用分离器显露上半部眶壁，同时分离鼻骨及鼻腔内侧筛窦顶部，而后用骨凿纵行凿开鼻骨，横断额颌缝。填塞纱条止血（图9–41）。②将骨凿斜置于额颌缝部位，与眶下裂保持水平位，而后向外侧凿开颧颌缝和颞窝的侧面（图9–42）。③拔除患侧中切牙，将宽骨凿垂直置于鼻嵴基部牙槽嵴中缝部，向硬腭进行纵劈，即可将硬腭中缝折裂。最后将骨凿置于上颌结节的后上缘的翼颌窝部，凿断上颌结节与蝶骨的翼突连接（图9–43）。④切断眶蒂，取下标本：此时将整个标本向前移动，用骨膜分离器自眶鼻侧骨壁深入分离，

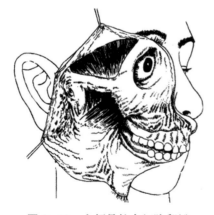

图9–40　上颌骨扩大切除翻瓣

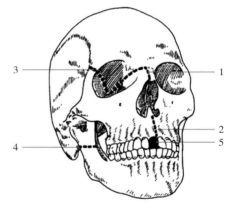

图9–41　上颌骨扩大切除截骨范围及重要解剖部位
1，鼻椎体；2，上颌牙槽嵴中线；3，眶外侧壁；4，下颌骨；5，中切牙牙槽窝

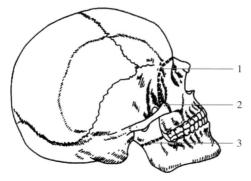

图9–42　上颌骨扩大切除侧面观及重要解剖部位
1，眶外侧壁；2，颧弓；3，下颌骨

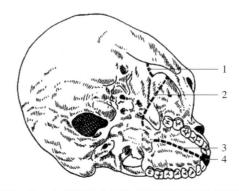

图9–43　上颌骨扩大切除底面观及重要解剖部位
1，颧弓；2，翼突；3，硬腭；4，中切牙牙槽窝

即可见视神经及血管束蒂，用弯血管钳钳夹，切断后妥善双重结扎，即可取下整个标本，然后创面植皮覆盖，缝合创口。

6. 术后处理及主要并发症 同前。

六、上颌骨放射性骨坏死的修复重建

上颌骨放射性骨坏死发病率较低，针对手术治疗后造成的上颌骨缺损是否进行修复重建目前缺乏统一意见，O. Koray Coskunfirat 对 12 例放射性上颌骨坏死血管化组织瓣修复的回顾性研究表明，根治性切除病变颌骨结合血管化组织瓣修复是上颌骨放射性骨坏死治疗安全有效的治疗方法，认为股前外侧皮瓣是最佳的修复选择。

结合 James Brown 上颌骨缺损分类和放射性颌骨坏死的临床特点，笔者修复建议如下：

（1）对仅有牙槽突的上颌骨缺损 Class1，缺损较小可以不采用任何修复手段，较大缺损可以用邻近瓣、带蒂皮瓣、游离皮瓣修复（前臂皮瓣或股前外侧皮瓣）。

（2）对低位的未累及眶下缘的上颌骨缺损 Class2，造成口上颌窦瘘或口鼻瘘，较大体积的上颌骨缺损和牙列的缺损，修复的目的为关闭瘘口，为牙列修复提供支持体，恢复患者面型。赝复体、带蒂皮瓣和游离软组织皮瓣等都可以修复，较大面积的缺损可以使用骨组织复合皮瓣（图 9-44~图 9-46），对此类缺损都可起到较好的效果。

（3）对高位的上颌骨缺损 Class3，累及眶底、眶周骨质，此类缺损用赝复体修复常常比较困难。重建是最好的选择。可使用复合皮瓣修复，修复眶及面部皮肤，提供足够骨量并关闭口鼻腔缺损。眶底缺损重建时要恢复眶下缘，移植骨组织恢复患者面型，解决面部塌陷的问题。如腓骨肌皮瓣串连前臂皮瓣的修复方式。

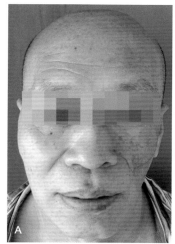
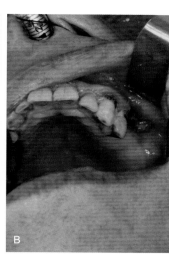
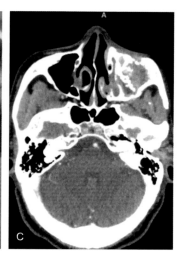
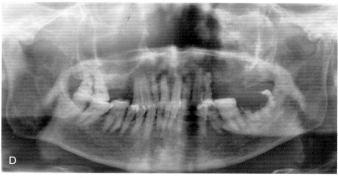

图 9-44 左侧上颌骨骨纤维异常增殖症放疗后 20 余年，左上颌骨放射性骨坏死
A. 患者正面照。B. 术前左上颌骨死骨暴露。C. CT 显示左上颌骨死骨形成。D. 全景片显示左上颌骨死骨范围

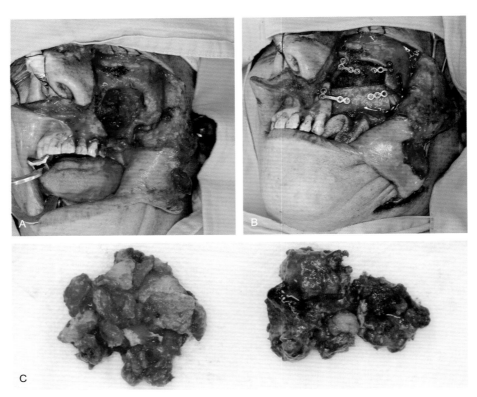

图 9-45　上颌骨坏死次全切除术
A.上颌骨次全切除术后表现。B.腓骨肌皮瓣重建上颌骨。C.切除死骨标本

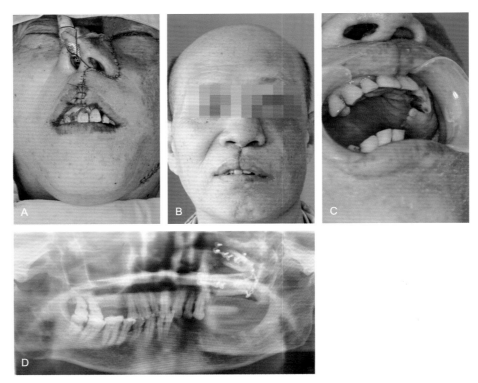

图 9-46　上颌骨次全切除后腓骨肌皮瓣修复术后表现
A.术中修复完成。B.术后 1 个月复查，正面观。C.腓骨肌皮瓣皮岛修复口内黏膜缺损。D.术后 1 个月全景片

第三节　手术难点及严重并发症的预防和处理

对于大范围 ORNJ，手术仍是临床治疗的主要选择。但是辐射引起的局部软组织纤维化、血管内皮损伤和管腔闭锁，以及软硬组织炎症的广泛存在，给 ORNJ 手术治疗带来了一些特征性的困难。此外，术后创口也容易出现与放射损伤和炎症刺激密切相关的严重并发症。若对此认识不足或处理不当，将给手术的顺利开展和患者的生命健康带来不利影响，需引起临床医师的高度重视。

一、放射性颌骨坏死的手术难点

（一）放射线损伤和局部炎症造成的困难

ORNJ 患者常伴有局部软组织明显炎症或坏死，术中必须彻底切除坏死的炎性组织。因此，ORNJ 手术不仅可以造成颌骨缺损，往往还伴有不同程度的局部软组织缺损。由于缺损周边纤维化软组织弹性较差，采用拉拢缝合或邻近瓣转移关闭创面均较困难，此时可考虑采用远位带蒂组织瓣或血管化组织瓣进行修复。另外，由于局部炎症可对下颌下及颈部浅表静脉造成明显破坏，建议选择深部静脉作为回流静脉，以减少吻合后静脉血管危象风险。另外，辐射引起的软组织纤维化对解剖层次造成明显破坏，不利于精细解剖，容易造成术区血管和神经，特别是面神经下颌缘支的损伤。

（二）颌骨重建时机的权衡

即刻重建最大的好处是避免了二次手术。其次，由于截骨后颌骨遗留的自然间隙还在，下颌未发生偏斜，移植骨植入就位和上、下牙列咬合关系的确立都较为简单。但是，许多 ORNJ 患者因长期进食困难而呈严重消耗性体质，或因系统疾病全身情况较差，同期重建因手术时间长、创伤大，患者

可能不能耐受手术风险。对此，若行二期重建，对患者而言直接弊端是增加了手术次数。对医师而言，因术后瘢痕形成，解剖层次不清，要分离出容纳移植骨的组织间隙非常困难，血管损伤的风险更高。而且，由于瘢痕牵拉，要将发生偏斜的下颌骨恢复到正常位置也存在难度。二期重建的最大好处是术区炎症轻或无明显炎症，发生创口感染的风险较低。因此，对于即刻重建或二期重建的选择，要根据患者身体条件和术者技术水平综合考虑。

（三）髁突的去与留

髁突作为颞下颌关节重要组成部分，在咀嚼、言语及开闭口运动中发挥重要作用，术中保留髁突可最大限度保存咬合功能。但 ORNJ 患者实际骨坏死范围往往比影像学显示的范围更大，影像学显示髁突正常的患者，术中可能发现髁突已经坏死。此外，对于似乎正常的残余髁突，由于术中不同程度地剥离周围软组织，影响局部血供，残余髁突很有可能在术后继发坏死，需再次手术去除。因此，对于较小的残余髁突是否保留，目前尚缺乏有说服力的证据。但是，现在通过 CAD/CAM 技术结合游离腓骨移植进行髁突重建，同时采用导航技术辅助精确就位，一般可以较好地恢复颞下颌关节功能。

（四）受区血管的选择

良好的受区血管是血管化组织瓣修复成功的关键因素。ORNJ 缺损修复常用的受区动脉包括甲状腺上动脉、舌动脉、面动脉、颈横动脉，常用的静脉包括甲状腺上静脉、面总静脉、舌静脉、面前静脉、颈内静脉（端侧吻合）。一般而言，放疗后颌面及颈部血管损伤具有以下特点：①动脉损伤比静脉损伤严重。②辐射中心区比辐射边缘区血管损伤严重。③浅表血管比深部血管损伤严重。④局部软

组织炎症明显时，静脉多不可用。因此，对 ORNJ 患者应尽量少用颈外静脉、颈前静脉等浅表静脉。若受区血管受损严重，无合适颈外动脉分支和回流静脉可用时，可将组织瓣动脉与颈外动脉主干直接吻合，而将静脉端 - 侧吻合到颈内静脉。极端情况下可能会有颈外动脉主干及分支全部闭锁，此时可考虑远离辐射中心的颈横动脉。目前认为，放疗引起的血管内膜增厚和管壁纤维化是血管闭锁的重要原因。为避免出现术中无血管可用情况，术前应常规行 MRA 及 CTA 检查，充分了解颈部血管状态。

（五）受植床的处理

由于 ORNJ 患者受植床软组织纤维化明显，弹性差，若预留的骨组织植入间隙不够，固定骨组织瓣后易压迫血管蒂转折处，导致动脉供血不畅或静脉回流受阻，进而发生血管危象。解决的方法是充分松解或切除部分失去弹性的纤维化组织，预留出足够空间，以避免受植床"软"组织压迫血管转折。但若过度余留空间，则组织瓣与受植床间可能会形成无效腔，容易造成感染。

二、放射性颌骨坏死术后严重并发症的预防和处理

ORNJ 术后常见并发症包括局部创口感染、创口愈合不良、神经损伤和咬合紊乱，以上并发症一般不会危及患者生命健康。由于术前即存在局部感染，加上周围组织血供不佳、抗感染能力差，术后感染风险明显增加。因此，对 ORNJ 进行有效的术前感染控制、术中创面处理和术后抗感染治疗尤为重要。创口愈合不良是 ORNJ 术后另一常见并发症。有些病例即使移植组织瓣已经存活，但皮瓣边缘与受植区也不能正常愈合，原因在于放疗后局部血供不足、软硬组织自我修复能力较差。为避免发生这种情况，术中可适当扩大受损软组织的切除范围，使皮瓣能与相对正常的受区软组织缝合，以提高一期愈合的机会。由于软组织纤维化对解剖层次的破坏，术中损伤面神经下颌缘支及其他神经的风险也会增加，手术解剖时应更加谨慎、精细。此

外，ORNJ 术后出现咬合紊乱的情况也较为常见，精确的颌骨重建是恢复良好咬合的有效方法。为提高静脉吻合速度，减少吻合口血栓形成风险，静脉吻合器在显微外科领域得到广泛应用，在 ORNJ 组织缺损修复中也有成功经验。但笔者发现，在移植组织瓣已经存活的病例中，偶见静脉吻合器从术区排出现象（图 9-47）。因缺乏病理学和免疫学证据，目前尚不清楚发生该现象的确切原因。

除了上述常见并发症外，ORNJ 患者术后还容易出现一些可能危及患者生命安全或皮瓣安全的严重并发症。主要包括血管危象和组织瓣坏死、会厌管壁不全引起的肺部感染、心脑肺的栓塞、术区动脉破裂以及严重的心理创伤等。

（一）血管危象和组织瓣坏死

血管危象为血管吻合口出现痉挛或栓塞，从而造成血流不通、组织发生缺血或淤血的现象。我们的临床病例统计显示，ORNJ 患者出现血管危象的比例较常规显微外科手术明显升高。受 ORNJ 局部组织条件限制，移植组织瓣坏死后的再修复也较为困难。因此，术前应通过 CTA 或 MRA 对受区血管进行充分的判断，选择最为合适的血管进行吻合。对于颈外动脉各个分支均不好病例，应考虑远位带蒂组织瓣修复或采用颈横动脉作为供血动脉。若已

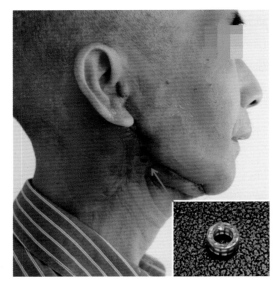

图 9-47　ORNJ 患者血管化游离皮瓣修复术后，静脉吻合器排出，但皮瓣存活良好

出现血管危象，应及时探查，并合理使用血管解痉药和抗凝药。

（二）会厌关闭不全导致的肺部感染

对头颈部恶性肿瘤实施放射，辐射损伤不仅导致颌面和颈部软组织的纤维化，严重者还会影响会厌，导致会厌关闭不全。术后容易因唾液及口腔细菌误吸、胃液反流导致肺部感染。对此，应加强术后口腔护理，及时吸出唾液、痰液和渗出液，也可采用鼻饲管进食，防止因呕吐或呛咳出现误吸。若已行气管切开，可采用带气囊的气管套管，减少各种液体进入肺部的机会。若已发生肺部感染，应及时抗感染治疗，避免危及患者的生命健康。

（三）血栓形成与脑、肺栓塞

我们的临床病例血液学检测结果显示，相对于非放疗人群，ORNJ 患者的血液可能处于高凝状态。加上 ORNJ 术后创口愈合缓慢，静卧时间长，深静脉穿刺等操作后静脉血栓形成的风险明显增加。若血栓脱落可致脑、肺栓塞，严重者可能危及患者的生命。因此，应重视 ORNJ 患者术后血栓形成的风险，合理进行抗凝、溶栓治疗，积极预防脑、肺栓塞的发生。

（四）术区动脉破裂

放疗引起的软组织纤维化不仅可导致组织解剖层次不清、解剖困难而造成血管损伤，还可导致辐射区血管弹性变差。若术后局部牵拉明显，或出现剧烈咳嗽，有可能发生吻合动脉或非吻合动脉，甚至是颈内外动脉主干的破裂，给患者生命安全带来严重危害。为避免该现象的发生，术中解剖血管时应仔细操作，避免损伤被纤维化组织包绕的知名动脉，术中应在无张力情况下吻合血管，术后应适度制动，并对咳嗽症状做适当预防和治疗。

（五）严重心理创伤与抑郁厌世

Tseng 等研究发现，疾病迁延不愈和反复手术容易造成患者出现抑郁等多种负面情绪。由于 ORNJ 患者局部创口长期不愈、组织坏死溢脓，对患者的生活质量和社会活动均会造成严重影响。若家庭成员或社会对患者的痛苦关心不够，甚至冷漠相对，部分患者可能出现悲观厌世情绪。因此，医务人员在治疗和护理 ORNJ 患者时，不仅要关注患者局部症状，还应重点评估和重视患者心理健康，对负面心理情绪及时了解并做充分沟通，使患者更加了解疾病本身，更有耐心接受较长的治疗过程。对患者心理健康的关注，不仅可增加患者对医务人员的信任，和谐医患关系，也有利于 ORNJ 患者的术后康复。

总体而言，由于放射损伤的特殊性，在 ORNJ 治疗过程中临床医师不仅要在术前对患者局部情况、全身情况及心理健康进行充分评估，以选择最为合适的治疗方案和心理干预措施，还应对术中及术后可能遇到的各种困难、常见及严重的并发症有充分认识，从而最大限度地避免和减少严重并发症的发生，保障患者生命安全，提高 ORNJ 临床治疗效果。

（何悦　李晓光　侯劲松　祝奉硕　刘正武）

参 考 文 献

[1] PITAK-ARNNOP P, SADER R, DHANUTHAI K, et al. Management of osteoradionecrosis of the jaws: an analysis of evidence[J]. European journal of surgical oncology: the journal of the European Society of Surgical Oncology and the British Association of Surgical Oncology, 2008, 34(10): 1123-1134.

[2] BAYATI S, RUSSELL R C, ROTH A C. Stimulation of angiogenesis to improve the viability of prefabricated flaps[J]. Plastic and reconstructive surgery, 1998, 101(5): 1290-1295.

[3] ZOU D, ZHANG Z, YE D, et al. Repair of critical-sized rat calvarial defects using genetically engineered bone marrow-derived mesenchymal stem cells overexpressing hypoxia-inducible factor-1alpha[J]. Stem cells (Dayton, Ohio), 2011, 29(9): 1380-1390.

[4] SEFCIK L S, PETRIE ARONIN C E, WIEGHAUS K A, et al. Sustained release of sphingosine 1-phosphate for therapeutic arteriogenesis and bone tissue engineering[J]. Biomaterials, 2008, 29(19): 2869-2877.

[5] ANG E, BLACK C, IRISH J, et al. Reconstructive options in the treatment of osteoradionecrosis of the craniomaxillofacial skeleton[J].

British journal of plastic surgery, 2003, 56(2): 92-99.

[6] DAI T, TIAN Z, WANG Z, et al. Surgical management of osteoradionecrosis of the jaws[J]. The Journal of craniofacial surgery, 2015, 26(2): e175-e179.

[7] 侯劲松, 廖贵清, 黄洪章, 等. 放射性下颌骨坏死术后缺损的游离腓骨肌皮瓣重建 [J]. 中华显微外科杂志, 2006, 05: 341-343.

[8] 毛驰, 俞光岩, 彭歆, 等. 游离组织瓣移植同期修复下颌骨放射性骨坏死术后缺损 [J]. 华西口腔医学杂志, 2004, 04: 305-308.

[9] KIM J W, HWANG J H, AHN K M. Fibular flap for mandible reconstruction in osteoradionecrosis of the jaw: selection criteria of fibula flap[J]. Maxillofacial plastic and reconstructive surgery, 2016, 38(1): 46.

[10] NADELLA K R, KODALI R M, GUTTIKONDA L K, et al. Osteoradionecrosis of the jaws: clinico-therapeutic management: a literature review and update[J]. Journal of maxillofacial and oral surgery, 2015, 14(4): 891-901.

[11] SHAHA A R, CORDEIRO P G, HIDALGO D A, et al. Resection and immediate microvascular reconstruction in the management of osteoradionecrosis of the mandible[J]. Head & neck, 1997, 19(5): 406-411.

[12] 李儒煌, 蔡志刚. 颌骨放射性骨坏死诊疗进展 [J]. 现代口腔医学杂志, 2011, 25(04): 301-305.

[13] CHANG D W, OH H K, ROBB G L, et al. Management of advanced mandibular osteoradionecrosis with free flap reconstruction[J]. Head & neck, 2001, 23(10): 830-835.

[14] AITASALO K, RUOTSALAINEN P. Effects of irradiation on mandibular scintigraphy[J]. Journal of nuclear medicine: official publication, Society of Nuclear Medicine, 1985, 26(11): 1263-1269.

[15] SUH J D, BLACKWELL K E, SERCARZ J A, et al. Disease relapse after segmental resection and free flap reconstruction for mandibular osteoradionecrosis[J]. Otolaryngology--head and neck surgery: official journal of American Academy of Otolaryngology-Head and Neck Surgery, 2010, 142(4): 586-591.

[16] ALAM D S, NUARA M, CHRISTIAN J. Analysis of outcomes of vascularized flap reconstruction in patients with advanced mandibular osteoradionecrosis[J]. Otolaryngology--head and neck surgery: official journal of American Academy of Otolaryngology-Head and Neck Surgery, 2009, 141(2): 196-201.

[17] 何悦, 侯劲松, 李晓光, 等. 下颌骨放射性骨坏死临床诊疗专家共识 [J]. 中国口腔颌面外科杂志, 2017, 15(05): 445-456.

[18] MOURA L B, CARVALHO P H, XAVIER C B, et al. Autogenous non-vascularized bone graft in segmental mandibular reconstruction: a systematic review[J]. International journal of oral and maxillofacial surgery, 2016, 45(11): 1388-1394.

[19] AKBAY E, AYDOGAN F. Reconstruction of isolated mandibular bone defects with non-vascularized corticocancellous bone autograft and graft viability[J]. Auris, nasus, larynx, 2014, 41(1): 56-62.

[20] 何悦, 张志愿, 竺涵光, 等. 钛重建板联合胸大肌肌皮瓣同期修复下颌骨放射性骨坏死切除术后缺损 [J]. 上海口腔医学, 2008, 17(06): 565-568.

[21] 李金, 陈巨峰, 李嘉朋, 等. 颏下岛状皮瓣联合重建钛板治疗下颌放射性骨坏死 [J]. 实用口腔医学杂志, 2015, 31(02): 215-218.

[22] HIDALGO D A. Fibula free flap: a new method of mandible reconstruction[J]. Plastic and reconstructive surgery, 1989, 84(1): 71-79.

[23] VAN GEMERT J T M, ABBINK J H, VAN ES R J J, et al. Early and late complications in the reconstructed mandible with free fibula flaps[J]. Journal of surgical oncology, 2018, 117(4): 773-780.

[24] BROWN J S, LOWE D, KANATAS A, et al. Mandibular reconstruction with vascularised bone flaps: a systematic review over 25 years[J]. The British journal of oral & maxillofacial surgery, 2017, 55(2): 113-126.

[25] LONIE S, HERLE P, PADDLE A, et al. Mandibular reconstruction: meta-analysis of iliac- versus fibula-free flaps[J]. ANZ journal of surgery, 2016, 86(5): 337-342.

[26] POLITI M, TORO C. Iliac flap versus fibula flap in mandibular reconstruction[J]. The Journal of craniofacial surgery, 2012, 23(3): 774-779.

[27] LEVINE J P, PATEL A, SAADEH P B, et al. Computer-aided design and manufacturing in craniomaxillofacial surgery: the new state of the art[J]. The journal of craniofacial surgery, 2012, 23(1): 288-293.

[28] ZHANG L, SHEN S, YU H, et al. Computer-aided design and computer-aided manufacturing hydroxyapatite/epoxide acrylate maleic compound construction for craniomaxillofacial bone defects[J]. The Journal of craniofacial surgery, 2015, 26(5): 1477-1481.

[29] JARDINI, LAROSA, ZAVAGLIA C, et al. Customised titanium implant fabricated in additive manufacturing for craniomaxillofacial surgery[J]. Virtual and physical prototyping, 2014, 9(2): 115-125.

[30] SOUZA A B, TORMENA M, MATARAZZO F, et al. The influence of peri-implant keratinized mucosa on brushing discomfort and peri-implant tissue health[J]. Clinical oral implants research, 2016, 27(6): 650-655.

[31] BOYNUEGRI D, NEMLI S K, KASKO Y A. Significance of keratinized mucosa around dental implants: a prospective comparative study[J]. Clinical oral implants research, 2013, 24(8): 928-933.

[32] LAMBADE P N, LAMBADE D, GOEL M. Osteoradionecrosis of the mandible: a review[J]. Oral and maxillofacial surgery, 2013, 17(4): 243-249.

[33] FAN S, WANG Y Y, LIN Z Y, et al. Synchronous reconstruction of bilateral osteoradionecrosis of the mandible using a single fibular osteocutaneous flap in patients with nasopharyngeal carcinoma[J]. Head & neck, 2016, 38 Suppl 1: E607-E612.

[34] SHAN X F, LI R H, LU X G, et al. Fibular free flap reconstruction for the management of advanced bilateral mandibular osteoradionecrosis[J]. The Journal of craniofacial surgery, 2015, 26(2): e172-e175.

[35] SUN J, SHEN Y, LI J, et al. Reconstruction of high maxillectomy defects with the fibula osteomyocutaneous flap in combination with titanium mesh or a zygomatic implant[J]. Plastic and reconstructive surgery, 2011, 127(1): 150-160.

[36]　BROWN J S, SHAW R J. Reconstruction of the maxilla and midface: introducing a new classification[J]. The Lancet oncology, 2010, 11(10): 1001-1008.

[37]　COSKUNFIRAT O K, WEI F C, HUANG W C, et al. Microvascular free tissue transfer for treatment of osteoradionecrosis of the maxilla[J]. Plastic and reconstructive surgery, 2005, 115(1): 54-60.

[38]　BROWN J S, ROGERS S N, MCNALLY D N, et al. A modified classification for the maxillectomy defect[J]. Head & neck, 2000, 22(1): 17-26.

[39]　黎介寿，吴孟超 . 手术学全集：口腔颌面外科手术学 . 2 版 [M]. 北京：人民军医出版社 , 2004.

[40]　王翰章主编 . 口腔颌面外科手术学（精）[M]. 北京：人民卫生出版社 , 2003.

[41]　CHIM H, SALGADO C J, MARDINI S, et al. Reconstruction of mandibular defects[J]. Seminars in plastic surgery, 2010, 24(2): 188-197.

[42]　GRAVVANIS A, ANTERRIOTIS D, KAKAGIA D. Mandibular condyle reconstruction with fibula free-tissue transfer: the role of the masseter muscle[J]. The Journal of craniofacial surgery, 2017, 28(8): 1955-1959.

[43]　VENKATESULU B P, MAHADEVAN L S, ALIRU M L, et al. Radiation-induced endothelial vascular injury: a review of possible mechanisms[J]. JACC basic to translational science, 2018, 3(4): 563-572.

[44]　VAZ J A, COTE D W, HARRIS J R, et al. Outcomes of free flap reconstruction in the elderly[J]. Head & neck, 2013, 35(6): 884-888.

[45]　PATEL U A, LIN A C. Flap outcomes when training residents in microvascular anastomosis in the head and neck[J]. American journal of otolaryngology, 2013, 34(5): 407-410.

[46]　JIANG C, GUO F, LI N, et al. Multipaddled anterolateral thigh chimeric flap for reconstruction of complex defects in head and neck[J]. PloS one, 2014, 9(9): e106326.

[47]　BAUMANN D P, YU P, HANASONO M M, et al. Free flap reconstruction of osteoradionecrosis of the mandible: a 10-year review and defect classification[J]. Head & neck, 2011, 33(6): 800-807.

[48]　CANNADY S B, DEAN N, KROEKER A, et al. Free flap reconstruction for osteoradionecrosis of the jaws--outcomes and predictive factors for success[J]. Head & neck, 2011, 33(3): 424-428.

[49]　TSENG C H, HUANG W S, MUO C H, et al. Increased depression risk among patients with chronic osteomyelitis[J]. Journal of psychosomatic research, 2014, 77(6): 535-540.

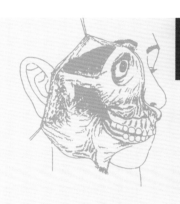

第十章

放射性颌骨坏死的康复治疗

放射性颌骨坏死（ORNJ）是一种因电离辐射治疗的破坏作用引起的并发症。在头部和颈部接受放射治疗的患者中，有3%~5%的人会受到这种情况的影响，症状包括颌骨的渐进性破坏以及软组织挛缩等，未进行早期干预治疗则可发展形成面瘘，出现病理性骨折等情况，需要外科手术治疗。在很长的一段时间里，从ORNJ的发生发展甚至到手术治疗后，患者常会伴随有吞咽及语言上的困难，严重影响患者生活质量，需要进行积极的康复治疗训练。

治疗方法取决于病情的严重程度。在疾病的早期阶段，使用药物治疗、高压氧治疗等改善局部微

环境有一定疗效。对于严重的有骨暴露在外的、不能存活的骨头，最好的选择是切除病变骨的部分，并使用血管化腓骨、肩胛骨和髂骨等骨组织，以及骨瓣上健康的软组织来封闭口腔和皮肤的缺损，患者在面容形态上得以修复。这种技术已被证明是有效可靠的，多数患者可以长期存活，但是依然会存在诸如吞咽、言语、咬合等方面的功能障碍，严重影响生活质量，需要通过康复治疗的手段加以干预。

以下将从ORNJ引起吞咽、张口、咬合、语音困难的可能机制、临床表现、评估和康复治疗等方面进行介绍。

第一节　吞咽困难的康复治疗

口腔颌面部的手术尤其涉及舌、口咽的病损手术都有可能影响吞咽，手术后液体的误吸率为12%~50%，术后补充放疗治疗会加重误吸率。研究亦表明，恢复吞咽功能是癌症患者术后放疗治疗后的首要任务之一。因此，对于术后的患者应从改善生存质量的角度提供及时有效的干预和指导。

一、吞咽困难的形成与临床表现

1. 吞咽的生理过程及解剖　吞咽是一个复杂的反射活动，为食团经口摄入并经咽腔和食管进入胃内的过程，由位于延髓网状结构内的吞咽中枢所控制，接受由软腭、咽后壁、会厌的传入冲动，分别经三叉神经、舌咽神经、迷走神经传入中枢。而后由吞咽中枢传出冲动，控制吞咽肌肉的收缩时间以及顺序，完成吞咽动作。在这期间，吞咽肌肉参与的咀嚼、言语以及呼吸等活动会暂时停止，直至吞咽完成。

根据食物流经的部位可将吞咽过程分为口腔期（又可分为口腔准备期和口腔推送期）、咽期、食管期。在口腔期，食团被置于舌背，此时舌尖位于

上颌切牙腭侧及硬腭处，上下牙列咬合于牙尖交错位，上下唇紧闭，下颌舌骨肌收缩，舌背上抬，气管关闭，舌肌及咽肌松弛，使咽腔形成负压，食团便从口腔吸入咽腔。咽期阶段，食团刺激软腭的感受器，首先引起腭舌肌的收缩，可使舌根上抬，关闭口腔与咽腔的通道，随后腭帆提肌、腭帆张肌和腭垂肌的收缩，可使软腭上提，咽后壁向前突出，封闭口咽腔与鼻咽腔的通道，喉上升，会厌封闭气管，食团从咽腔挤入食管，进入食管期。

2. 放疗对吞咽相关解剖结构的影响　口腔颌面头颈恶性肿瘤手术本身对吞咽已有较大影响，例如重建后的上腭可出现下垂和静止，吞咽时难以伴随收缩，食团不能充分通过口咽部，吞咽效率很低，特别是残留在口咽部，部分情况下需要舌头的过度运动来补偿口腔内压力的变化。而术后的放疗不可避免地会让这些肌肉、神经等软组织接受一定剂量的放射。舌、软腭、咽侧及口底肌群等在放射治疗后会出现水肿、无菌性炎症，以及纤维化、挛缩等改变，影响其行使相应的功能。头颈部肿瘤患者调强放疗引起的吞咽困难与咽缩肌放射剂量相关，放射剂量越大，吞咽困难症状越严重。鼻咽癌放疗后

严重吞咽困难患者肌肉纤维化与舌骨位移存在较大的相关性。

3.吞咽困难的临床表现　常见的临床表现有食物无法吞咽，鼻腔反流，进食习惯改变，声音嘶哑，误吸，刺激性呛咳，吸入性肺炎等。长期持续的吞咽困难将明显减少经口进食的量，导致脱水、电解质紊乱及营养不良。

二、吞咽功能障碍的评估

1.口腔颌面头颈部情况的评估

（1）解剖评价：结合患者的主诉、病史、手术的部位、缺损修复的方式、放疗的剂量及照射的方式和部位等，评估唇、颊、舌、腭、咽、上下颌骨及舌骨上肌群的解剖完整情况。

（2）功能评价：评估颜面及颈部软组织的对称性、感觉、运动等功能，包括咀嚼相关肌群的功能和力量；评估吞咽反射、咽反射、咳嗽反射以及主动咳嗽、喉上抬等的功能。

2.全身情况的评估　全身情况的准确了解是制订正确治疗决策的前提。患者的全身情况包括导致吞咽困难的病史、精神状态、认知沟通能力、营养状况、呼吸及运动能力、依从性等。

3.进食评估　①可采用饮水实验，通过饮用30 mL水来检查患者吞咽困难的程度。②可采用反复唾液吞咽实验来快速检查患者有无吞咽及误吸的情况。③可采用不同体积和黏稠度的食团来观察患者吞咽的情况：若出现咳嗽则提示部分食团进入呼吸道，可能发生了误吸；若出现口腔残留，则提示舌的运送能力受限；若出现咽部残留，则提示咽部功能受限。

三、吞咽困难的康复治疗

吞咽困难的康复治疗主要是通过强化感觉刺激，增加脑干吞咽中枢的感觉信息输入，更早触发吞咽活动，改善口腔期食物无法形成食团、难以被运送到咽部等问题。目前推荐的训练与治疗手段包括：口腔感觉和运动的训练、气道保护方法、低频电刺激、表面肌电生物反馈训练、针灸治疗等。其中口腔训练是恢复吞咽功能的基础训练，经由大脑皮质感觉运动的神经调控来改善软组织的感觉和功能。

1.口腔感觉训练　目前较为有效的有：①冷刺激训练，使用冰块或者冰水漱口，或者在吞咽前在腭舌弓给予冰酸刺激，可以提高口咽对食团知觉的敏感度。②嗅觉训练，多通过使用如黑胡椒、薄荷脑等芳香物质中的小分子来刺激嗅觉达到对嗅觉信息传递的促进作用。③味觉刺激：通常舌尖对甜味敏感，舌根部耐受苦味，舌两侧易耐受酸味刺激，舌体对咸味与痛觉敏感，使用不同味道的食物放在相应的敏感区，有助于增强外周感觉的传入，从而兴奋中枢神经，改善吞咽功能。④机械刺激：可使用改良振动棒刺激面部、口内颊部、舌体，提高颜面部肌肉的运动协调能力；采用棉棒刺激K点，促进张口并诱发吞咽反射。⑤深层咽肌神经刺激疗法：利用一系列的冰冻柠檬棒刺激并改善咽喉的感觉与运动功能，着重对舌根、软腭、上咽与中咽缩肌，达到强化口腔肌肉功能与咽喉放射，改善咽后的感觉运动功能。

2.口腔运动训练　①舌压抗阻反馈训练，通过应用舌抗阻反馈训练改善舌流体静压，提高舌活动能力。②舌肌康复训练：使用舌肌康复训练器来被动牵拉或者在舌活动时施加力阻，提高舌肌力量，不仅用于牵拉舌，也可在唇部、面颊部等肌肉运动感觉训练中使用。③Masako训练法：在吞咽时对舌制动，使咽后壁向前运动与舌根部相贴近，可增加舌根的力量，延长舌根与咽后壁的接触时间，促进咽后壁肌群代偿性向前运动。④Shaker锻炼：抬头训练，提高食管上段括约肌开放的时间和宽度，促进清除吞咽后咽部的残留食物。⑤吞咽训练：在咽期吞咽时，可采用用力吞咽法清除咽喉的食物残留；可采用被动抬升喉法，增加环咽肌开放的时长与宽度，改善吞咽的协调性。

3.进食训练

（1）吞咽姿势的调整：通过头颈等部位姿势的调整，可以使吞咽通道的方向、内径有所改变，同时喉、舌、勺状软骨等的位置发生移动，可减轻或者消除食团残留，消除呛咳等症状。对于舌运动障碍和吞咽困难者，可以采用头后仰的方法，利用重力促进食团向咽侧移动；对于头颈术后及放疗后的吞咽困难和咽腔残留者，可采用头颈部向患侧旋转的方法关闭患侧梨状隐窝，使对侧的梨状窦开放，使食团通过非障碍的一侧，促进食团的移动；对于咽部食物残留的，可在每次进食后，反复多做几次空吞咽，将食团全部咽下，或者做点头吞咽，去除会厌谷残留的食物。

（2）训练：进行摄食训练时应选择容易吞咽的食物，密度均一，有适当的黏性且较为松软；一口量若太少，则难以诱发吞咽反射，若量太多，则容易引起误吸。故需要从少量逐渐加量尝试，进食流食时，应用力快速吞咽，进食糊状、半固体食物时，需慢速进食，若出现误吸以及呛咳等，则应停止进食。

4. **低频电刺激疗法**　可作为辅助使用，有神经肌肉电刺激、经皮神经电刺激、电针灸等方式。主要是通过刺激外周运动神经来激活其所支配的肌肉，强化舌内肌群、软腭、咽肌等的感觉刺激，延缓肌肉萎缩，改善局部血流，改善患者的舌骨运动范围，帮助恢复喉上抬运动控制，降低误吸风险。

5. **手术治疗**　经科学训练仍然无法改善的，则可以考虑手术治疗。对于环咽肌不能松弛的，可采用环咽肌切除术；对于喉上抬不良的患者可施行甲状软骨上抬、下颌骨或舌骨固定等手术；对于吞咽时食物逆流上鼻腔，鼻咽部闭锁不能的情况，可施行咽瓣形成手术，以加大吞咽的压力。

6. **其他治疗方法**　有针灸治疗、球囊扩展咽环肌、持续鼻饲、胃造瘘等。

第二节　张口困难的康复治疗

张闭口运动是一个复杂的生理过程，涉及肌肉、骨骼、关节的多环节联动，信号从大脑运动神经元传出到咀嚼肌群，通过肌肉的有序收缩运动以及颞下颌关节的协作来完成复杂的张闭口动作。若患者存在相关运动区域肌肉、关节的疼痛或者病变，则会表现为张口受限。对于 ORNJ 患者，存在肌肉的纤维性病、放射性骨髓炎，以及局部的软组织挛缩、死骨暴露引起的疼痛等情况，均会导致张口受限或者困难的问题。

1. **张口受限的临床检查**　①就张口受限进行详细的问诊，包括时间、诱因、变化情况、疼痛情况、伴随症状及部位等。②仔细检查面部、颞下颌关节、咀嚼肌及口腔情况，测量最大张口时上下中切牙切缘之间的距离。③张口度 2~2.5 cm 为轻度张口受限，1~2 cm 为中度张口受限，< 1 cm 为重度张口受限，牙关紧闭则为完全张口受限。④必要时辅以 CT 检查。

2. **ORNJ 引起张口受限的病因分析**　①肌肉纤维化及挛缩：颞下颌关节及其周围咬肌在放疗后会出现反应性渗出，颌间软组织粘连，纤维化等，进而出现肌肉挛缩，使关节活动受限，张口困难。②感染：ORNJ 可引起下颌骨的感染症状，患者可有患侧下唇麻木，针刺样疼痛，若炎症进一步波及咀嚼肌，尤其是进入咬肌间隙、翼下颌间隙，可出现不同程度的张口受限。③口腔黏膜炎：口腔和鼻咽癌放疗患者，在治疗同时也会出现口干、口内黏膜炎、皮炎，张口、进食疼痛导致张口意愿较差，加重肌肉挛缩。

3. **张口受限的康复治疗**　张口受限往往对患者的社会交往、工作、学习等会造成严重的困扰，在充分分析病因的情况下，选择最合适的资料方法以期达到最好的治疗效果。张口受限的康复治疗通常在病因治疗之后，用于维持或者改善症状，常用的方法如下。

（1）咬合板治疗：适用于颞下颌关节紊乱的患者，也适合于一侧下颌骨部分切除的患者，可嘱患者每天佩戴 10~12 小时，连续佩戴 3 个月左右，每月复诊一次。

（2）功能锻炼法：放疗引起的张口受限多在放疗后3~6个月开始，并逐渐加重，因此有学者认为，功能训练应该从放疗的第1天开始，每天3~4次，每次20~30分钟，持续2~3年。①开口运动，最大限度张口后坚持5秒再放松。②叩齿运动，上下牙齿有节奏地叩击。③磨牙运动，适当地进行上下牙齿的前后、左右方向的运动。④鼓腮运动，口唇紧闭并向外呼气，使两侧腮部鼓起并坚持5秒后再放松。⑤练习舌肌的前伸、后缩运动，并用舌尖依次接触各个牙齿。⑥缓慢进行颈部的前伸、后仰，左右侧屈肌旋转。⑦颞下颌关节按摩：用拇指指腹按摩腮部及颞下颌关节，改善局部血运，减轻咀嚼肌的萎缩或者退变。

（3）辅助工具锻炼：自主锻炼时患者会因为疼痛及肌力差等导致张口幅度小、持续时间短、锻炼效果差，因此需要辅助工具进行被动的张口训练。①可用楔形的木塞逐渐增加开口度并维持一段时间。②可用纱布包裹在筷子外侧通过增加筷子的数量来调整被动开口的幅度。③其他的有软木塞、螺旋张口器、牙垫等支撑材料。

（4）手术治疗：可采用内镜松解关节，冲洗关节腔，切断纤维化肌肉等，必要时可行低位颞下颌关节成形术。

第三节　咬合问题的康复治疗

ORNJ患者常常伴有严重的咬合问题，对于骨移植手术更换死骨的患者，由于新骨组织有血管蒂滋养，因此可行同期或者择期种植牙手术。而对于肿瘤术后补充放疗的患者，其种植体植入的时间值得讨论，目前，对于什么时候是植入这些种植体的最佳时间还没有达成共识。有几项研究表明，如果种植体在放射治疗完成后6个月内植入，则种植体存活不受放疗影响。这可能并不准确，因为在大多数患者放疗后完全恢复可能需要长达12个月的因素，如口干、味觉障碍、牙关紧闭、黏膜炎、吞咽。Claudy等人对236篇文献的分析发现，种植体失败的合并相对危险度在放疗后6~12个月种植体的患者中较高。我们推荐通常在手术后至少延迟12个月，以使新下颌骨或新上颌骨的骨完全愈合，减少未来复发的可能性，一方面提高植入物的成功率，另外一方面提供一段时间的无瘤监测和软组织改建。此外，考虑到放疗后ORNJ发生的不确定性，也有部分学者推荐采用可摘义齿而非种植义齿恢复患者的咬合功能。

第四节　语音问题的康复治疗

语言与言语是两个不同又有关联的概念，语言的表现形式包括口语、书面语和姿势等，其障碍多表现为在形成语言过程中的交流障碍，多与脑卒中、脑外伤有关。与口腔颌面头颈肿瘤手术及放疗有关的多为言语障碍，即口语形成障碍，包括发音困难或者不清、嗓音产生困难、气流中断或者言语韵律等异常导致的交流障碍。

口咽、软腭手术后的言语问题是多种多样的，与肿瘤的大小、部位以及皮瓣修复重建的位置、大小、形态等均有关。患者可能会出现鼻音过重或过轻的问题。鼻音的特征是空气自由地通过功能不全的腭咽部。在术后早期阶段，需要康复治疗的积极介入，以便获得更好的生活质量。以下将对口腔颌面头颈肿瘤相关的构音障碍的形成及康复治疗手段做简要介绍。

一、构音障碍的评估

1. 构音器官的检查　①构音器官的功能检查：通过听患者的声音特征，观察患者如唇、舌、颌、腭、咽、喉部在安静和说话时的运动情况，以及呼吸状态，并可让患者做言语肌肉的随意运动，观察有无异常。②仪器检查：依靠现代化的仪器设备，对说话时的喉、口腔、咽腔和鼻腔的情况进行直接观察，对各种声学参数进行实时分析。

2. 运动性构音障碍　是由参与构音的组织器官，如软腭、舌、下颌、口唇的肌肉系统及神经系统疾病所导致的言语肌肉麻痹，收缩力减弱，运动不协调引起的言语障碍。与口腔颌面头颈手术及放疗有关的类型主要有：①弛缓性构音障碍：特点是说话时鼻音过重，可听见吸气声，发音时因鼻腔漏气而使语句短促、音调低、音量小、字音不清，由于咽肌、软腭瘫痪，呼气压力不足，使辅音发音无力，舌下神经、面神经支配的舌、唇肌肉活动受损而不能正确地发出声母和韵母。②痉挛性构音障碍：由于构音肌群肌张力增高、肌力减弱所致的说话缓慢费力，字音不清，鼻音较重，缺乏音量控制，语音语调异常，舌交替运动减退，说话时舌、唇、软腭运动差。

3. 器质性构音障碍　由于先天或者肿瘤手术等引起构音器官的形态异常导致，如舌肿瘤术后修复重建的舌体往往只有形态上的恢复，不具有功能性，需要对侧的残余舌体来带动其运动。咽侧肿瘤术后，皮瓣的形态、大小、位置会改变原有的构音

环境，造成言语上的异常。

二、构音障碍的康复治疗

凡是有言语障碍的都可以接受言语治疗，但是由于言语训练是双向的，对于有器质性改变的组织结构，常常难以达到预期的效果。康复治疗方法包括引导和教育患者适应改变的解剖结构，缓解患者对沟通有焦虑或担忧的情绪，主要康复训练方法如下。

(1) 松弛训练：对于咽喉肌群紧张、肢体肌张力较高的，可以通过缓解肢体肌紧张的方法使咽喉部肌群相应放松。

(2) 呼吸训练：重度构音障碍患者往往呼吸较沉，呼气相短而弱，难以在声门下和口腔形成一定的压力，建立规则的可控制的呼吸，能为发声、发音打下基础。

(3) 下颌、舌、唇的训练：可以用手拍打下颌中央的部位和颞下颌关节附近的皮肤，促进口的闭合，防止下颌前伸或者偏移；或者训练唇的张开、闭合、前凸和后缩运动；另外也要训练舌的前伸、后缩、上举和侧方运动及舌肌力量等。

(4) 语音训练：可让患者模仿治疗师发音，利用节拍器控制言语速度，由慢开始逐渐加快，也可通过口述或者播放录音，让患者分辨出错音；采用引导气流通过口腔，如吹蜡烛、吹喇叭，以及持续发舌根音"卡"等来强化软腭肌力及运动功能，促进腭咽闭合，减轻鼻音。

(5) 韵律训练：可借助电子琴等乐器让患者随音的变化训练音调和音量，改善音调单一、音量单一和节律的异常。

第五节　心理康复

由于 ORNJ 的治疗和康复时间较长，患者在此期间难免会有较重的心理负担，导致抑郁等心理疾患，不利于治疗的延续和疾病的康复，因此常常需

要将医学心理学的知识与技术运用于康复医学的评定与治疗。主要包括心理功能的评定、认知功能的评定、心理治疗等方面内容。

一、心理功能的评定

心理功能的评估主要包括智力测验、人格测验以及情绪测验三方面的内容，来综合考虑患者个体的智力水平高低、情感反应以及情绪状态等。

1. 智力和人格测验　智力是人类认识事物的观察力、注意力、记忆力、思维能力以及想象能力的综合，其核心部分是抽象思维以及创造性解决问题的能力。常用于脑卒中、脑外伤、老年性脑病以及儿童遗传、先天性异常的智力评估。常用的有 Wechsler 智力量表、Stanford-Binet 量表等。

人格指个体所具有的品质、特征和行为等个别差异的综合，代表着个体对现时稳定的态度和相适应的行为方式。人格测验包括气质或性格类型的特点、情绪状态、人际关系、动机、兴趣和态度等内容，用于评定的方法有 Minnesota 多相人格测验调查、Eysenck 人格问卷和 Cattell 人格问卷、Inkblot 测验等。

2. 情绪测验　疾病可使人的情绪发生很大的变化，常常会出现焦虑、抑郁以及悲观厌世等情况，在量表分析中可有体现，便于做出早期干预。焦虑的症状包括对未来感到恐惧、激动、不安以及烦恼等，侧重于受试者主观体验的与行为表现的可使用 Hamilton 焦虑量表，分析内容包括焦虑心境、紧张、恐惧、睡眠障碍等。抑郁是一个有潜在危险性的特征，轻者有厌食、消瘦、失眠等问题，严重者常常企图自杀。Hamilton 抑郁量表的内容有抑郁心境、畏罪自杀、睡眠障碍、妄想、疑病等，以抑郁症状为主要评定内容。

3. 患者的心理反应

（1）新近患者的心理反应：在舌、颌骨、面部等因病变切除导致明显的形态和功能改变是，患者需要经历以下三期的心理反应过程：①心理休克期，主要特点是茫然失措，面对疾病的突然到来和组织的缺损没有准备，出现一些无目的、下意识的动作与行为。②心理冲突期：特点是思维混乱，无法集中注意力，无助，感到绝望、抑郁等，对未来完整的生活计划变得不确定，这一时期多采用否认机制来减轻心理反应。③退让适应期：经过否认、回避阶段后，患者不得不面对现实，降低未来生活的期望，调整心态与行为来适应疾患状态。

（2）患者认同过程中的心理反应：随着患者对疾病或者残疾状态的逐渐认同和接受，患者的心理反应以情绪变化为主，伴有行为和社会功能的改变，主要表现为：①依赖性增加，行为幼稚化，要求别关心自己。②主观感觉异常，对身体信息特别敏感，常有各种主观性的不适。③易激惹、发怒、发火，事后又后悔不已。④焦虑，害怕孤独，猜疑心加重，臆测家属及医护隐瞒病情等。

二、认知功能的评定

认知是一种了解外界事物，获得知识、组织和应用的过程，体现的是功能和行为的过程。认知包括感知、学习、记忆以及思考等过程。认知的功能异常主要与颅脑外伤、脑卒中等中枢神经的损伤有关，颌面部手术造成的组织缺损可能会造成视觉、听觉以及触觉等方面的障碍，进而导致生活和社会适应性方面的障碍。认知功能障碍的筛查和评价可采用 MoCA 认知评估、Halstead-Reitan 成套神经心理测验等完成。

三、心理治疗

从广义角度看，心理治疗是通过使用各种方法，包括语言的和非语言交流方式，通过语言、表情、行为向患者施加心理上的影响，来改变对方的认知、信念、情感、态度、行为等，达到排忧解难、降低痛苦的目的。

1. 新近患者的心理治疗　急性期患者较容易接受暗示，需要以平静、理解、审慎和合作的方式与其及家属充分交流，让患者相信情况能够改善，让患者逐渐习惯新的生活方式，例如由原来的事事自理变成事事求助于人。一方面从改善、增进医患关系入手，使病残者得到良好的躯体帮助和心理慰藉；另一方面可逐渐使患者建立起控制感，采用其他方式和行为以替代沉思、幻想等思想不集中的行为。

2. 疾病认同过程中的心理治疗　疾患认同过程中的心理治疗，在良好的医患关系基础上，重点应该放在强化患者在康复治疗中容易接受的方面，减少逃避行为造成的不良后果。研究表明，肿瘤术后积极的心理可缓解紧张和消极情绪；相反地，消极情绪会加重应激，不利于心理健康。在治疗开始阶段，要强调有效行为，医护与治疗师一起积极鼓励患者参加家庭和工作活动，减少患者对症状的关注。多项研究表明，口腔癌等肿瘤术后患者心理健康水平与社会支持度呈现一定的相关性，医护人员应与患者家属合作共同提高患者对社会支持的了解。在治疗过程中，要尽可能地强化良性刺激，让患者在治疗过程中体会到成功的喜悦，减少孤立感，减少负面情绪。必要时可将患者的日常活动与康复内容结合起来，达到更好的康复效果。

3. 抑郁、焦虑状态的心理治疗　长期的慢性病损例如放射性骨髓炎的迁延不愈，可能会导致患者出现不同程度的抑郁情况，可表现为暂时性的情绪低落，严重的可出现自杀倾向。对于疾病引起抑郁的康复治疗，主要依赖于心理治疗师与患者之间建立的深入理解和信任，让患者充分了解自己的疾病和心态对家庭、工作、社会的影响，借此挖掘出患者的深层压力，解决患者的问题。

同样地，长期的疾患也会使患者处于焦虑状态，患者面形、语音的异常会导致患者出现一系列的社会回避行为。轻症者可采用语言交流的方式，对患者出现的疾病及其自然进程做充分解释，解决患者的忧心之处。重症者可采用镇静药物做治疗，小剂量的抗抑郁药物，在无明显副作用的情况下，可以产生较好的抗焦虑作用。

（吴添福　刘冰）

参 考 文 献

[1] VISCH L L, VAN WAAS M A, SCHMITZ P I, et al. A clinical evaluation of implants in irradiated oral cancer patients[J]. Journal of dental research, 2002, 81(12): 856-859.

[2] CHRCANOVIC B R, ALBREKTSSON T, WENNERBERG A. Dental implants in irradiated versus nonirradiated patients: a meta-analysis[J]. Head & neck, 2016, 38(3): 448-481.

[3] YERIT K C, POSCH M, SEEMANN M, et al. Implant survival in mandibles of irradiated oral cancer patients[J]. Clinical oral implants research, 2006, 17(3): 337-344.

[4] COLELLA G, CANNAVALE R, PENTENERO M, et al. Oral implants in radiated patients: a systematic review[J]. The International journal of oral & maxillofacial implants, 2007, 22(4): 616-622.

[5] BRAUNER E, VALENTINI V, GUARINO G, et al. Osteoradionecrosis of a mandible: a case report of implant-supported rehabilitation[J]. European journal of inflammation, 2013, 11: 565-571.

[6] CLAUDY M P, MIGUENS S A, JR., CELESTE R K, et al. Time interval after radiotherapy and dental implant failure: systematic review of observational studies and meta-analysis[J]. Clinical implant dentistry and related research, 2015, 17(2): 402-411.

[7] 陈兆聪, 曹君妍, 喻勇, 等. 鼻咽癌放疗后吞咽困难患者肌肉纤维化与舌骨位移的相关性研究 [J]. 中华物理医学与康复杂志, 2017, 39(12): 903-907.

[8] 何悦, 侯劲松, 李晓光, 等. 下颌骨放射性骨坏死临床诊疗专家共识 [J]. 中国口腔颌面外科杂志, 2017, 15(5): 445-456.

[9] 乔岩, 李宏亮. 晚期头颈部肿瘤患者调强放疗中咽缩肌放射剂量与治疗后吞咽困难的相关性 [J]. 医学临床研究, 2018, 35(5): 983-985.

[10] 任小萍, 杨金丽, 蒋雪薇. 鼻咽癌放疗患者张口功能锻炼研究进展 [J]. 护理实践与研究, 2017, 14(12): 24-26.

[11] 张清彬. 张清彬谈张口受限 [J]. 国际口腔医学杂志, 2017, 44(5): 495-502.

[12] 中国吞咽障碍康复评估与治疗专家共识组. 中国吞咽障碍评估与治疗专家共识（2017 年版）第一部分 评估篇 [J]. 中华物理医学与康复杂志, 2017, 39(12): 881-892.

[13] 中国吞咽障碍康复评估与治疗专家共识组. 中国吞咽障碍评估与治疗专家共识（2017 年版）第二部分 治疗与康复管理篇 [J]. 中华物理医学与康复杂志, 2018, 40(1): 1-10.

[14] 南登昆主编. 康复医学 [M]. 北京：人民卫生出版社, 2013.

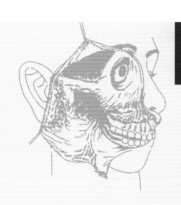

第十一章

放射性颌骨坏死的疗效评价

疗效（therapeutic effect）是治疗效果的简称，是指应用任何种类的医学方法进行治疗的结果。目前国内对于疗效的评价实行四级评定制度，即痊愈、显效、进步及无效，一些临床疗效评价研究中将显效及进步合并，即分为治愈、有效及无效三项。由于放射性颌骨坏死的发病涉及口腔颌面部软硬组织，应用药物及手术等治疗后出现的面颈部瘢痕挛缩、肌肉附着丧失及颌骨和牙齿的缺失可能进一步导致口腔颌面功能受损。因此对于放射性颌骨坏死的疗效评价，除疾病是否得到控制及症状是否有所缓解外，治疗后口腔各项功能的评估及生存质量的评价也是不容忽视的内容。本章将从放射性颌骨坏死的疗效评价及放射性颌骨坏死患者的预后评价两部分进行介绍。

第一节　疗效评价

现有研究对于放射性颌骨坏死的疗效评价并未应用较为统一的标准，早期的研究仅以创口愈合、红肿症状消退计为治愈，计算患者的治愈率。后期研究一部分从颌骨病损及局部全身症状方面进行分类，包括 3 级评价方法，如下：

（1）治愈：病损区愈合，疼痛基本消失，X 线片显示新骨形成。

（2）有效：病灶缩小但未完全愈合，疼痛明显减轻。

（3）无效：病灶范围及疼痛症状均未见好转。

以及 4 级评价方法，如下：

（1）痊愈：全身及局部症状消失，无张口受限，瘘道愈合。

（2）显效：全身及局部症状明显好转或消失，张口轻度受限，瘘道基本愈合。

（3）好转：全身及局部症状减轻，张口中度受限，瘘道部分愈合。

（4）无效：症状及体征无变化。

另一部分研究从炎症入手进行评估，常用的为 3 级评价方法，如下：

（1）治愈：创口愈合，无慢性炎症（如瘘道、溢脓、组织坏死等）和急性炎症（如红肿热痛）。

（2）有效：创口基本愈合，无慢性炎症，偶有短期轻度急性炎症，症状明显减轻。

（3）无效：创口不愈合，症状未缓解，甚至加重。

根据 2017 年发表的《下颌骨放射性骨坏死临床诊疗专家共识》，放射性颌骨坏死患者建议在治疗后半年及 1 年进行疗效评价，评价内容应综合考虑患者的疼痛、开口度、创口愈合情况及影像学表现（包括 X 线片、CT 及 MRI）（表 11-1）。

表 11-1　下颌骨放射性骨坏死术后疗效评价方法

疗效	疼痛	开口度	创口愈合	影像学表现
治愈	无疼痛	改善 ≥ 1 cm	完全愈合	无死骨和（或）骨质愈合良好
有效	疼痛缓解	0.5 cm ≤改善＜ 1 cm	基本愈合	无死骨和（或）骨质基本愈合
无效	疼痛	改善＜ 0.5 cm	创口未愈	有死骨和（或）骨质愈合不良

第二节　预后评价

生存质量（quality of life，QoL）又被称为生活质量及生命质量，是对由个人或群体所感受到躯体、心理、社会各方面良好适应状态的一个综合测量，主要由3个方面构成：①躯体健康：包括患病情况、慢性症状及自我评价的健康。②社会健康：涉及社会网络的大小、社会交往的频率、社会参与的程度等。③心理健康：包括焦虑、抑郁、认知、幸福感、满意度等内容。随着口腔颌面外科治疗技术的发展，医师在单纯追求生存率及复发率等的同时，也越来越重视对患者治疗后生存质量的评价。目前对于放射性颌骨坏死的相关评估仍然较少，一些学者将头颈部肿瘤相关评估量表进行改良后应用于对放射性颌骨坏死患者治疗后的生存质量分析，下面我们将对常用的若干常用量表进行介绍。

（一）华盛顿大学生存质量评估问卷（UW-QoL）

UW-QoL最初是针对接受各类治疗方法的头颈癌患者设计的用于评估健康相关生活质量（health-related quality of life，HRQL）的自评量表。经研究证实该量表用于中国口腔癌患者生存质量具有较好的可信性、信度和反映度，目前在头颈癌相关临床研究中已经得到较为广泛的应用。该量表自20世纪90年代初研制出第一版以来，至今已更新至第四版。其中包括12个特异性问题、3个综合性问题，并允许患者对量表中未涉及的问题进行补充。特异性问题条目包括：疼痛、外貌、娱乐、活力、吞咽、咀嚼、语言、肩功能、味觉、唾液、情绪及焦虑。每一问题答案分为3~5个等级，采用Likert计分法，得分范围为0~100分，总分为各条目得分直接相加而得，为0~1 200分，得分较高者代表生存质量较好。也可将咀嚼、吞咽、语言、味觉、唾液及外表纳入机体功能分量表，将焦虑、情绪、疼痛、活力、娱乐及肩功能纳入社会情感分量表进行

分别打分。3个综合性问题要求患者对总体生存质量进行综合打分，包括对与诊断前1个月健康相关生活质量的对比、目前生活质量情况以及总体的生活质量的评估计分，单项评分为1~100分。此外，还需要从12个特异性条目中选出过去7天中最重要的三项生活质量问题。

目前已有学者将量表中"癌症"替换为"放射性颌骨坏死"并应用于患者治疗后生存质量的评估中。总体来说，咀嚼及吞咽是放射性颌骨坏死患者中评分最低的项目，也是引起患者注意和忧虑的主要问题。此外，语言、外表及疼痛等方面也是评分较低的条目。与女性相比，男性在语言、娱乐及活力方面具有更高的评分。与接受过放疗但没有发展为颌骨坏死的患者相比，放射性颌骨坏死的患者并没有给出更低的评分，尤其是在机体功能及社会情感方面。对于放射性颌骨坏死患者接受下颌骨重建后的生活质量评价不一，有学者研究发现重建后患者的总体评分令人失望，尤其是Notani分类Ⅲ级的患者在机体功能方面评分较低。而另两项研究结果表明，放射性颌骨坏死患者接受颌骨重建术后总体评价生活质量在"好"及以上，70%的患者认为其颌骨重建后的生活质量较术前有所改善。

（二）欧洲癌症研究与治疗组织生活质量核心量表（EORTC QLQ-C30）和头颈生存质量量表（EORTC QLQ-H&N35）

欧洲癌症研究与治疗组织的生活质量核心量表是由欧洲癌症研究与治疗组织于1980年通过专门的生活质量研究组进行研究和编纂的，第一版QLQ-C36于1987年编制完成，经过更新和完善，目前使用的第三版问卷QLQ-C30在恶性肿瘤患者生存质量的评估中已有广泛应用，目前该量表已被证实在肺癌、结肠癌及多发性骨髓瘤等多种恶性肿

瘤患者中能够起到良好的评价作用，并被翻译成包括中文在内的 43 种语言在全世界得到良好的应用。该量表曾在一项研究中对 13 个国家的 354 例恶性肿瘤患者使用，并表现出良好的信度和效度，且在不同国家及不同文化背景人群的生活质量评估中具有敏感的可比性，目前已通过包括部分少数民族在内的中国患者测评。该量表包括 30 个条目，分为 5 个功能领域，即躯体功能（physical function，PF）、角色功能（role function，RF）、认知功能（cognitive function，CF）、情绪功能（emotional function，EF）及社会功能（social function，SF）。还包括 3 个症状领域，即疲劳（fatigue，FA）、疼痛（pain，PA）和恶心呕吐（nausea vomiting，NV），有 6 个单项测量项目及 1 个总体生活质量领域。量表评分采用极差化方法，将各个领域的粗分进行线性变换，转化为 0~100 内取值的标准化得分，结果在功能领域和总体生活质量领域中得分越高说明功能状况和生活质量越好，而在症状领域得分越高则表明症状问题越严重。欧洲癌症研究与治疗组织还继续推出了针对各类患者的具体生活质量评估量表，目前通过评估的量表已有 19 项，包括老年癌症患者生活质量量表（QLQ-ELD14）、骨转移患者生活质量量表（QLQ-BM22）以及乳腺癌、宫颈癌及肺癌等具体恶性肿瘤患者生活质量量表，其中便包括头颈癌患者生活质量量表（QLQ-H&N35）。

QLQ-H&N35 量表在 1994 年被提出，并在 1999 年得到修改，在 12 个国家的 622 名头颈癌患者中验证后投入使用，该量表与 QLQ-C30 量表共同使用，其中包含的 35 个生活质量相关问题可以浓缩为 7 个多条目量表，包括疼痛、吞咽能力、感觉（味觉 / 嗅觉）、语言、社会饮食、社会接触及性行为，以及 6 个单条目量表，包括与牙齿、开口、口干、唾液黏稠、咳嗽及感觉不适症状相关的问题，计分与评价方法同 QLQ-C30。对于一些比较应用不同治疗方式头颈癌患者预后的情况，QLQ-C30 不能很好地区分出两者的差别，而 QLQ-H&N35 可以很好地对评价结果进行补充。目前已有将 QLQ-C30 及 QLQ-H&35 联合应用于放射性颌骨坏死患者生活质量的评估，研究结果表明，患者

接受高压氧治疗后，在"情感功能""失眠""社会饮食"及"牙齿"等方面的评估有明显的进步，而应用显微血管化游离皮瓣重建下颌骨治疗放射性颌骨坏死后，患者在"情感功能""社会功能""疲劳""疼痛""感觉不适"及"性行为"等方面的评分有所改善。除此两种量表之外，口腔健康相关评估量表（oral health，QLQ-OH17）也已经通过Ⅲ期验证并初步应用于一些临床研究中。

（三）癌症治疗功能评价系统（FACT）

癌症治疗功能评价系统（functional assessment of cancer therapy，FACT）由美国芝加哥医学中心的学者研制并提出，该系统包括一般量表共性模块（FACT-G）及头颈部癌特异性量表（FACT-H&N）组成，罗家洪等在 2007 年对该评价系统进行汉化并在中国患者群体中进行评估。该量表允许患者对过去 1 周的生活质量进行回顾评估，包含共性模块包括生理状况（7 个条目）、社会 / 家庭状况（7 个条目）、情感状况（6 个条目）和功能状况（7 个条目）等 4 个领域，共 27 个条目；特异模块包括头颈部附加条目 11 个条目。各条目均采用 5 级评分法，正向条目计 0~4 分，逆向条目用 4 分减去原始分。将各个领域所含条目得分相加为该领域粗分，各领域得分相加为总得分，满分为 144 分，得分越高代表生存质量越好。对于放射性颌骨坏死患者来说，共性模块中评分较低的项目包括功能状况、社会 / 家庭状况、生理状况及情感状况，而特异性模块中"喝酒""抽烟"及"能吃干硬的食物"为得分最低的前三项。患者的性别、收入、原发疾病、放疗前有无手术、原发疾病病程、张口困难程度是生活质量的影响因素。

（四）社会支持评定量表（SSRS）

社会支持评定量表（social support rating scale，SSRS）是由肖水源等在总结归纳国外学者提出的 Sarason 社会支持问卷（social support questionnaire，SSQ）及 Hendeson 社会交往调查表（interview schedule for social interaction，ISSI）的基础上，结合中国国情在 1994 年设计提出的，用于评估个体

得到的社会支持及对其的利用度。量表由 10 个条目组成，包括 3 个维度：客观支持（3 条）、主观支持（4 条）及对社会支持的利用度（3 条）。总分为各条目评分之和，总分 66 分，总分 ≤ 22 分为低水平，23~44 分为中等水平，45~66 分为高水平，分值越高代表社会支持度越高。放射性颌骨坏死患者的社会支持总分平均为 40.65 分，位于中等水平，且患者的生活质量与客观支持、主观支持及对支持的利用度评分均呈正相关。

第三节　疗效预测

（一）放射性颌骨坏死术后复发模型预测

根据以往报道，对于放射性颌骨坏死的患者，即使在术中选择了大范围的切除，术后仍有高达 11%~53% 的患者会出现复发的情况。因此，对放射性颌骨坏死的疗效进行有效的预测，对于治疗方法的选择及治疗后的指导有着十分重要的作用。目前相关方面的研究报道仍然较少，德国的一些学者曾在 2013 年报道术中采用较大的切除范围、清创的次数增加以及采用血管化游离皮瓣修复都能够起到改善治疗效果、降低复发率的作用，此外在骨坏死区域出现细菌感染也是影响预后的重要因素。国内何悦教授团队也对此进行了系统的分析和评价，发现高剂量照射（≥ 80 Gy）、下颌骨体部病损（与涉及下颌角及升支病损相比）、S2 分级，以及仅采用死骨切除术式（与大范围切除及重建术式相比），与放射性颌骨坏死术后复发密切相关，并据此建立评价放射性颌骨坏死术后复发风险的诺模图模型（图 11-1），根据对以上四项因素最终得到总评分以及相应的 3 年、5 年及 10 年无复发生存率，经验证具有良好的评估效果。

（二）放射性颌骨坏死术后感染模型预测

头颈部恶性肿瘤患者接受放疗后，局部出现口腔黏膜炎、唾液分泌量减少、黏膜纤维化及口腔卫生变差等可能导致创口的感染及口腔皮肤瘘，一旦感染导致钛板或颌骨暴露，则需要进行钛板移除、大范围截骨及血管化皮瓣修复。对于放射性颌骨坏

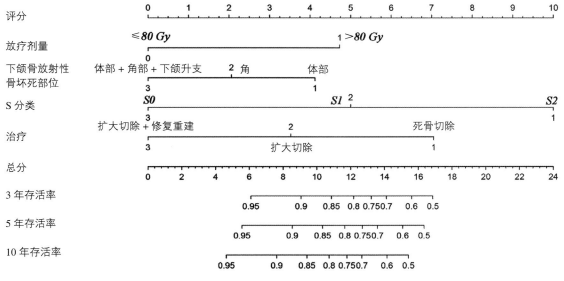

图 11-1　放射性颌骨坏死复发评估诺模图

死的患者来说，即使接受了大范围的颌骨切除治疗，术后感染也可能导致疾病进一步进展。何悦教授团队对 257 名放射性颌骨坏死患者的临床数据进行分析，发现接受放射剂量 ≥ 80 Gy 的患者发生术后感染的风险约为 < 80 Gy 患者的 2 倍，双侧发病的放射性颌骨坏死患者发生感染风险相当于单侧患者的 4 倍，出现皮肤瘘孔的患者与未见感染的患者相比术后感染风险升高约 2 倍，而术中植入钛板的患者术后发生感染的风险约为未植入钛板患者的 2 倍。据此建立评价放射性颌骨坏死术后感染风险的诺模图模型（图 11-2），根据每位患者上述四项因素的评分计算得出总分及术后感染发病风险值。根据此模型计算出得分在 14~22 分的患者术后发生感染的风险为得分为 7~13 分患者风险值的 2.8 倍，为 0~6 分患者的 7.6 倍。根据该模型及放射性颌骨坏死术后感染的临床表现，笔者提出 6 条预防术后感染的建议。

（1）术前根据风险分层分数及诺模图模型对患者术后感染发病风险进行评估，据此严格制订手术计划及术后护理方案。

（2）术中需要彻底切除坏死／感染的软组织，特别是对于皮肤或口腔皮肤瘘采用具有足够血管化皮瓣进行缺损重建，以降低皮瓣和剩余组织之间结合界面的缝合张力。

（3）受体血管的功能评估是十分重要的，既保证了游离皮瓣的高存活率，又能够使皮瓣与剩余软组织具有良好的结合。

（4）推荐使用微型钛板系统来减少钛板相关并发症。

（5）应彻底清创坏死骨，直到观察到出血骨。

（6）术后护理期间需要预防性使用抗生素。

目前对于疗效的评价仍缺乏定量的评价系统，选择科学的指标对于正确评价临床治疗效果及治疗方法的选取有着十分重要的意义。同时，除了好的效果以外，一些负面的治疗作用也应该纳入疗效评价之内。一般情况下，无论治疗结果是预期的或是预料之外的情况，医师都比较关注治疗后所产生的有益的效果，然而需要注意的是，因临床治疗而产生的一些副作用及有害效果，包括氧中毒、口腔功能受损及供瓣区并发症等，也应作为综合疗效评价的一部分进行有针对性的评估。

（庞湃　孙长伏）

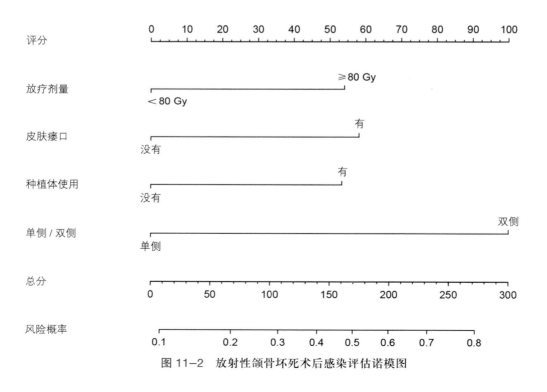

图 11-2　放射性颌骨坏死术后感染评估诺模图

参 考 文 献

[1] ROGERS S N, D'SOUZA J J, LOWE D, et al. Longitudinal evaluation of health-related quality of life after osteoradionecrosis of the mandible[J]. The British journal of oral & maxillofacial surgery, 2015, 53(9): 854-857.

[2] HARDING S, COURTNEY D, HODDER S, et al. Effects of hyperbaric oxygen therapy on quality of life in maxillofacial patients with type III osteoradionecrosis[J]. Journal of oral and maxillofacial surgery: official journal of the American Association of Oral and Maxillofacial Surgeons, 2012, 70(12): 2786-2792.

[3] HUNDEPOOL A C, DUMANS A G, HOFER S O, et al. Rehabilitation after mandibular reconstruction with fibula free-flap: clinical outcome and quality of life assessment[J]. International journal of oral and maxillofacial surgery, 2008, 37(11): 1009-1013.

[4] WANG L, SU Y X, LIAO G Q. Quality of life in osteoradionecrosis patients after mandible primary reconstruction with free fibula flap[J]. Oral surgery, oral medicine, oral pathology, oral radiology, and endodontics, 2009, 108(2): 162-168.

[5] WAN LEUNG S, LEE T F, CHIEN C Y, et al. Health-related quality of life in 640 head and neck cancer survivors after radiotherapy using EORTC QLQ-C30 and QLQ-H&N35 questionnaires[J]. BMC cancer, 2011, 11: 128.

[6] CHIAPASCO M, BIGLIOLI F, AUTELITANO L, et al. Clinical outcome of dental implants placed in fibula-free flaps used for the reconstruction of maxillo-mandibular defects following ablation for tumors or osteoradionecrosis[J]. Clinical oral implants research, 2010, 17(2): 220-228.

[7] SINGER S, WOLLBRUCK D, WULKE C, et al. Validation of the EORTC QLQ-C30 and EORTC QLQ-H&N35 in patients with laryngeal cancer after surgery[J]. Head & neck, 2009, 31(1): 64-76.

[8] CHANG E I, LEON P, HOFFMAN W Y, et al. Quality of life for patients requiring surgical resection and reconstruction for mandibular osteoradionecrosis: 10-year experience at the University of California San Francisco[J]. Head & neck, 2012, 34(2): 207-212.

[9] MENAPACE D C, VAN ABEL K M, JACKSON R S, et al. Primary vs secondary endosseous implantation after fibular free tissue reconstruction of the mandible for osteoradionecrosis[J]. JAMA facial plastic surgery, 2018, 20(5): 401-408.

[10] SULTAN A, HANNA G J, MARGALIT D N, et al. The use of hyperbaric oxygen for the prevention and management of osteoradionecrosis of the Jaw: a Dana-Farber/Brigham and Women's Cancer Center Multidisciplinary Guideline[J]. The oncologist, 2017, 22(11): 1413.

[11] DANIELSSON D, MUNCK-WIKLAND E, HAGEL E, et al. Quality of life after microvascular mandibular reconstruction for osteoradionecrosis-a prospective study[J]. Head & neck, 2019, 41(7): 2225-2230.

[12] LIU Z, CAO Y, MA C, et al. Nomogram model to predict postoperative relapse after mandibular osteoradionecrosis surgery[J]. Journal of cranio-maxillo-facial surgery: official publication of the European Association for Cranio-Maxillo-Facial Surgery, 2018, 46(11): 1960-1967.

[13] 何悦, 侯劲松, 李晓光, 等. 下颌骨放射性骨坏死临床诊疗专家共识[J]. 中国口腔颌面外科杂志, 2017, 15(5): 445-456.

[14] 侯劲松, 黄洪章, 潘朝斌, 等. 放射性颌骨坏死临床分期及疗效分析[J]. 临床口腔医学杂志, 2003, 19(4): 224-225.

[15] 刘习强, 黄洪章, 曾融生, 等. 368 例放射性颌骨坏死的临床分析[J]. 中国口腔颌面外科杂志, 2007, 5(3): 176-179.

[16] 杨冬叶, 曹丽华, 张伟娜, 等. 放射性颌骨坏死患者生存质量状况及其影响因素分析[J]. 现代临床护理, 2019, 18(1): 1-7.

[17] 邹多宏, 蒋欣泉, 张志愿. 颌骨放射性骨坏死治疗进展[J]. 中国口腔颌面外科杂志, 2012, 10(5): 423-427.

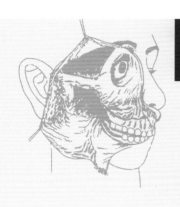

第十二章

放射性颌骨坏死的预防

放射性颌骨坏死（ORNJ）是头颈部肿瘤放疗后常见的严重并发症之一，以下颌骨最为常见，也是放疗医师在临床治疗时深感棘手的问题。Bhide等报道头颈肿瘤放疗远期不良反应发生率：口干（60%~90%），3级吞咽困难（15%~30%），颌骨骨坏死（5%~15%），感音神经性聋（40%~60%）。因此，放射性颌骨坏死的预防应得到肿瘤放疗科、颌面外科和口腔科等相关科室医护人员的高度重视，并在如何预防等方面加强对患者和家属进行有效沟通和耐心宣教。近年来报道下颌骨的放射性骨坏死（ORN）发生率持续下降，这种趋势得益于医患双方的共同努力：对 ORNJ 危险因素认识的加深；新放疗技术的应用；口腔护理预防措施的加强等。

高放射剂量、放疗后拔牙及手术创伤等是公认的 ORNJ 发生的高危风险因素。颌骨手术、放疗后拔牙会显著增加颌骨坏死的风险，放疗剂量越高，发生颌骨坏死的风险也越大。ORNJ 的高危因素很多，在本书第三章已做了详细的阐述。针对 ORNJ 的相关高危因素进行干预，可以减少 ORNJ 的发生。本章主要从以下 3 个方面采取相应措施预防ORNJ 的发生：①手术预防。②精准放疗技术预防。③口腔护理预防。相信这些预防措施对减少或避免ORNJ 的发生具有十分重要的意义。

一、手术预防

（一）牙槽外科与 ORNJ

根据世界卫生组织（WHO）的标准，牙槽外科的治疗领域包括拔牙、外伤、感染、修复前外科、口腔小肿物等各个方面，是口腔颌面外科最常见、最基本、应用最广的临床专业学科。其主要业务拔牙是口腔科医师必须掌握的基本治疗手段。牙槽外科尤其是拔牙与 ORNJ 关系密切。

1. 拔牙与放疗的时间间隔　通常情况下，拔牙的同时需要有外科处理，这与最终导致 ORNJ 的发生有很大的相关性。任何骨损伤（外科手术或其他），在没有完全愈合前实施放疗都容易使患者发生 ORNJ，拔牙后创面的修复时间是必须考虑的。对于开始放疗前和放疗后不久的牙槽外科病例，目前还没有意见一致的安全时间节点。一般认为：放疗前确需拔牙的病例，拔牙后至少 10~14 天才能开始放疗；放疗后确需拔牙的病例，尽量在放疗结束后至少 9~12 个月施行。

1990 年，美国 NCI（National Cancer Institute）达成一致意见：拔牙至放疗开始的时间至少为 2 周。美国 Memorial Sloan-Kettering 癌症研究中心认为：通常拔牙后创面的愈合时间为 14~21 天。Sulaiman 等回顾性研究报道：患者约在放疗前 26.2 天拔牙，拔牙后必要时予抗生素及高压氧治疗，ORNJ 的发生率是 2.6%。Oh 等研究了 81 例放疗患者拔除第三磨牙，并预防性使用抗生素，随访 33 个月后，只有 1 例发生 ORNJ，拔牙与放疗间隔平均时间为 32.4 天。不同的机构持有不同的观点及态度，这可能与拔牙后各自不同的处理措施有关。保留牙齿和牙槽突的皮瓣重建，有利于减少 ORNJ 的发生。有学者采用皮瓣外缘与缺损部位的颊侧牙龈经过保留的牙间隙进行悬吊固位缝合，取得了良好的效果。同时，我们也发现，在国内的现有教材和指南中，对于放疗前拔牙与放疗的间隔时间未予明确说明。首次放疗在拔牙后多长时间开始，尤其是针对中国人群患者，尚需大量的临床研究确认。

2. 放疗前处理　放疗前应对患者行全口检查，常规行牙周洁治，注意口腔卫生。放疗前 2 周应清除口腔病灶，拆除金属义齿，拔除残根、残冠及阻生齿，龋齿充填等，如有骨暴露创面时要等待愈合后才能进行放疗。及时处理可能引起感染的病牙，积极治疗能够保留的龋齿、牙周炎，拔除无法治愈的病牙及口内不良修复体。放疗前需要处理所有潜在感染的牙齿以预防 ORNJ 的发生，但在拔牙同时必须进行精细的牙槽骨修整及去除骨尖，以便获得早期愈合。对依从性差的患者、腐烂及无法保留的牙齿、无抵抗力的牙齿、严重牙周疾病的牙齿都必须在放疗前拔除。对于需要行多个牙拔除或者是广泛拔牙的患者，可以在术前 1 周开始使用己酮可可碱 400 mg+ 维生素 E 1 000 U（每天 2 次，持续 8 周）。有牙患者的 ORNJ 发生率是无牙患者的 3 倍，这主要是与拔牙引起的创伤和来自牙周疾病的感染有关。Koga 等研究了 405 例头颈部肿瘤接受放疗的患者：363 例放疗前拔牙；5 例放疗中拔牙；57 例放疗后拔牙。中位随访时间 30 个月，三组患者发生 ORNJ 的例数分别是 2、0、1。研究结果证实放疗前拔牙 ORNJ 的发生率较低。目前大多数研究提倡放疗前拔牙。

但是，也有些研究证明放疗前拔牙更容易发生放射性骨坏死。Chang 等研究了 413 例头颈部肿瘤放疗患者后发现：放疗前拔除照射野内牙齿，ORNJ 的发生率是 15%，放疗前未拔除照射野内的牙齿，ORNJ 的发生率是 9%；照射野内的龋齿放疗前拔除和未拔除的 ORNJ 的发生率分别是 16%、6%。这与通常认为的放疗前拔牙可降低 ORNJ 的发生率是恰好相反的。

综合国内外相关文献，对于放疗前是否需要拔牙，都没有明确的指南，很大程度上取决于医师的临床经验和个人的意向。但是，目前已不推荐对健康牙放疗前全口拔除，对于可修复的龋齿，放疗前也不应拔除。

3. 放疗后处理　王中和等对放疗后拔牙的建议：制订一个放疗后多长时间才能拔牙的时间标准似无实际意义。因为应该拔除的牙即使不拔，也不能阻止骨坏死的发生。牙体或牙周疾病导致的根尖感染或牙周感染本身就可诱发骨坏死和骨髓炎。对此类患者的病牙，建议能保守治疗要尽量保守治疗，可推迟的拔牙尽量推迟，必须拔牙的则不必过多考虑放疗后已多长时间。对下颌骨照射剂量给予限制的头颈部癌调强放疗患者，放疗后拔牙的限制会很小，甚至将完全放开。

以往大多数研究证明放疗后拔牙发生放射性骨坏死的概率较大。为了防止创伤和继发感染所导致的 ORNJ，头颈部肿瘤患者放疗后，尽可能不要在照射野内活检或拔牙。Nabil 等系统性回顾研究指出：放疗后拔牙 ORNJ 的发生率为 7%，当放疗后拔牙联合高压氧治疗时，ORNJ 的发生率为 4%，放疗后拔牙联合抗生素治疗时，ORNJ 的发生率为 6%。

ORNJ 是放疗后较为严重的并发症之一，其发生的影响因素多而复杂。目前，相关的研究多为回顾性的观察研究，单纯地比较放疗前与放疗后拔牙 ORNJ 的发生率不足以证明放疗前或后拔牙能降低或增加 ORNJ 的发生率，需排除放疗剂量、口腔卫生情况等其他因素的影响。

（二）颌骨外科与 ORNJ

颌骨在面形、语言、咀嚼、呼吸等方面起着重要的作用。口腔颌面部肿瘤术后的颌骨缺损修复重建不适于游离骨移植，因为放化疗会导致手术部位骨愈合受影响，最终导致 ORNJ。经常采用的方法是血管化骨组织瓣或血管化软组织皮瓣或串联组织瓣修复，这样可以在术后配合放疗，减少 ORNJ 的发生。对于口腔癌及口咽癌术后预期需行放疗治疗的患者，手术过程中除遵循肿瘤的根治原则外，应尽可能保留颌骨及骨膜的完整性，并尽量保留下颌骨和周围软组织的连接。行肿瘤扩大切除术需行下颌骨暂时性离断时，截骨线尽量位于颏孔前或正中，截骨时可行 "Z" 字形截开，避免直线截开，有利于下颌骨术后的愈合。行下颌骨方块切除的患者，应有良好血供的软组织覆盖。行骨瓣移植修复的患者建议放疗开始时间延后至术后 6 周。另外，对预期将行术后放疗的患者术中即可把智齿、龋齿、残根、残冠一并拔除。

Monnier 等通过多因素分析发现：放射治疗前的颌骨手术是影响 ORNJ 发生的最重要的单一因素，且是唯一有统计学意义的危险因素（$P < 0.002$）。所有病例的放射性骨坏死均发生在骨切开或骨切除的边缘。行根治性放化疗的口咽癌患者下颌骨 ORN 的发生率极低（随访 5 年仅 2.7%）。因此建议：口咽癌的下颌骨外科如下颌骨劈开入路，仅仅用于没有预期性辅助放疗的病例，其余大多数应优先选择根治性放疗或放化疗。在处理口腔癌、口咽癌和涎腺癌时，避免在放疗前行下颌骨外科手术应该是强制性的。这一关键点应该包括在处理这些恶性肿瘤的治疗原则中。Lee 等的研究同样认为，颌骨手术是发生 ORNJ 最重要的危险因素，下颌骨 ORN 的发生部位全部位于颌骨手术的截骨线上或者是下颌骨切除的边缘。对于术后需行辅助放

疗的患者，颌面外科医师应尽可能减少颌骨的手术创伤。

Reuther 等对 830 个病例研究发现：下颌骨节段性切除术出现 ORNJ 的时间要早于下颌骨边缘性切除术，下颌骨切除的范围越大，ORNJ 出现的时间越早。基于降低术后放疗引起 ORNJ 的风险性，防止骨劈开带来的并发症（骨不连、钛板外露等）以及美观考虑，改良 Visor 瓣 + 舌侧松解入路优于下颌骨劈开入路。下颌骨边缘性切除后的骨膜和血供与术后放疗出现放射性骨坏死的关系同样已引起国内外学者的重视。Studer 等研究表明：即使在调强放疗时代，口腔癌行下颌骨边缘性切除和骨膜剥离后放射治疗出现 ORNJ 的比例明显高于节段性切除或没有涉及下颌骨者，因此术中要尽可能保证术区良好血供。

二、精准放疗技术预防

（一）精准放疗技术简介

建立在临床放射肿瘤学、放射物理学及放射生物学基础上的放疗技术拥有 100 多年的历史，随着计算机技术、数字医学、医学影像技术以及多页光栅技术等技术的不断完善发展，现代放疗技术已

发生了翻天覆地的变化。放射治疗技术已从常规放疗向"精确"放疗发展，放疗精度已达到毫米级。具体讲就是三维适形放疗（three-dimensional conformal radiation therapy，3D-CRT）、调强放射治疗（intensity modulated radiation therapy，IMRT）、容积调强放射治疗（volumetric modulated arc therapy，VMAT）、立体定向放射治疗（stereotactic body radiotherapy，SBRT）、质子放疗等。IMRT、VMAT、SBRT 已发展成为当前肿瘤放射治疗的主流技术。

调强放疗（IMRT）是在三维适形放疗的基础上进一步优化剂量分布，对靶区内外各点分别进行剂量调整，以达到治疗区与靶区形状一致、靶区内各点剂量相同这一理想目标，这一过程称为"调强"，是目前中国临床较为常见的治疗方式。与 3D-CRT 和常规放疗相比，在危及器官的保护方面有明显的优势。

（1）采用精确的个体化体位固定技术：热塑膜、气泡垫等提高了放疗的定位精度、摆位精度和照射精度，同时多模态图像融合技术（MRI、PET/CT、PET/MRI）提高了靶区勾画的精确性，如图 12-1 所示。

（2）采用精确的治疗计划设计：医师首先确定最大优化的计划结果，包括靶区的照射剂量和靶区周围正常组织的耐受剂量，然后由计算机给出实现

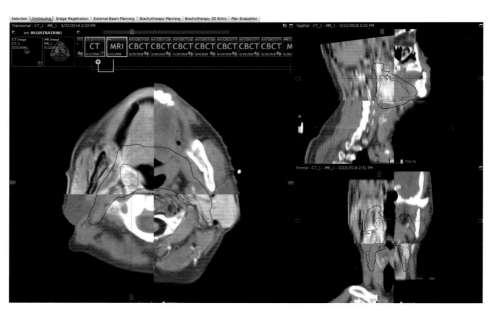

图 12-1　多模态图像融合技术勾画靶区（CT/MRI 融合）

该结果的方法和参数，从而实现治疗计划的自动最佳优化。调强计划计算优化过程如图 12-2 所示。

（3）采用精确照射：通过图像引导放疗技术，引导放射线准确地按计划设计投照到肿瘤靶区。能够优化配置射野内各线束的权重，使在三维方向上高剂量区的分布可在一个治疗计划内实现大野照射及小野的追加剂量照射。三维治疗计划系统计算三维剂量显示如图 12-3。

IMRT 可以满足放疗科医师的"四个最"的愿望：即靶区的照射剂量最大、靶区外正常组织受照剂量最小、靶区的定位和照射最准、靶区的剂量分布最均匀。其临床结果是：明显提高肿瘤的局控率，减少正常组织的放射损伤。

容积调强放射治疗（VMAT）是近年来在适形调强放疗的基础上发展的一项全新肿瘤放射治疗技术，通过高速动态多叶光栅、连续可变剂量率、可变机架旋转速度等，以优化的连续单次（或多次）弧形照射完成治疗。相对于 IMRT，VMAT 治疗时间更短，剂量输出的效率更高，患者的治疗质量更好。VMAT 治疗技术从 IMRT 调强治疗的 15~30 分钟，大幅缩减到 2~6 分钟，治疗速度快，有效提高了肿瘤控制率。但是在计划设计时间方面，适形调

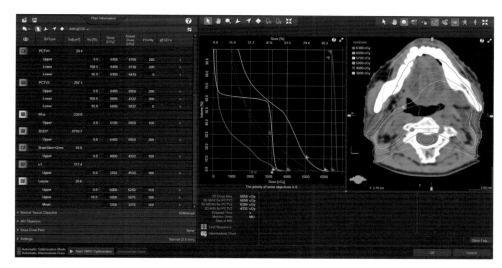

图 12-2　调强计划计算优化过程

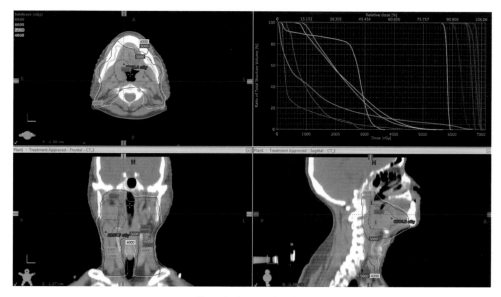

图 12-3　三维治疗计划系统计算三维剂量显示

强放射治疗技术时间较短。国内外越来越多的学者研究将 VMAT 方法应用于口腔癌、口咽癌、鼻咽癌等放疗计划，发现 VMAT 比 IMRT 的剂量分布更具优势。

立体定向放射治疗（SBRT）是通过多源、多束或多野射线旋转聚焦照射，形成一个围绕靶点的高剂量区，其剂量强度从焦点中心向周围逐步衰减，靶体积内给予高处方剂量照射后，处方剂量线以外区域放射剂量锐减，周围正常组织损伤轻微。与常规分割放疗（每天剂量 1.8~2.5 Gy）或大分割放疗（每天剂量 3~6 Gy）不同，SBRT 在复杂影像引导技术的支持下每天可以高达 8~30 Gy 消融剂量进行治疗。这种高剂量可使导致其他治疗失败的肿瘤修复机制失效，但潜在的风险是可能产生不能耐受的严重晚期反应。

以上这些先进技术都需借助于高端放疗设备实现，如：医科达 Synergy（图 12-4）、瓦里安速锋刀 EDGE（图 12-5）、射波刀等。

质子治疗是将失掉电子的氢原子原子核，通过加速器把质子加速引入肿瘤病灶，到达癌细胞所在的特定部位，速度突然降低并停止，在射程终点处形成一个尖锐的剂量峰，称为 Bragg 峰（"布拉格峰"），释放出最大能量，将癌细胞杀死，肿瘤后正常组织剂量几乎为零，肿瘤前正常组织剂量也明显降低，肿瘤周围正常组织受到较好保护。因此，质子放射治疗具有剂量分布好、旁向散射少、穿透性强、局部剂量高等优点，可以提高靶区的剂量而同时减少靶区周围正常组织的影响，且治疗精确性较高。质子治疗虽好，但是价格也比较昂贵。

从放疗方式来说：不论外照射（包括 X 线治疗、钴 60 治疗和电子直线加速器治疗）、近距离治疗（包括插植治疗和腔内治疗），还是外照射和近距离治疗的结合都可能引起 ORNJ，术中放疗也会引起 ORNJ。对于肿瘤邻近下颌骨或肿瘤直接侵犯下颌骨的病例，对该部位的后装治疗（包括放射性粒子）应列为禁忌。放射线种类、照射野大小、不同剂量分割方式、投照技术优劣等也与 ORNJ 密切相关。大多数文献报道认为，同步放化疗治疗头颈部肿瘤，并不增加下颌骨 ORN 的危险性，但也有报道认为它可使该并发症的发生时间显著提前。

精确定位、改进放疗技术、精确勾画靶区和正常组织器官（下颌骨、腮腺、颌下腺等）并对其剂量进行限定至关重要。其中剂量的正确限定又是最主要的因素。

（二）精准放疗降低颌骨受照体积和剂量

肿瘤放射剂量越大，发生 ORNJ 的危险性就越大。一般而言，放疗剂量大于 60 Gy，才会导致 ORNJ 的发生，但亦有放疗剂量小于 50 Gy 而发生 ORNJ 的报道。调强放疗、质子放疗等新的放疗技术，明显降低颌骨受照剂量，避免高剂量区形成，可以有效地预防 ORNJ。一些研究中心报道头颈癌调强放疗后 ORNJ 的发生率 < 1% 甚至为"零"。制订放疗计划时在保证靶区剂量条件下，尽量减少下颌骨照射体积和剂量，一般定为下颌骨最大剂量 72 Gy，平均剂量 < 60 Gy，靶区外下颌骨平均剂

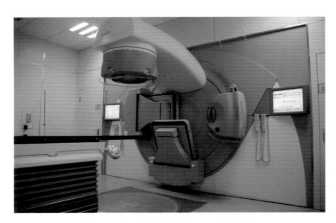

图 12-4　医科达 Synergy 治疗室

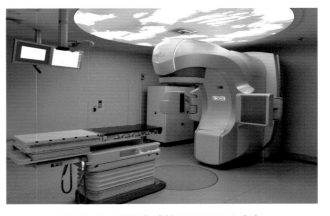

图 12-5　瓦里安速锋刀 EDGE 治疗室

量 < 30 Gy。Parliament 等采用适形调强技术治疗鼻咽癌和口腔癌，与常规放疗相比，下颌骨受量明显降低，同时采用该技术还避免了下颌骨内高剂量区的形成。Tsai 等报道 402 例行根治性放疗的口咽癌患者指出：V50（下颌骨受到 50 Gy 剂量照射的体积百分比）和 V60（下颌骨受到 60 Gy 剂量照射的体积百分比）是引起 ORNJ 最重要的危险因素。一项探索调强放疗口咽癌患者下颌骨的剂量参数与 ORNJ 关系的病例对照研究结果显示：在靶区覆盖满足要求的情况下，下颌骨 V44 < 42% 且 V58 < 25% 是调强放疗计划时合理的剂量－体积直方图（dose-volume histogram，DVH）限制条件。新技术应用为下颌骨 ORN 的预防提供了契机。但是，也有少数研究报道，与三维适形放疗相比，调强放疗并未能降低 ORNJ 的发生。

（三）放射性龋齿的减少间接降低 ORNJ 的发生

涎腺功能损伤程度与涎腺受照体积与剂量有关。放疗计划设计时，在保证靶区范围和剂量的前提下，将涎腺设计为危及器官，限制照射范围与剂量，尽可能减少涎腺受照射体积及剂量，可以明显保护涎腺功能，降低放射性口干的发生率，减少了龋齿的发生率，间接降低了发生 ORNJ 的风险。美国放射治疗协作组（RTOG0619）推荐腮腺平均剂量（至少一侧）≤ 26 Gy，或 50% 体积腮腺（至少一侧）受照剂量 < 30 Gy。同时尽可能保护颌下腺、舌下腺的功能。阎超等前瞻性评估调强放疗和常规放疗对头颈部癌患者生存质量的影响，结果发现 IMRT 对口干和唾液黏稠症状影响明显小于常规放疗，有助于提高患者的生活质量。Wang 等研究结果显示：口腔颌面肿瘤调强放疗时，给予对侧保护的剂量优化组与对照组比较，对侧颌下腺的平均剂量和 V30 皆可明显降低（20.4 Gy vs. 57.4 Gy，14.7% vs. 99.8%），放疗后唾液分泌功能好，口干发生率降低。

（四）应用口腔支架隔离防护降低颌骨剂量

调强放疗在肿瘤靶区高剂量照射的同时，大大减少唾液腺的放射剂量，口腔黏膜炎、口干症明显减少。但是对部分肿瘤如口腔癌治疗时仍存在明显困难，因为设计照射野时一部分紧邻靶区的口腔黏膜和舌仍会包括在照射野范围内或高剂量区内。近年来，口腔支架越来越受到国内外学者的重视。口腔支架可以增加口腔器官间的空间距离，增加放疗剂量梯度；空腔支架与器官表面存在建成效应，可以减少表面剂量，保护口腔黏膜。Obinata 等研究发现舌癌放疗时用 ≥ 5 mm 厚的支架隔开舌缘可以有效预防下颌骨 ORN 的发生。丁继平等研究发现：舌癌术后调强放疗患者，应用 3D 打印口腔支架可明显降低唇腺、颊腺、腭腺等小涎腺的放射剂量，从而减轻口腔黏膜炎、口干症等不良反应的发生。

三、口腔护理预防

口腔护理在放疗前后的若干年内都有十分重要意义。放疗前认真检查患者的口腔卫生情况及有无龋齿、残根及牙周炎，特别要注意放射区域内的牙齿。对可修复的龋齿应予充填治疗，如有尖锐牙尖或边缘，应用砂轮磨光，并全口洁牙。对无法保留的牙齿应予拔除，拔牙后对过高的牙槽嵴缘或骨尖应修平，并给抗生素预防感染，拔牙后待拔牙创面无感染初步愈合后即可开始放疗。口腔内发现溃疡时，可局部涂抗生素软膏并加强口腔护理，及时治疗早期发生的感染。局部应用氟化物有预防放射后继发性龋的效果。这一系列的放疗前后的牙科护理及治疗都是推荐的。Wahl 指出：近年来由于放疗技术的进步，ORNJ 的发生率有了一定的下降，但是预防措施仍存争议。保持健康的牙齿和良好的口腔卫生状况显得尤为重要，放疗前对口腔状况进行评估以及与口腔科医师的团队协作非常有意义。Manzano B R 等也认为口腔卫生差与 ORNJ 的发生有关，通过微创治疗对骨暴露区封闭和避免感染是有效的。放疗前后应用高压氧或抗生素预防 ORNJ 还没有统一的意见。

多年前随机研究就表明：头颈部肿瘤放疗使用 1% 的氟化物凝胶进行口腔护理，可降低下颌骨 ORN 发生率。Ben David 等对 176 例 IMRT 治疗的头颈部癌患者有统一的牙科护理标准：放疗前向每例患者发放口腔卫生指导并进行牙科评价，摄下颌骨全景片。放疗前预防 ORNJ 护理措施包括对牙体龋、牙周病牙给予拔除，拔牙后修整牙槽嵴和骨尖，放疗时对金属冠套用硅胶托盘隔开保护，放疗期间和放疗后给予高氟（1.1% 中性氟化钠）漱口水防龋。该作者认为，这些预防性牙科护理和口腔健康的改善，是放疗后 ORNJ "零"发生的重要原因之一。由于口干和口腔细菌菌属的改变，患者极易患龋，定期使用含氟凝胶或含氟漱口水含漱，早晚用含氟牙膏刷牙，建议用软毛牙刷或儿童牙刷。用 5% 碳酸氢钠溶液或复方氯己定含漱液漱口，冲洗和去除食物残渣，减少口腔内白色念珠菌和其他细菌的感染机会。尽量避免过热及刺激性饮食，以减少对口腔内黏膜的物理性刺激。有生津作用的中药泡水喝可一定程度上减轻口干，如金银花、麦冬、枫斗等。

同时也建议患者戒烟戒酒。Caparrotti 等报道 1 196 例口咽癌患者调强放疗后 ORNJ 的 1 年、3 年、5 年的发生率分别是 3%、5%、7%，高危因素分别是吸烟、双磷酸盐、V50 和 V60，主张戒烟干预必须纳入肿瘤护理。Moon 等对 252 例口腔癌、口咽癌患者随访结果显示：下颌骨放射性骨坏死发生率为 5.5%，积极的口腔评估、戒烟、应用调强放疗将会最小化患病风险。来自美国 Memorial Sloan-Kettering 癌症研究中心的一项回顾性研究报道：2004—2013 年行调强放疗的 1 023 例口腔癌和口咽癌患者中，ORNJ 的发生率仅为 4.3%，颌骨受照剂量 > 60 Gy、差的牙周状态和放疗后饮酒被认为是最重要的危险因素。

总而言之，ORNJ 是头颈部肿瘤放疗患者最严重的并发症之一，发展慢，病程长，对于其发病机制目前尚未能完全明确，治疗措施也尚未有统一规范。因此，预防 ORNJ 的发生显得尤为重要。近年来，较多的临床数据证明放射性颌骨坏死的发生率逐年降低，如今已低于 5%，这可能主要与口腔颌面外科医师手术预防的重视、调强放射治疗技术的推广及放疗前后口腔护理预防水平的提高有关，这也应是今后预防该病发生的最好措施。对于 ORNJ 的预防，涉及多学科，需得到肿瘤放疗科、口腔颌面外科、肿瘤内科以及护理学科在内的多学科团队的共同努力。

（姚原　丁继平）

参 考 文 献

[1] BHIDE S A, NEWBOLD K L, HARRINGTON K J, et al. Clinical evaluation of intensity-modulated radiotherapy for head and neck cancers[J]. Br J radiol, 2012, 85(1013): 487-494.

[2] NABIL S, SAMMAN N. Risk factors for osteoradionecrosis after head and neck radiation: a systematic review[J]. Oral surg oral med oral pathol oral radiol, 2012, 113(1): 54-69.

[3] 邱蔚六. 邱蔚六口腔颌面外科学－当代医学院士经典系列 [M]. 上海：上海科学技术出版社, 2008.

[4] NABIL S, SAMMAN N. Incidence and prevention of osteoradionecrosis after dental extraction in irradiated patients: a systematic review[J]. Int J oral maxillofac surg, 2011, 40(3): 229-243.

[5] SATHASIVAM H P, DAVIES G R, BOYD N M. Predictive factors for osteoradionecrosis of the jaws: a retrospective study[J]. Head neck, 2018, 40(1): 46-54.

[6] SULAIMAN F, HURYN J M, ZLOTOLOW I M. Dental extractions in the irradiated head and neck patient: a retrospective analysis of Memorial Sloan-Kettering Cancer Center protocols, criteria, and end results[J]. J oral maxillofac surg, 2003, 61(10): 1123-1131.

[7] OH H K, CHAMBERS M S, GARDEN A S, et al. Risk of osteoradionecrosis after extraction of impacted third molars in irradiated head and neck canc er patients[J]. J oral maxillofac surg, 2004, 62(2): 139-144.

[8] 段维轶，徐中飞，朱伟，等. 舌癌、口底癌切除及即刻修复重建术中保存下颌牙槽突的可行性探讨 [J]. 中国实用口腔科杂志, 2011, 04(9): 552-553.

[9] 蒋艳明. 头颈部肿瘤病人放疗前拔牙与颌骨放射性骨坏死的研究现状 [J]. 肿瘤预防与治疗, 2012, 25(5): 323-326.

[10] 王中和. 减少下颌骨放射性骨坏死的新策略 [J]. 口腔颌面外科杂志, 2009, 19(4): 229-233.

[11] KOGA D H, SALVAJOLI J V, ALVES F A. Dental extractions and radiotherapy in head and neck oncology: review of the literature[J]. Oral dis, 2008, 14(1): 40-44.

[12] LYONS A, GHAZALI N. Osteoradionecrosis of the jaws: current understanding of its pathophysiology and treatment[J]. Br J oral maxillofac surg, 2008, 46(8): 653-660.

[13] C. MADRID M A, K. BOUFERRACHE . Osteoradionecrosis: an update[J]. Oral oncology, 2010, 46: 471-474.

[14] KOGA D H, SALVAJOLI J V, KOWALSKI L P, et al. Dental extractions related to head and neck radiotherapy: ten-year experience of a single institution[J]. Oral surg oral med oral pathol oral radiol endod, 2008, 105(5): e1-e6.

[15] CHANG D T, SANDOW P R, MORRIS C G, et al. Do pre-irradiation dental extractions reduce the risk of osteoradionecrosis of the mandible?[J]. Head neck, 2007, 29(6): 528-536.

[16] KATSURA K, SASAI K, SATO K, et al. Relationship between oral health status and development of osteoradionecrosis of the mandible: a retrospective longitudinal study[J]. Oral surgery, oral medicine, oral pathology, oral radiology, and endodontology, 2008, 105(6): 731-738.

[17] 何悦 , 李晓光 . 放射性颌骨坏死的防治 [J]. 口腔疾病防治 , 2019, 27(3): 143-152.

[18] MONNIER Y, BROOME M, BETZ M, et al. Mandibular osteoradionecrosis in squamous cell carcinoma of the oral cavity and oropharynx[J]. Otolaryngology–head and neck surgery, 2011, 144(5): 726-732.

[19] LEE I J, KOOM W S, LEE C G, et al. Risk factors and dose-effect relationship for mandibular osteoradionecrosis in oral and oropharyngeal cancer patients[J]. Int J radiat oncol biol phys, 2009, 75(4): 1084-1091.

[20] DAI T, TIAN Z, WANG Z, et al. Surgical management of osteoradionecrosis of the jaws[J]. J craniofac surg, 2015, 26(2): e175-e179.

[21] REUTHER T, SCHUSTER T, MENDE U, et al. Osteoradionecrosis of the jaws as a side effect of radiotherapy of head and neck tumour patients--a report of a thirty year retrospective review[J]. Int J oral maxillofac surg, 2003, 32(3): 289-295.

[22] STUDER G, BREDELL M, STUDER S, et al. Risk profile for osteoradionecrosis of the mandible in the IMRT era[J]. Strahlentherapie und onkologie, 2015, 192(1): 32-39.

[23] STUDER G, STUDER S P, ZWAHLEN R A, et al. Osteoradionecrosis of the mandible: minimized risk profile following intensity-modulated radiation th erapy (IMRT)[J]. Strahlenther onkol, 2006, 182(5): 283-288.

[24] BEN-DAVID M A, DIAMANTE M, RADAWSKI J D, et al. Lack of osteoradionecrosis of the mandible after intensity-modulated radiotherapy for head and neck cancer: likely contributions of both dental care and improved dose distributions[J]. Int J radiat oncol biol phys, 2007, 68(2): 396-402.

[25] 王中和、涂文勇 . 口腔颌面—头颈肿瘤放射治疗学 . 上海：上海世界图书出版公司 . 2013: 502.

[26] PARLIAMENT M, ALIDRISI M, MUNROE M, et al. Implications of radiation dosimetry of the mandible in patients with carcinomas of the oral cavity and nasopharynx treated with intensity modulated radiation therapy[J]. Int J oral maxillofac surg, 2005, 34(2): 114-121.

[27] TSAI C J, HOFSTEDE T M, STURGIS E M, et al. Osteoradionecrosis and radiation dose to the mandible in patients with oropharyngeal cancer[J]. International journal of radiation oncology*biology*physics, 2013, 85(2): 415-420.

[28] HEAD M D A, NECK CANCER SYMPTOM WORKING G. Dose-volume correlates of mandibular osteoradionecrosis in oropharynx cancer patients receiving intensity-modulated radiotherapy: results from a case-matched comparison[J]. Radiother oncol, 2017, 124(2): 232-239.

[29] MAESSCHALCK T, DULGUEROV N, CAPARROTTI F, et al. Comparison of the incidence of osteoradionecrosis with conventional radiotherapy and intensity-modula ted radiotherapy[J]. Head neck, 2016, 38(11): 1695-1702.

[30] 阎超 , 王中和 , 胡海生 , 等 . 调强和常规放疗对头颈部癌患者生存质量影响评估 [J]. 中华放射肿瘤学杂志 , 2009, 18(6): 431-434.

[31] WANG Z H, YAN C, ZHANG Z Y, et al. Impact of salivary gland dosimetry on post-IMRT recovery of saliva output and xerostomia grade for head-and-neck cancer patients treated with or without contralateral submandibular gland sparing: a longitudinal study[J]. Int J radiat oncol biol phys, 2011, 81(5): 1479-1487.

[32] 丁继平 . 口腔支架在头颈部肿瘤放射治疗中的应用进展 [J]. 医学综述 , 2014, 20(19): 3506-3507,3526.

[33] OBINATA K, OHMORI K, TUCHIYA K, et al. Clinical study of a spacer to help prevent osteoradionecrosis resulting from brachytherapy for tongue cancer[J]. Oral surg oral med oral pathol oral radiol endod, 2003, 95(2): 246-250.

[34] 丁继平 , 涂文勇 , 胡海生 , 等 . 3D 打印口腔支架对舌癌术后调强放疗危及器官的剂量学影响 [J]. 中华肿瘤防治杂志 , 2015, 22(15): 1221-1225.

[35] WAHL M J. Osteoradionecrosis prevention myths[J]. Int J radiat oncol biol phys, 2006, 64(3): 661-669.

[36] MANZANO B R, SANTAELLA N G, OLIVEIRA M A, et al. Retrospective study of osteoradionecrosis in the jaws of patients with head and neck cancer[J]. J Korean assoc oral maxillofac surg, 2019, 45(1): 21-28.

[37] SHAW R, BUTTERWORTH C, TESFAYE B, et al. HOPON (Hyperbaric Oxygen for the Prevention of Osteoradionecrosis): a randomised controlled trial of hyperbaric oxygen to prevent osteoradionecrosis of the irradiated mandible: study protocol for a ran domised controlled trial[J]. Trials, 2018, 19(1): 22.

[38] SHAW R J, BUTTERWORTH C J, SILCOCKS P, et al. HOPON (Hyperbaric Oxygen for the Prevention of Osteoradionecrosis): a randomized controlled trial of hyperbaric oxygen to prevent osteoradionecrosis of the irradiated mandible after dentoalveolar surgery[J]. Int J radiat oncol biol phys, 2019.

[39] CAPARROTTI F, HUANG S H, LU L, et al. Osteoradionecrosis of the mandible in patients with oropharyngeal carcinoma treated with intensity-modulated radiotherapy[J]. Cancer, 2017, 123(19): 3691-3700.

[40] MOON D H, MOON S H, WANG K, et al. Incidence of, and risk factors for, mandibular osteoradionecrosis in patients with oral cavity and oropharynx cancers[J]. oral oncology, 2017, 72: 98-103.

[41] OWOSHO A A, TSAI C J, LEE R S, et al. The prevalence and risk factors associated with osteoradionecrosis of the jaw in oral and oropharyngeal cancer patients treated with intensity-modulated radiation therapy (IMRT): The Memorial Sloan Kettering Cancer Center experience[J]. Oral oncol, 2017, 64: 44-51.

[42] CHRONOPOULOS A, ZARRA T, EHRENFELD M, et al. Osteoradionecrosis of the jaws: definition, epidemiology, staging and clinical and radiological findings. A concise review[J]. Int dent J, 2018, 68(1): 22-30.

[43] 何悦, 侯劲松, 李晓光, 等. 下颌骨放射性骨坏死临床诊疗专家共识 [J]. 中国口腔颌面外科杂志, 2017, 15(5): 445-456.

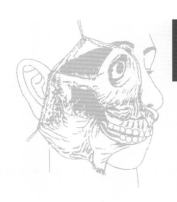

第十三章

放射性颌骨坏死的动物模型

放射性颌骨坏死（ORNJ）是口腔颌面头颈部恶性肿瘤放疗后常见的严重并发症。ORNJ 以颌骨及周围软组织在放疗后发生进行性坏死及感染为主要特征，临床上主要表现为局部红肿、疼痛、张口受限、死骨暴露，严重者可出现病理性骨折及口腔与面颊部洞穿性缺损等症状，严重影响患者的生存质量，目前尚无有效的防治手段，究其原因是对发病机制的研究不明确，因此建立理想的放射性颌骨坏死动物模型是探究 ORNJ 发病机制及防治方法的核心与关键。

一、实验动物选择

理想的实验动物模型应具备如下特点：能够有效地模拟人类疾病的发生发展过程及病理生理特点；建模成功率高，建模过程中实验动物死亡率低；操作过程简单，重复性高等。目前，国内外学者致力于建立理想的放射性颌骨坏死动物模型，对于实验动物种类选择也不尽相同，主要包括啮齿类动物中的鼠、兔类等，大型哺乳类动物中猕猴、犬、山羊、小型猪等。

（一）啮齿类动物

啮齿类实验动物模型具有生长周期短、代谢快等优点，是应用最广泛的实验动物模型，且遗传背景、品系品种明确，费用相对低廉。但是此类实验动物模型颌骨量小，口内操作困难，难以进行同一个体颌骨双侧对照研究等因素限制了成为理想的放射性颌骨坏死动物模型。

（二）大型哺乳类动物

近年来，大型哺乳类实验动物成功建立了许多人类疾病动物模型。猕猴属于灵长类，是人类的近属动物。其颌骨的解剖形态与组织学特点最接近于人类。但价格昂贵，实验成本过高，常由其他实验动物代替。犬类及山羊颌骨形态、结构和局部组织解剖特点与人类接近，性情温顺，便于实验操作，小型猪除了具备上述优点外，还具备乳恒牙两套牙

列，且颌骨骨量大，易于获取组织和进行多时间点的连续性观察研究。

二、放射性颌骨坏死
动物模型建立技术和方法

（一）照射方式

照射方式一般分为内照射和外照射。内照射一般将放射性核素植入实验动物颌骨区域进行短距离大剂量照射，因操作难度较大，ORNJ 动物模型一般采用外照射方法，外照射可分为单次高剂量照射和分次低剂量照射。外照射技术以三维适形放疗（three-dimensional conformal radiation therapy，3DCRT）、调强放射治疗（intensity modulatedradiation therapy，IMRT）及图像引导放疗（image guided radiation therapy，IGRT）三种放疗新技术为主，在保证实验动物放疗靶向区高剂量照射的同时，极大程度地保护照射区域周围重要的解剖结构。

（二）照射剂量

颌骨接受的照射剂量是 ORNJ 发生发展的重要因素之一，从临床及动物实验结果得出 60 Gy 是形成 ORNJ 的临界剂量，大于 60 Gy 发生放射性颌骨坏死的可能性较大。目前，大多数研究均采用根据线性——二次模式总效应方程换算的单次高剂量放射建立下颌骨 ORNJ 的动物模型，但单次高剂量照射与临床实际放疗方案有所差距。此外有学者采用多次分割放疗模式建立 ORNJ 模型，尽可能模拟临床情况，但是需要多次连续对实验动物进行麻醉，增加了实验动物死亡风险。近年来常用的 ORNJ 动物模型建模方案见表 13-1。

大量研究表明，放疗后拔牙是 ORNJ 的关键危险因素，在 ORNJ 实验动物模型构建中，选择放疗后拔除放射侧颌骨的磨牙，有利于诱导动物发生 ORNJ。下面以啮齿类动物大鼠和大型动物小型猪为例，详细介绍放射性颌骨坏死模型建立的技术和方法。

表 13-1　放射性颌骨坏死动物模型建模方案

实验动物	照射方式	照射剂量	照射频率
大鼠	内照射	20 Gy	单次
	内照射	30 Gy	单次
	外照射	7 Gy	5 次，每天 1 次
	外照射	10 Gy	5 次，每天 1 次
兔	外照射	28 Gy	单次
	外照射	8.0 Gy、8.9 Gy、9.7 Gy	5 次，隔天 1 次
	外照射	7 Gy、8 Gy、9 Gy	5 次，隔天 1 次
犬	外照射	15 Gy	4 次，隔周 1 次
山羊	外照射	20 Gy、25 Gy	单次
小型猪	外照射	25 Gy	单次

（三）大鼠放射性颌骨坏死模型建立的技术和方法

选择健康 SD 大鼠，无特定病原体动物（specefic pathogen free，SPF）级，体重 208~320 g，雄性，鼠龄 8 周，屏障系统中，标准鼠饲料分笼饲养。随机抽取若干只大鼠，3% 戊巴比妥钠溶液腹腔注射麻醉后行全身 CT 扫描，获得数据进行固定支架三维模型设计，根据设计数据 3D 打印固定支架（图 13-1A）。

在大鼠清醒状态下，用固定支架固定大鼠，铅板覆盖遮挡，于大鼠一侧下颌骨暴露出约 1.3 cm×2.3 cm 照射野，采用电子直线加速器进行照射，每次剂量为 7 Gy，连续进行 5 次照射，每天 1 次（图 13-1B）。根据二次模式总效应方程换算照射总剂量为 70 Gy。

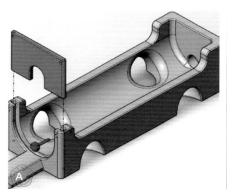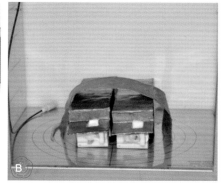

图 13-1　SD 大鼠放疗处理方法
A. 大鼠固定支架设计。B. 使用电子直线加速器进行照射

照射结束后 6 周，大鼠麻醉满意后于手术放大镜下拔除照射侧磨牙，完成大鼠 ORNJ 建模。

（四）山羊放射性颌骨坏死模型建立的技术和方法

成年健康山羊，月龄 12 月左右，体质量 10~12 kg，雌雄不限，无口颌疾病，标准青饲料喂养，圈养 1 周后开始实验。采用速眠新麻醉，按体质量 0.1 mL/kg 肌内注射。

动物麻醉后，首先采用模拟定位仪定位照射范围：前界臼齿前缘、后界下颌骨升支后缘、上界下颌骨牙槽嵴（包括牙冠）、下界为下颌骨下缘。定位后，采用直线加速器按照剂量（20 Gy、25 Gy）行照射，左侧为照射侧，右侧为对照侧，对照侧采用铅板保护。直线加速器，放射线为 X 线，能量 6 Mv，输出量为 282 rad/min。

照射结束后 45 天在照射侧行拔牙术：全麻后常规消毒铺巾，拔牙为左侧下颌第一及第二磨牙，拔牙后缝合拔牙区牙龈减少出血，局部纱布压迫止血 30 分钟，观察无出血后放回笼中苏醒。拔牙后 3 个月、6 个月，典型的 ORNJ 临床症状出现，建模成功（图 13-2）。

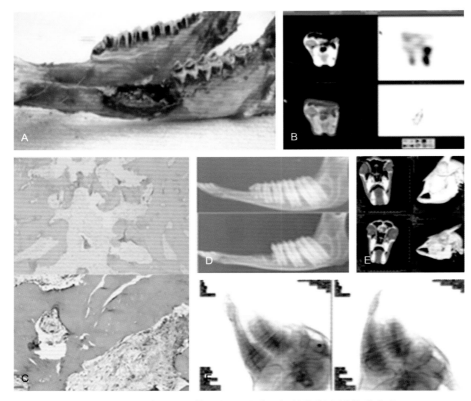

图 13-2　山羊 ONRJ 的组织细胞学、颌骨代谢和影像学变化

A. 照射后下颌骨解剖标本示死骨暴露。B. 颌骨 ECT 扫描图像示照射区域颌骨的低代谢。C. 骨组织病理学切片，HE 染色（×200）示骨陷窝空虚、死骨形成、骨髓纤维化，Masson 染色（×400）示胶原纤维形成。D. 照射前后颌骨的 X 线显示小梁结构无明显破坏。E. 照射前后颌骨的 CT 示下颌骨皮质连续性好，三维重建显示颌骨形态正常。F. 照射前后下牙槽动脉 DSA 影像示照射前后下牙槽动脉血管显影均清晰连续，差异不大

（五）小型猪放射性颌骨坏死模型建立的技术和方法

选择健康实验用小型猪，体重 25~35 kg，雄性，月龄 8~10 个月，单笼饲养，自由获取水和食物。实验前采用氯胺酮和速眠新 Ⅱ 麻醉，按 0.1 mL/kg 剂量，耳后肌内注射。

小型猪颌骨照射采用图像引导放疗技术。在接受照射前 1 周，进行头颅 CT 扫描，划定颌骨放疗区域的上界为下颌骨上缘，下界为下颌骨下缘，前界为右侧下颌第一恒磨牙前缘，后界为右侧下颌升支前后缘间的中线，采集并重建三维图像，设定精准的颌骨放疗区域，中心靶区放射剂量达到 95% 以上，临床靶区剂量为 100%，最大程度降低区域周围正常组织的损伤。1 周后，采用照射源为 Elekata Synergy 直线加速器，射线平均能量 6 Mv，照射距离 100 cm，照射剂量为 25 Gy，完成小型猪颌骨区域照射（图 13-3）。

小型猪颌骨照射后 2 个月，拔除右侧下颌第一恒磨牙。照射后 3 个月小型猪出现颌面部皮肤破溃，瘘管形成，CT 可见颌骨骨密度减低，骨皮质破坏，骨松质变形增厚，小型猪 ORNJ 模型成功建立。

三、放射性颌骨坏死模型表现特点

放射性颌骨坏死动物模型表现特点通常以大体观察、影像学分析及组织病理学观察为评价指标。

（一）大体观察

照射后大鼠颌骨照射区的皮肤开始脱毛，口内对应黏膜出现溃疡，拔除照射区磨牙后出现拔牙创不愈合、死骨暴露、门齿生长障碍、开口受限、皮肤感染等症状（图 13-4），说明放疗后拔牙导致骨坏死的危险性大。然而，也有研究表明，放疗后拔

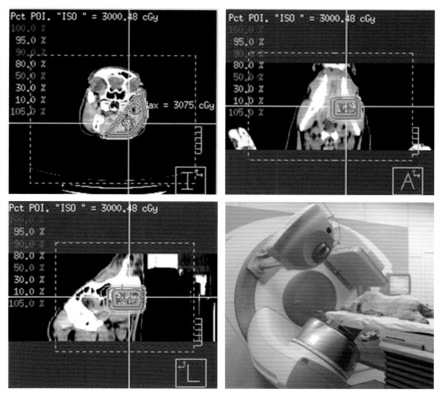

图 13-3　小型猪颌骨区域放疗设计及图像引导放疗

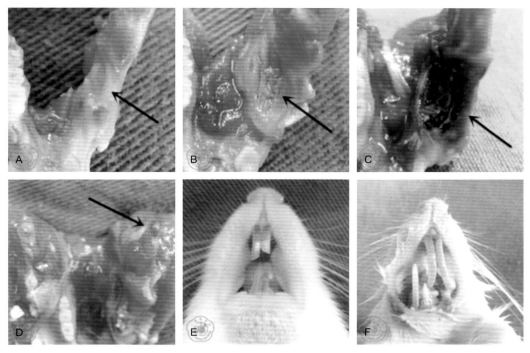

图 13-4　放疗后 SD 大鼠照射区的大体表现

A~C. 可见左侧下颌拔牙窝（箭头）。A. 对照组完整黏膜覆盖。B. 死骨暴露。C. 死骨暴露伴化脓性感染。D. 左侧髁突体积变小（箭头）。
E. 左侧下颌门齿生长障碍。F. 左侧下颌门齿生长障碍，咬合错乱

牙等创伤因素与 ORNJ 的发生无关，对犬的一侧下颌骨进行照射，于照射后 1 个月拔牙，发现有 40% 拔牙创可以正常愈合，而未愈合的拔牙创与 ORNJ 病灶之间多有明显的骨硬化反应带，牙齿龋坏、松动可见其周边根部的骨组织有 ORNJ 形成，其结论是拔牙与 ORNJ 的形成没有直接关系，牙齿脱落是颌骨 ORNJ 的结果，而不是诱因。小型猪颌面部照射结束后 3~4 周，首先出现照射野口内黏膜脱色，与照射野外的黏膜界限清晰，后出现黏膜的充血水肿和上皮脱落，常伴有溃疡。照射结束后 2 个月，照射野内皮肤发生脱屑和出现水疱，随后出现大面积溃疡，溃疡愈合后表面毛发脱落，形成瘢痕，照

射区域内皮肤均发生不同程度的萎缩；拔牙后拔牙创不愈合，后出现颌面部皮肤严重破溃，瘘管形成，反复流脓，部分严重的小型猪在拔牙后 1 个月（照射结束后 3 个月）形成右侧颌面部洞穿性缺损，死骨外露，创面不愈合，张口严重受限（图 13-5）。

（二）影像学表现

建模 SD 大鼠拔牙后 6 周，处死动物，摘除下颌骨，用 4% 多聚甲醛溶液固定 7 天后进行 micro-CT 扫描，后进行三维重建和骨组织显微形态分析。照射组大鼠门齿牙根坏死，皮质骨变薄；拔牙窝骨质缺失，出现病理性骨折（图 13-6）。

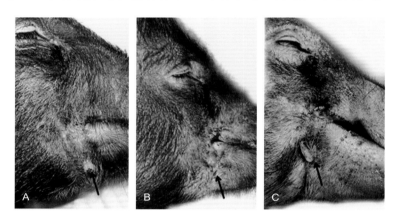

图 13-5　小型猪颌骨照射后肉眼观

A. 照射后 2 个月溃疡愈合后表面无毛，遗留色素斑和瘢痕，照射区域内皮肤均发生不同程度的萎缩（↑）。B. 照射后 3 个月，右侧颌面部皮肤溃疡不愈，瘘管形成（↑）。C. 照射后 3 个月，右侧颌面部洞穿性缺损，死骨外露（↑）

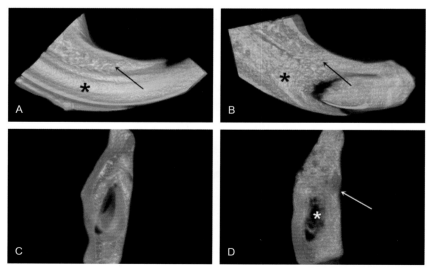

图 13-6　SD 大鼠照射后下颌骨 micro-CT 图像

与图 A（对照组）相比，图 B（放疗组）大鼠门齿牙根坏死（*），皮质骨变薄（箭头）；与图 C（对照组）相比，图 D（放疗组）大鼠拔牙窝骨质缺失，病理性骨折，牙根结构消失（*）

建模小型猪拔牙后 3 个月，照射区域下颌骨骨密度降低，在阴影区夹杂着点状或团块状密度增高的病理性骨沉积，骨质破坏区形态不规则；拔牙后 7 个月，部分模型甚至出现了病理性骨折。冠状 CT 结果显示照射侧下颌骨骨质密度明显减低，骨皮质破坏严重，骨松质变形增厚，骨髓腔与外界相通（图 13-7）。

（三）组织学表现

建模大鼠照射侧磨牙区可见空白骨陷窝增多，骨髓腔炎细胞浸润、纤维组织增生，门齿牙根坏死萎缩和皮质骨变薄，拔牙窝与门齿牙根周围可见局部骨坏死、游离死骨片，骨髓腔纤维组织增生，部分可见门齿牙根结构消失，由大量纤维组织与少量游离死骨片替代，可见病理性骨折（图 13-8）。

建模小型猪照射结束后 3 个月，照射区域未失活骨内，可见哈弗管管腔增大，骨陷窝数量减少，部分骨陷窝空虚，骨细胞消失，并可见微裂，成骨和破骨现象均不明显；死骨组织镜下表现为缺少细胞结构的紊乱的一团组织，板层骨结构模糊或断裂（图 13-9）。

四、动物模型在发病机制及治疗研究中应用

关于 ORNJ 的发病机制，国内外学者进行了深入的研究。从血管栓塞学说、"低氧、低细胞、低血管"的"三低"学说到骨细胞的直接损伤学说、萎缩纤维化学说等，为临床预防和治疗 ORNJ 带来了新的选择。由于多数关于体内研究所用的动物模型均为啮齿类，研究较为局限，对于 ORNJ 的发病机制，目前仍没有统一的认识。小型猪颌面部体积、解剖及生理特点与人类相似，是公认较合适口腔颌面部疾病研究的大型实验动物模型。

通过对小型猪颌骨放射后病理早期观察其时序性变化，发现照射后的早期有明显骨修复改建，表现为破骨功能活跃，5~7 天达到峰值；随着成骨细胞活跃，9~11 天出现成骨现象；但在放射后 15 天，出现血管闭塞，骨改建停止；之后胶原纤维大量降解。这些现象表明观察放疗后早期颌骨内血流及内皮细胞的相关情况具有重大研究意义。

随后对小型猪颌骨放射前及放射后 4 小时、24 小时及 4 周内局部血流变化观察，发现放射后 3 天内，颌骨内血流显著增加，至放射后 5 天逐渐恢复，放射后 7 天血流恢复至放射前水平，后缓慢下降，放射后 11 天显著低于放射前水平，至放射后 15 天约降至放射前 50%，达到最少，之后趋于平稳并显著低于放射前水平。同时，在对颌骨接受放射骨区微管密度及内皮细胞凋亡早期相关的酸性神经鞘磷脂酶（acid sphingomyelinase，ASMase）的观察发现，在放射后 4~24 小时，酸性神经鞘磷脂

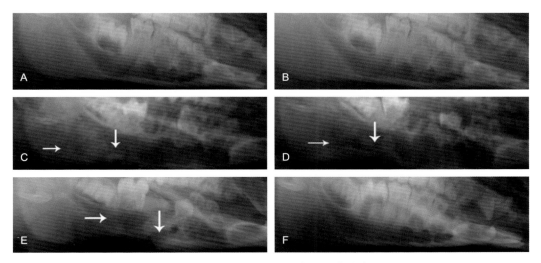

图 13-7 小型猪颌骨区照射后影像学表现

A. 照射前。B. 照射后 2 个月，拔牙之前。C. 拔牙后 1 个月，骨质密度不均，骨小梁模糊或消失，呈不规则斑点状破坏（↑），边缘模糊。D. 拔牙后 3 个月，骨质密度更低，同时在阴影区背景内夹杂着团块或点状密度增高的病理性骨沉积（↑），骨质破坏区形态不规则。E. 拔牙后 7 个月，出现了病理性骨折（↑）。F. 未经照射的左下颌 X 线片显示骨质密度接近正常

酶显著增高后下降，血液流率应激性地增高，3 天后内皮细胞凋亡数量达顶峰，骨内微血管密度显著下降，但血液流率仍达到最高；7 天后血液流率降至正常，11 天后血液流率继续下降低于正常，微血管密度降低，内皮细胞数量减少，15 天后，血液流率下降约 50%、微血管密度及内皮细胞数量均降至最低点。传统的放射导致细胞凋亡的理论主要与 DNA 损伤致使细胞有丝分裂期的细胞死亡及 P53 引起的细胞凋亡相关，神经鞘磷脂通路是放射性细胞凋亡的一个重要途径，电离辐射可激活神经鞘磷脂酶（sphingomyelinase，SMase），使其通过释放到细胞外，水解细胞膜上的神经鞘磷脂

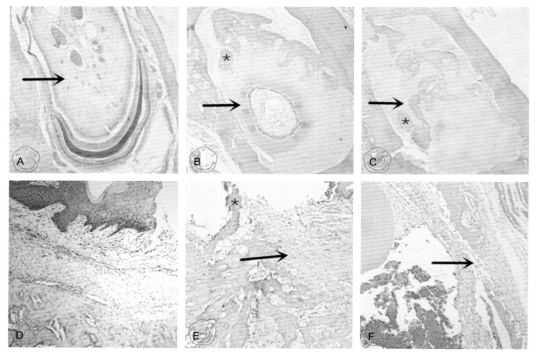

图 13-8　SD 大鼠放疗后照射区组织学表现
A. 对照组。B. 牙根结构破坏，血管减少，纤维组织增生，死骨形成（*）。C. 进一步加重，至原牙根位置由纤维组织与少量游离死骨片占据（×40）。D，E. 大鼠拔牙窝，与图 D 相比，图 E 无黏膜覆盖，可见死骨暴露（*），髓腔炎症反应，髓腔间隙纤维组织增生（箭头，×100）。F. 牙根旁皮质骨，可见病理性骨折（箭头，×100）

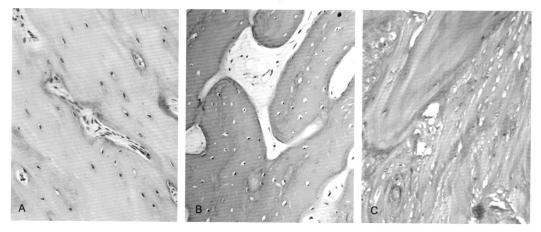

图 13-9　小型猪颌骨照射后组织学表现
A. 正常骨组织结构。B. 照射 3 个月照射区域"未失活骨"。C. 照射区域死骨

(sphingomyelin，SM)，产生神经酰胺（ceramide，CER）。CER 被合成后，可作为第二信使通过线粒体系统启动细胞凋亡。由于内皮细胞中 SMase 的含量远高于其他细胞，因此 SMase 的活性可有力地反映内皮细胞的早期凋亡。在放射后 4 小时，颌骨内酸性和中性神经鞘磷脂酶的活性均有较高程度的增加，提示在放射后早期颌骨内细胞凋亡的相关代谢即已开始活跃起来。之后由于内皮细胞的减少，SMase 逐渐下降。这些发现表明放射损伤局部的微血管致局部低血流及低氧状态是 ORNJ 发生的关键因素。

早年有学者将临床下颌骨 ORNJ 分为三期。Ⅰ期：只有下颌骨的表浅损害，面部软组织疼痛、肿胀、充血，无瘘管形成或仅为拔牙创口不愈合，无脓性分泌物。X 线片显示为骨质疏松，骨密度轻度减低，无死骨形成。Ⅱ期：除有Ⅰ期软组织的改变外，瘘管形成，下颌骨的损害加重。暴露的骨皮质和下面的一部分骨松质发生坏死，骨面粗糙，有脓性分泌物。X 线片显示下颌骨骨质密度明显降低且密度不均匀，但无游离死骨。Ⅲ期：软组织大面积溃烂不愈，瘘管形成。下颌骨呈弥散性损害，骨质暴露面积较大，有较多脓性分泌物。X 线片显示有较大范围骨质密度降低或有游离死骨或病理性骨折。以小型猪建立的 ORNJ 基本可与Ⅲ期相似。在最新的放射性颌骨坏死临床 BS 分类分期，小型猪 ORNJ 模型可表现为 B2S1 类和 B2S2 类。

在小型猪 ORNJ 模型上刮除死骨，用自体骨髓间充质干细胞植入具有很好的治愈效果，骨髓间充质干细胞植入有望成为临床治疗 ORNJ 有效的新方法。

综上所述，ORNJ 实验动物模型种类多，建模主体思路相同，方案存有差异。可以根据不同的研究目的，结合不同阶段病理过程及临床特点来选择合适的动物模型。理想的 ORNJ 动物模型，为该疾病的研究提供了良好的实验载体，为更深入地认识 ORNJ 的发生发展提供理论基础，为后期该疾病的诊断与治疗提供潜在的临床转化平台。因此，在成功建模的基础上进一步探究 ORNJ 的发病机制，寻找切实可行的防治模式仍是今后努力的方向。

（王松灵　朱钊）

参 考 文 献

[1] 张昕，王松灵，李钧，等 . 5 种哺乳动物涎腺造影及解剖比较研究 [J]. 北京口腔医学，2003, 11(4): 195-199.

[2] 李洁，刘仰，陈雪英，等 . 颌骨放射性骨坏死动物模型的研究进展 [J]. 口腔医学，2018, 38(4): 372-375.

[3] XU J, YAN X, GAO R, et al. Effect of irradiation on microvascular endothelial cells of parotid glands in the miniature pig[J]. International journal of radiation oncology, biology, physics, 2010, 78(3): 897-903.

[4] XU J, ZHENG Z, FANG D, et al. Early-stage pathogenic sequence of jaw osteoradionecrosis in vivo[J]. Journal of dental research, 2012, 91(7): 702-708.

[5] XU J, ZHENG Z, FANG D, et al. Mesenchymal stromal cell-based treatment of jaw osteoradionecrosis in Swine[J]. Cell transplantation, 2012, 21(8): 1679-1686.

[6] 何悦，李晓光 . 放射性颌骨坏死的防治 [J]. 口腔疾病防治，2019, 27(3): 143-152.

[7] 郭宇轩，何黎升，宗春琳，等 . 大鼠复合型放射性下颌骨骨坏死动物模型建立及观察 [J]. 中华口腔医学研究杂志（电子版），2016, 10(1): 22-29.

[8] 贺捷，何悦，邱蔚六，等 . 下颌骨放射性骨坏死山羊动物模型的建立 [J]. 口腔医学，2009, 29(9): 453-456,93.